yitian yiwantang
chedigaibianni

一天一碗汤

彻底改变你

南远顺 编著

中国纺织出版社

图书在版编目(CIP)数据

一天一碗汤，彻底改变你 / 南远顺编著. -- 北京：中国纺织出版社，2016.5（2024.9重印）

ISBN 978-7-5180-2355-4

Ⅰ. ①一… Ⅱ. ①南… Ⅲ. ①保健－汤菜－菜谱 Ⅳ. ①TS972.122

中国版本图书馆CIP数据核字（2016）第030444号

责任编辑：马丽平　　责任印制：王艳丽

中国纺织出版社出版发行
地址：北京市朝阳区百子湾东里A407号楼　邮政编码：100124
销售电话：010—67004422　传真：010—87155801
http://www.c-textilep.com
E-mail: faxing@c-textilep.com
中国纺织出版社天猫旗舰店
官方微博http://weibo.com/2119887771
金世嘉元（唐山）印务有限公司　各地新华书店经销
2016年5月第1版　2024年9月第8次印刷
开本：710×1000　1/16　印张：14
字数：184千字　定价：49.80元

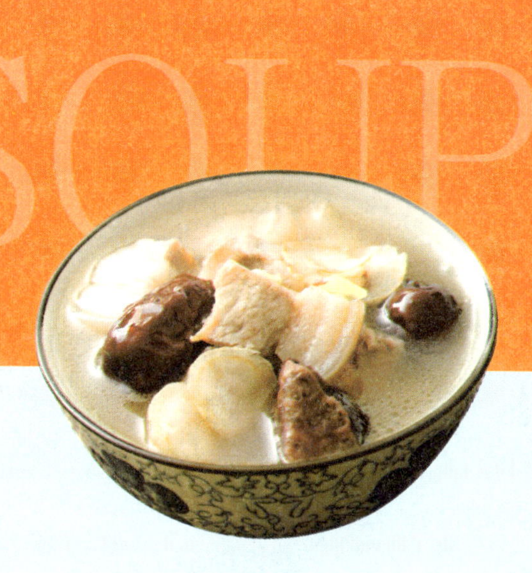

Contents 目录

第三章
了解体质选对汤

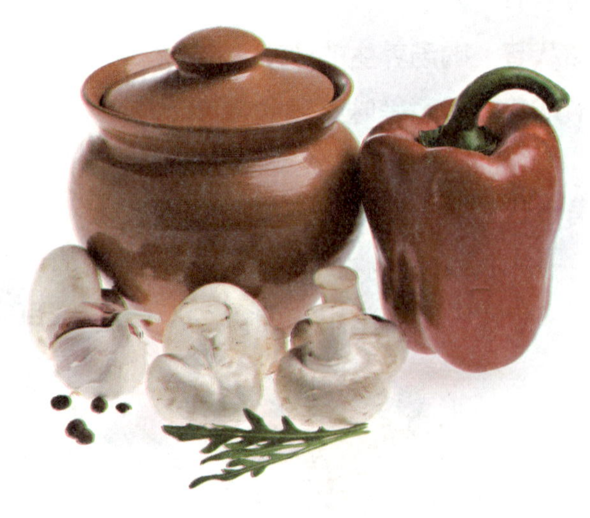

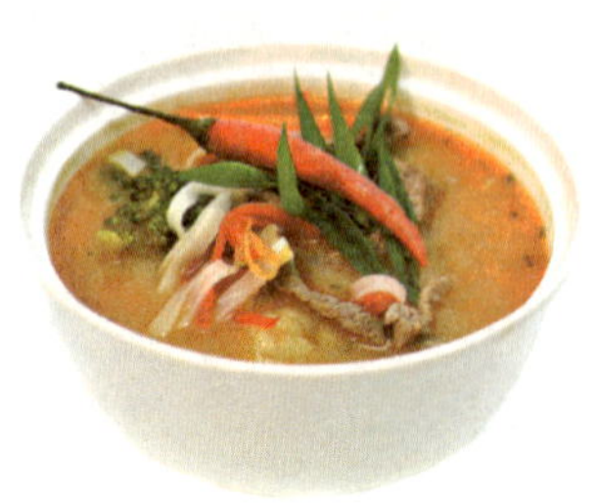

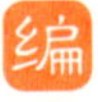
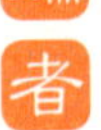
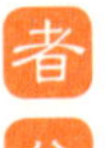
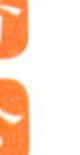
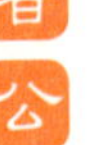
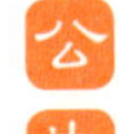
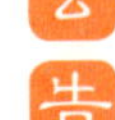
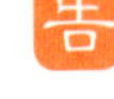

编者公告

本书旨在为广大读者提供养生保健的相关知识，并非专业医疗手册。本书所提供的信息是告诉读者自我保健的知识，而不是代替医生治疗的处方，如果您怀疑自己身患疾病，建议您及时接受必要的医学治疗。

第一章

宁可食无肉 不可食无汤

汤是餐桌上必不可少的佐食佳品。在中国，由于地域环境的不同，南方人更偏爱汤饮一些，大多数家庭几乎每天都要做汤，每顿都要喝汤。可见汤已经成为日常饮食的一部分，一碗营养美味的汤饮，足够可以唤醒你的味蕾。

第一节 汤为健康添活力

现在养生已是许多人在忙碌生活中增进健康的一种生活方式了。不妨将汤和养生联系起来，让食疗、食补与日常生活结合起来，为健康上一份保险。

繁忙的一天结束后，可以根据个人身体状况，按照不同的工作性质和工作强度，煲一锅适合自己的汤饮，不要把今天的身体问题留到明天解决，这样身体才不会积劳成疾，这才是正确的生活态度，得法的养生之道，犒劳自己的最佳方法。

食疗食养 以汤为先

我国传统中医特别讲究食疗与食养。春秋战国时期，在古老的医学典籍《黄帝内经》中，曾有这样的记载：五谷为养、五果为助、五畜为益、五菜为充，气味合而服之，以补精益气。唐代名医孙思邈在《备急千金方》一书第二十六卷《食治篇》中，指出多种具备食疗效果的肉、水果、蔬菜等食物，并给出了很多的食疗方，在这些食疗方中，汤品占相当大的比例。

现代科学研究也证实，喝汤确实是进行食疗食养的最佳方式之一：在煲汤过程中，各种食材、药材中的营养充分渗入到汤中，极易被人体吸收；汤中的食材多会被煮得比较软烂，食用这些食材，有利消化、吸收，减少了消化系统的负担。在生活中，我们有意识地学习些食疗、食养的知识，学做一些食疗、食养汤品并经常饮用，对健康大有裨益。

汤饮养生 备受推崇

中国有这样一句俗话叫“饭前喝碗汤，老了不受伤”，在我国，产妇大多以喝汤的方式滋补、催乳；很多身体虚弱或患有疾病的人，他们的家人会煲汤给他们调养；还有些人平常就喜欢喝些滋补汤，以达到防病强身的目的。

当然，用汤饮进行食疗、食补、食养，并非中国人的专利，也不是刚刚掀起的热潮，用汤饮食疗、食补、食养的方法早已传遍了世界各地。

相传在18世纪中叶，巴黎有一位名叫布朗乐的美食爱好者，对煲汤、喝汤情有独钟，经他煮出来的汤，颇受人们欢迎。于是，在朋友的鼓励下，他开了一家专门经营汤水的小饭馆，并取名为“休养生息”。这是告诉劳累一天的人们，可以到他这里慰劳一下疲惫的身体和饥饿的肠胃，重新找回精力旺盛的自己。

汤的保健功效

汤可以润滑口腔和肠胃，刺激胃液的分泌，起到帮助胃消化的作用，使汤中的营养成分被人体充分吸收，从而达到增进食欲的效果。法国名厨路易.P.贝高易在他的《汤谱》中说到：“饭前一碗清汤如同一束使人心旷神怡的鲜花，这是对生活的一种安慰，也是消除紧张、疲惫、忧愁的一剂良药。”日本一家医学研究中心调查的资料显示：汤还可以降低某些恶性疾病的发病率，日本人比较喜欢喝酱汤，经常坚持饮用的人，患骨癌、肝硬化、心脏病的概率相对降低了许多。

会喝汤 才健康

每当提到汤，人们会不由自主地联想到蒸腾的热气、丰富的配料、美妙的滋味以及喝汤后滋润脏腑的感受。但是，并不是人人都能通过汤品达到养生保健的目的。喝汤也有一些讲究，俗话说“饭前喝汤，苗条又健康；饭后喝汤，越喝越胖”。因为饭前喝汤可将口腔、食道润滑一下，防止干硬食物刺激消化道黏膜，促进消化吸收，易增强饱腹感，从而降低人的食欲。如果吃饭后再喝汤，会影响食物的消化吸收。另外，喝汤的时间也有讲究，午餐时喝汤吸收的热量最少，而晚餐时间不宜喝太多的汤，否则快速吸收的营养堆积在体内，活动量又少，很容易导致体重增加。

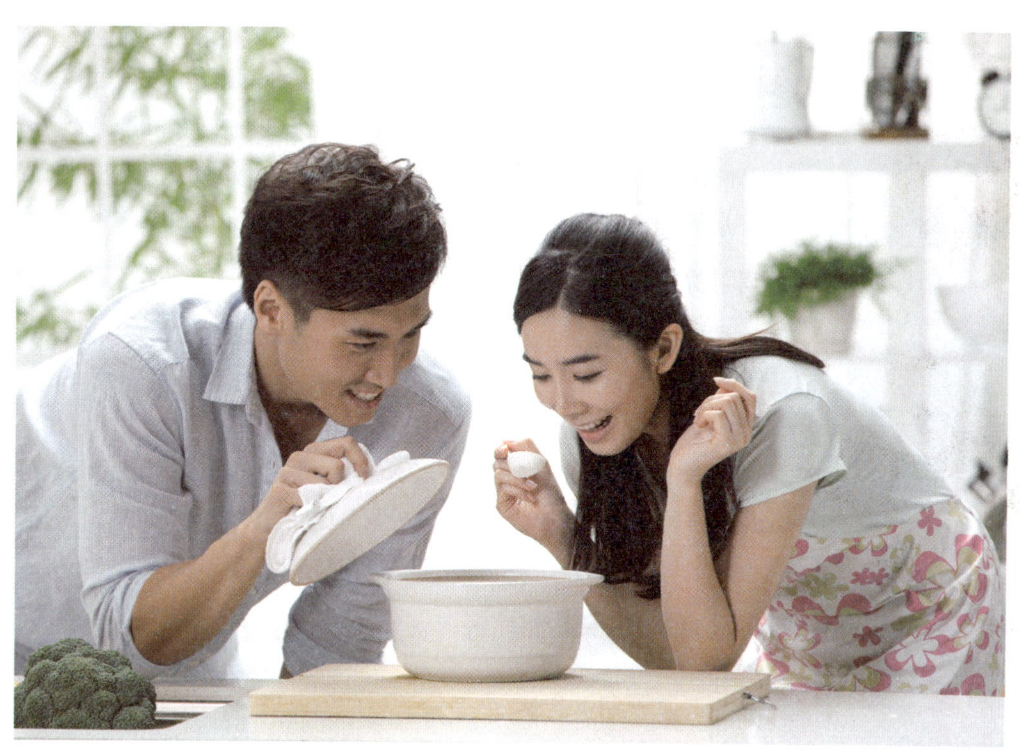

第二节 汤中的营养成分

汤多是由谷物、蔬菜、鱼肉、蛋奶、杂粮、药物等组成的。对于汤的养生保健作用，还应归功于汤中的各种营养成分。现将汤饮食材中所含的几种主要营养成分做个介绍。

蛋白质

蛋白质是维持生命活动的重要物质，是建造一切细胞和组织结构必不可少的营养成分。

蛋白质是由氨基酸组成的，在人体内和自然界中，常见的氨基酸共有20多种，其中一些氨基酸不能由人体自行合成，或者合成的速度不能满足机体的正常需求，在这种情况下，只能通过饮食供应人体对氨基酸的需求量，这种氨基酸被称为必需氨基酸。

蛋白质的主要功能：

- 建造、更新和修复细胞。
- 组成体内必需的化合物。
- 调节体内酸碱平衡。
- 增强机体的抗病能力。
- 为人体提供热能。

蛋白质的分类及富含蛋白质的汤饮食材：

蛋白质分为完全蛋白质和不完全蛋白质两种，凡是含有人体必需氨基酸，且能维持人体正常的生长发育功能的蛋白质称为完全蛋白，这种蛋白质多来源于鱼、肉、禽、蛋、乳制品中。缺少一种或几种人体必需氨基酸，只能维持生命活动的叫做不完全蛋白质，植物中所含的蛋白质大多是不完全蛋白质。

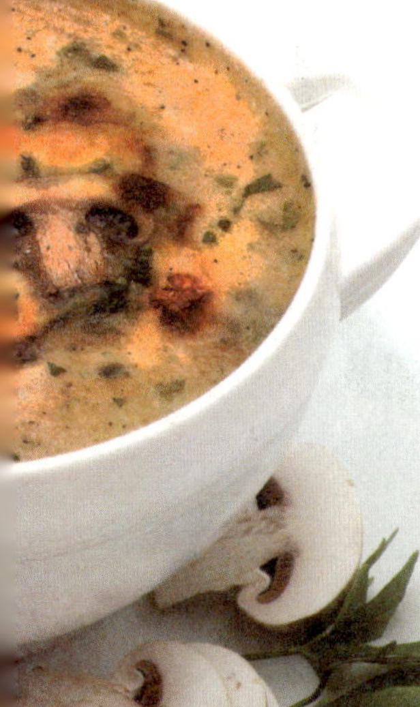

推荐补充蛋白质的汤品：

黑豆鲫鱼汤、鲜菇鸡汤等。

碳水化合物

碳水化合物又被称作糖类、碳水化物，是由碳、氢、氧三种元素组成的。按照其分子结构，又可将其分为单糖和多糖两种，单糖主要包括葡萄糖、果糖、甘露糖等；多糖包括淀粉、糖原、果聚糖、纤维素等。

碳水化合物的主要功能：

- 构成机体的重要物质。
- 增进食欲。

- 促进胃肠蠕动。
- 为机体提供热能。
- 协助脂肪的利用。

富含碳水化合物的汤饮食材：

水果、蔬菜、谷类、豆类、动物血、动物肝脏、蜂蜜等。

推荐补充碳水化合物的汤品：

沙茶韭菜鸭血汤、白菜豆腐汤等。

脂类

中性脂肪、类脂质统称为脂类或脂质。而天然的脂类是由脂肪酸构成的。脂肪酸又可分为饱和脂肪酸和不饱和脂肪酸。

脂类的主要功能：

- 为机体提供热能。
- 是细胞构成的主要成分。
- 有利于脂溶性维生素的吸收。
- 参与胆固醇代谢。
- 是合成前列腺素、血栓素的原料。

富含脂类的汤饮食材：

牛、羊、猪、鸡、鸭、鹅等动物的肉。

推荐补充脂类的汤品：

萝卜羊肉汤、人参老鸭汤等。

维生素

维生素A

维生素在人体中扮演着重要角色，对维持人体健康有着重要作用。其中，维生素A与人体的正常发育密切相关，人体缺乏维生素A会出现一系列不适症状，如适应能力低下、夜盲症等，维生素A严重缺乏者还可能发生毛囊角化症、干眼病、角膜软化等症。

- 富含维生素A的汤饮食材：动物肝脏、胡萝卜、番茄、鸡蛋、牛奶、奶酪、大豆、菠菜、豌豆、红薯等。

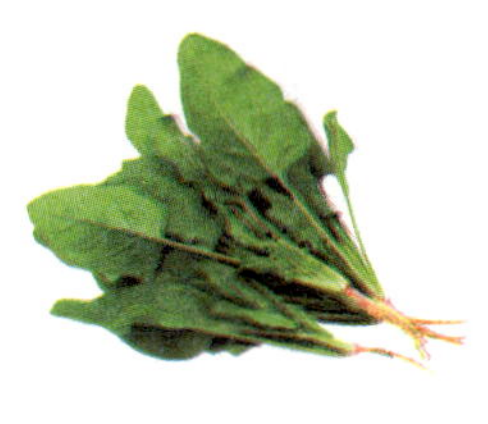

- 推荐补充维生素A的汤品：枸杞猪肝汤、胡萝卜蛋花汤等。

维生素B_1

倘若人体缺乏维生素B_1会引起脚气病，表现为多发性神经炎、肌肉萎缩、水肿、心动过速、心悸气喘等。

- 富含维生素B_1的汤饮食材：谷物、干果、硬果、动物肝脏、瘦猪肉、芹菜、莴笋叶等。
- 推荐补充维生素B_1的汤品：瘦肉芹菜汤、无花果猪肝汤等。

维生素B_2

缺乏维生素B_2同样会诱发多种疾病，如口角炎、角膜炎、舌炎、唇炎等。

- 富含维生素B_2的汤饮食材：动物性食物，以心、肾、肝中含量最多，蛋、奶、豆类、新鲜绿叶菜中含量也很多。
- 推荐补充维生素B_2的汤品：黄豆煲猪脚、菠菜鸡蛋汤等。

维生素C

维生素C是防治坏血病的白色或微黄色晶体，又被称作抗坏血酸。其主要功能是促进伤口愈合，此外，对铅、苯、砷等有毒物质，还具有一定的解毒作用。维生素C还是一种抗氧化剂，能有效保护维生素A、维生素E、B族维生素的吸收及利用。

- 富含维生素C的汤饮食材：新鲜的蔬菜和水果。
- 推荐补充维生素C的汤品：小白菜蘑菇汤、菜花肉末汤、番茄鸡蛋汤等。

有的食材不易煮熟，有的食材却极易煮烂；有的食材中营养成分不易溶于水，而有的食材所含的却是水溶性营养物质。鉴于此，在煲汤时，根据食材的不同，我们应该选用不同的煲汤方法，这样才能煲出可口又营养的美味汤。

汆

汆是指对一些烹饪材料进行汆烫处理的方法，是煮汤的常用方法之一。汆菜的主料多加工成细小的片、丝、花刀形或制成丸子，而且成品汤比较多。这种制法容易产生浮沫，要除去。汆属于大火速成的烹调方法，其特点是质嫩爽口、清淡解腻。

炖

炖汤和烧汤大致相似，二者的不同之处在于炖要先用葱、姜炝锅，再冲入汤或水，烧开后下入主料，先用大火烧开，再以小火慢炖，不需要勾芡。炖一款美味鲜汤，还要在选料上细思量，最好选择韧性较强、质地较坚硬的块状材料。炖汤的主料要求软烂，一般是咸鲜味，其特点是汤汁清醇、质地软烂。

煮

所谓煮汤，和汆有些相似，但煮比汆的时间长。煮是把主料放在汤汁或清水中，用大火烧开后，改用中火或小火慢慢煮熟的一种烹调方法。在煮的过程中，汤要一次性加足，不要中途续加，不需要勾芡，否则会影响味道。煮汤的特点是口味清鲜、汤菜各半。

煨

所谓的煨，是指将质地较老的材料放入锅中，用小火长时间加热，直到材料熟烂为止，汤汁不用勾芡，盐一般在最后放入。

需要进一步强调的是，煨汤必须选择质地较老、纤维较粗、不易成熟的材料，并将其切成较小的块状。

熬

熬是将食物经初加工后放入锅中，加入清水，用大火烧沸后改用小火熬至汁稠黏烂的烹制方法。熬的时间比炖的时间更长，一般在 3 小时以上，多适用烹制富含胶质的原料。具体操作时，将原料用水泡发后，去除杂质，冲洗干净，撕成小块，锅内先注入清水，再放入材料和调料用大火烧沸后，撇净浮沫，改用小火熬至汁稠味浓即可。熬汤的特点是汁稠味浓。

煲汤时常用的调味品：

名　称	介　绍
十三香	顾名思义，是由13种调料配制而成的。不过，有些商家为了推出自己的特色，常辅以少许其他香料。由于配方不同，味道当然也有一定的差异，将其应用在煲汤中，能提高汤品鲜味
香油	香油是白芝麻压榨而成。汤品煲好后，滴入几滴香油，可增加香味
料酒	料酒是一种常见的调味品，几乎每家每户的厨房中都有。在煲汤过程中，料酒能起到去腥味的作用，还可以达到保鲜的功效。在煲鱼类、贝类、肉类汤的过程中，加点料酒，不但可以溶解一部分油脂，还可以使汤品散发出鲜香味
鸡粉	其主要材料为鸡肉，经过加工配制而成，成品中具有鸡肉的鲜香味，在汤品即将出锅前加入
蚝油	蚝油是以牡蛎为原料加工制造而成的，是一种不可多得的调味品。其口感咸鲜微甜，具有牡蛎特有的鲜美滋味。根据含盐成分的多少，可将蚝油分为淡味蚝油和咸味蚝油。一般在汤品煲好后滴入，起到增鲜、提味的作用。当然，也可与其他调味品配合使用
番茄沙司	番茄沙司是由番茄酱、白砂糖、果醋、盐等多种香辛料精制而成的，倘若想煲出一锅具有酸辣味、酸甜味、酸咸味的汤品，番茄沙司就是最好的选择。在调味过程中，番茄沙司的用量，可根据个人口味酌情处理。番茄沙司不但具有调味功效，还具备健胃消食、生津止渴、凉血平肝的作用
姜汁	姜汁是以姜为原料压榨而成的，常与葱、蒜搭配使用，口味微辣，能起到去腥提香的作用
米露	米露是由大米、糙米、香料、纯净水等酿制而成。口味香浓，富含大量维生素，对人体大有补益，适合各类人群食用。值得注意的是：使用过程中，不宜长时间加热，以免破坏其中的营养素，在汤品出锅前滴入即可
椰浆	椰浆是由鲜椰汁制造而成的，在汤品中，加入适量的椰浆，可为汤品增色，增进食欲。长期食用，还可以美白滋润肌肤
干白葡萄酒	干白葡萄酒可起到去腥增香的作用，但加热时间不宜过长，否则汤品香气将会减弱
鱼露	鱼露是以鲜鱼肉、贝甲类为主要原料，经发酵加工提炼而成，味道鲜美，含有少量盐分，鲜中有咸，在汤品中可广泛应用，常辅以其他调料调味

第四节 分清体质喝对汤

医学上讲究对症下药，喝汤也应该遵守这样的原则。由于人与人之间在体质上存在着差异，因此，适合饮用的汤水种类也不尽相同。只有根据个人状况，对症喝汤才能起到养生、保健的功效。

阳虚型体质

【症状表现】面色苍白、身体发冷、四肢冰凉、容易疲倦、萎靡不振、大便不成形、小便无色且量多。

【成因】阳虚是指阳气不足，体内阴阳失调，阴大于阳所致。

【推荐食材与药材】该种体质者，应多吃些具有温阳功效的食品，如羊肉、狗肉、鹿肉、灵芝、芡实等。

【推荐汤品】山药芡实鹿肉汤、滋补灵芝壮阳汤、羊肉汤等。

【专家提醒】不宜多食消阳壮阴类食物。

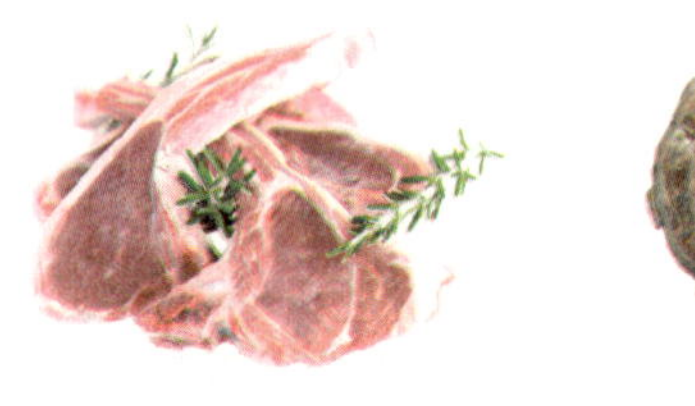
羊肉

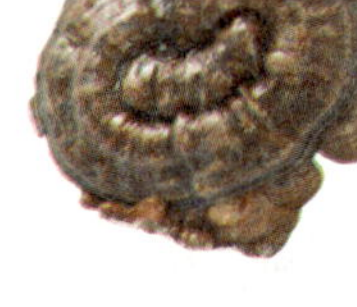
灵芝

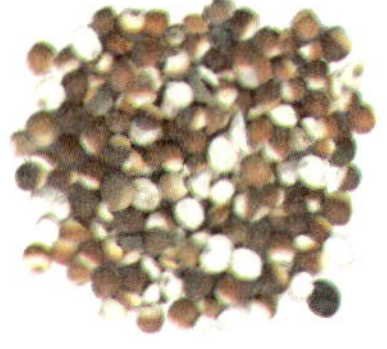
芡实

阴虚型体质

【症状表现】口干舌燥、心烦失眠、面色发红、潮热盗汗、体形消瘦、头晕目眩、心肺燥热、耳鸣、大便干燥、尿色偏黄、手心及脚心发热等。

【成因】阴虚是指阴液不足，主要指人体津液、血液亏损。人体内只有保持阴阳平衡，才能维持健康状态。但是二者之间存在着此消彼长的关系。在波动范围内，一方消耗太过或长得太多，都可能致病。

【推荐食材与药材】阴虚体质者，应多吃具有补阴功效的食品，如芝麻、豆腐、鱼、乳制品等。

【推荐汤品】川贝雪梨苹果猪肺汤、白菜豆腐汤、番茄豆腐鱼丸汤等。

【专家提醒】葱、姜、蒜、椒属于辛味之品，阴虚型体质者最好少吃。

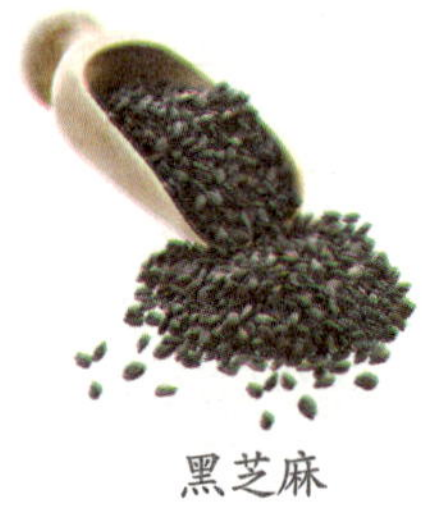
黑芝麻

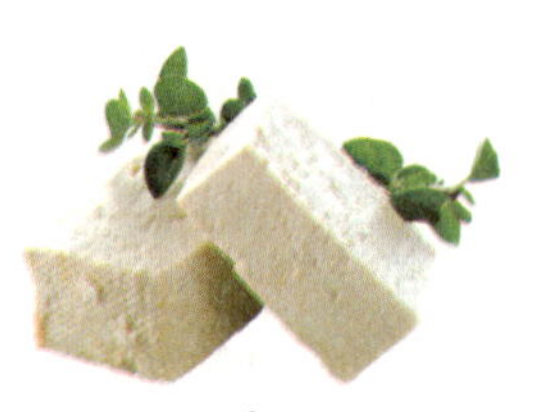
豆腐

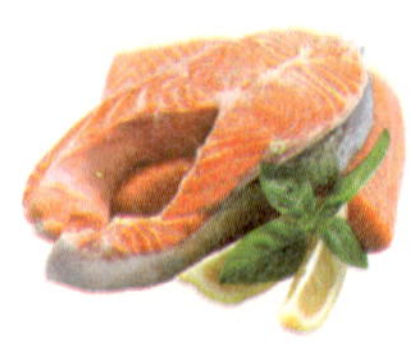
鱼肉

气郁型体质

【症状表现】腹气满胀、易生气、常感胸闷气短、情绪变化大等。

【成因】气郁型体质是由于气不能畅快运行所致。这就好比上下班时间，路上的车辆较多，只能慢慢行驶，不能快速前行一样。

【推荐食材与药材】该种体质者适合食用具有理气功效的食品，如佛手、橙子、柑皮、荞麦、茴香菜、香橼、火腿等。

【推荐汤品】荞麦面疙瘩汤、火腿鸡蛋汤等。

【专家提醒】酒具有活经通络的作用，气郁型体质者，可适当饮些酒，以便提振情绪，疏散心中闷气。

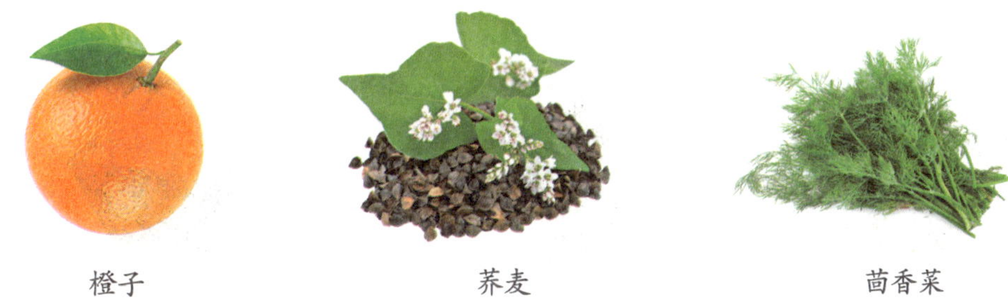

橙子　　荞麦　　茴香菜

气虚型体质

【症状表现】面色苍白、气短，说话时声音非常微弱，容易出现头晕目眩的现象；食欲不振、常出冷汗、备感乏力、大便稀、小便清长，容易感冒。

【成因】气虚主要是指气的来源不足或消耗过度，使全身脏腑功能衰竭。大多是由于重病久病、营养不良、营养失调、年迈体衰造成的。

【推荐食材与药材】气虚型体质的人，应多喝一些具有补气健脾功效的汤品，多食用一些具有补气强身作用的食物，如人参、莲子、猪肉、牛肉、羊肉、鸡肉、粳米、小米、黄米、大麦、山药、白术、红枣等。

【推荐汤品】人参莲子汤、苦瓜猪肉汤、乌骨鸡莼菜汤、咖喱肉丸子汤等。

【专家提醒】忌吃破气耗气之物，忌吃生冷性食物，忌吃油腻厚味辛辣性食物。

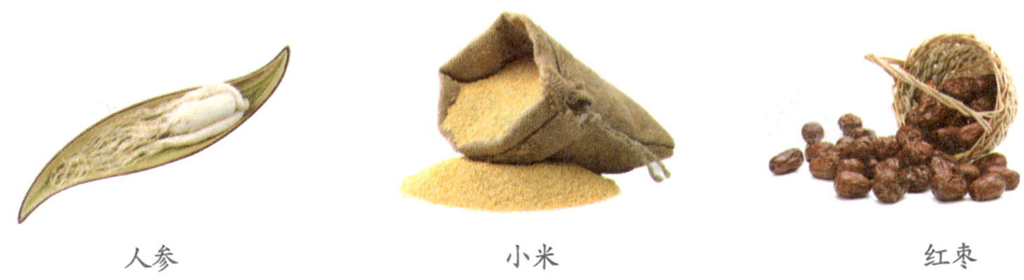

人参　　小米　　红枣

实热型体质

【症状表现】体温相对较高、口干舌燥、便秘、小便色黄且少、舌苔黄涩、脸色较红、常长痤疮（青春痘）。

【成因】该种体质大多出现在疾病的初期或中期，或由于积食、痰、水湿、瘀血等引起。

【推荐食材与药材】该种体质者，体内实火较大，适合食用具有清凉降火功效的食品，如：菊花、金银花、绿豆、茯苓、决明子、黄连等，大凡能散热解毒的材料都可选用，以便疏散体内实火、清热解毒、利尿通便。

【推荐汤品】海带清热汤、紫菜瘦肉花生汤、绿豆老鸭汤等。

【专家提醒】忌食用辛辣性食物，如辣椒、姜、葱、酒等；温阳性食物也尽量不吃，如牛肉、狗肉、鹿肉等。该种体质者，尤其是老年人，要积极参加体育活动，让体内多余的阳气散发出去。

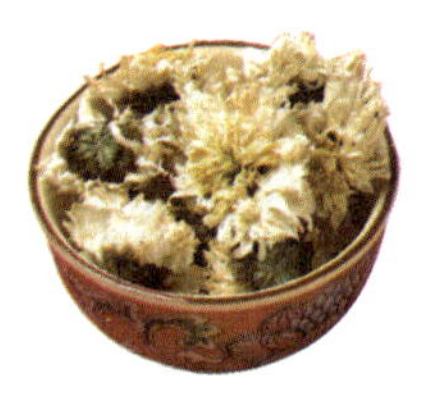
菊花

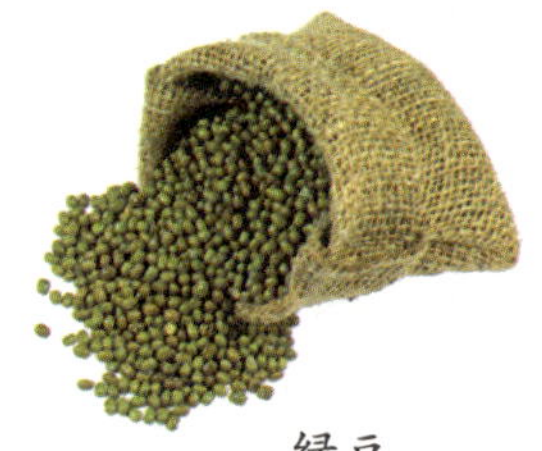
绿豆

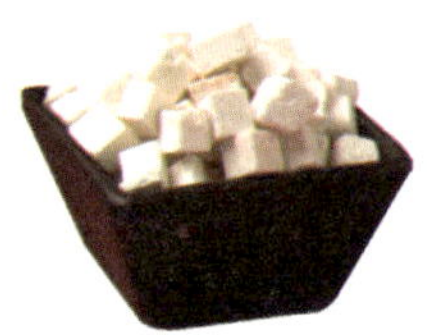
茯苓

痰湿型体质

【症状表现】痰多且稠、胸闷气短、食欲欠佳、大便不成形、恶心、咳嗽痰多、目眩。痰对健康的危害很大，由于痰随着气血在身体内到处运行，如果痰停留在经络处，会引发多种疾病和症状，如身体麻木、手脚欲伸不力、半身不遂等，倘若痰结聚在局部，会形成如头部淋巴结核或手部腱鞘囊肿等结块。

【成因】这种体质的成因，主要在于人体内痰湿过盛。

【推荐食材与药材】此种类型体质者，最好饮用一些具有健脾利湿、化痰祛痰功效的汤水。汤水的最佳原材料为白萝卜、紫菜、海蜇、洋葱、扁豆、赤小豆等。

【推荐汤品】萝卜羊肉汤、海米紫菜汤等。

【专家提醒】痰湿型体质者，最好不要饮用油腻味重的汤水。

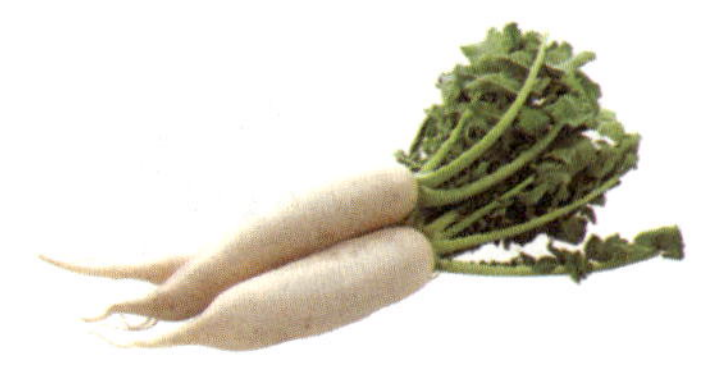
白萝卜

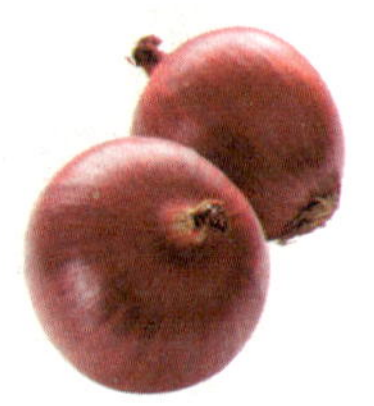
洋葱

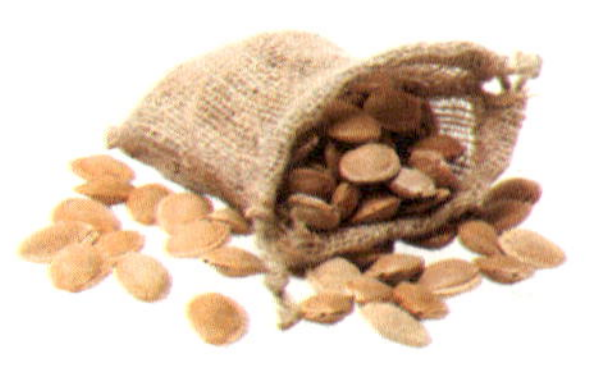
杏仁

血虚型体质

【症状表现】面色苍白、指甲泛白、精神疲乏、呼吸急促、头晕目眩、注意力不集中、手脚发麻等。

【成因】血虚主要是因为体内血液不足，不能滋养脏腑、通经活络、为身体各个部位送达养分。营养不良、脾胃虚寒、过度犹豫都会造成血虚。

【推荐食材与药材】这种类型体质的人，适合食用一些具有补血功效的食品，如桑葚、荔枝、松子、木耳、甲鱼、羊肝、海参等。

【推荐汤品】百合红枣甲鱼汤、茶树菇猪肝汤、枸杞叶猪肝汤等。

【专家提醒】忌食味苦、性寒凉类的食物，如荠菜、山楂、橘子、蚌、槟榔；不宜吃生冷黏腻及不易消化的食品，如油炸、干硬类食品等。另外，该种体质者除了要注意饮食，还应加强体育锻炼，但运动量应适中。

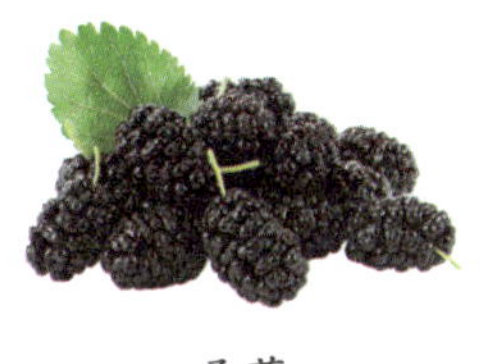
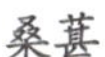
桑葚

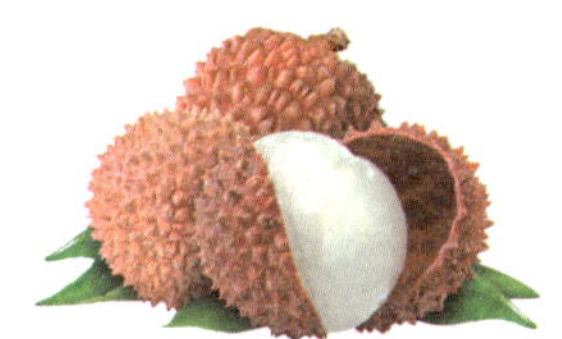
荔枝

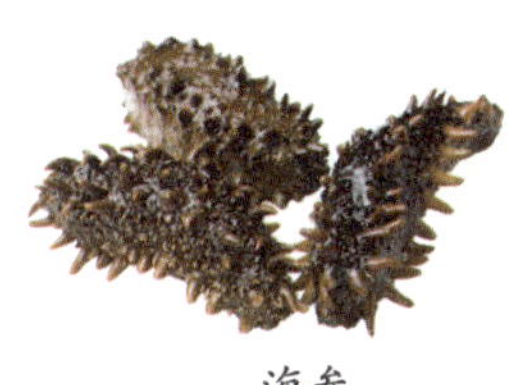
海参

血瘀型体质

【症状表现】唇色紫暗、眼眶发黑、出血紫暗、痛如针刺。瘀血一旦形成，血液不仅不能及时为身体各个部位输送养分，还会反过来影响全身或局部血液的运行，导致经脉堵塞、疼痛、出血等症状。因血瘀产生的疾病有很多种，但瘀阻的部位不同出现的症状也不尽相同。倘若瘀阻部位在肠胃，便会出现呕血、大便暗黑的现象；倘若瘀阻部位在女性的子宫，极易出现痛经、闭经、经血中携带血块的现象。

【成因】该种体质的形成，归根结底是由气血瘀滞造成的。

【推荐食材与药材】这种体质者适合食用一些具有活血化瘀功效的食品，可选用的材料有桃仁、油菜、慈姑、黑大豆、益母草、牛膝等。

【推荐汤品】米汤煮油菜、核桃仁山楂汤等。

【专家提醒】此种类型体质者，可长期适量饮酒。忌味苦酸、性寒的食物，如柿子、石榴等，以及胀气之物，如豆类、红薯、甜食等。

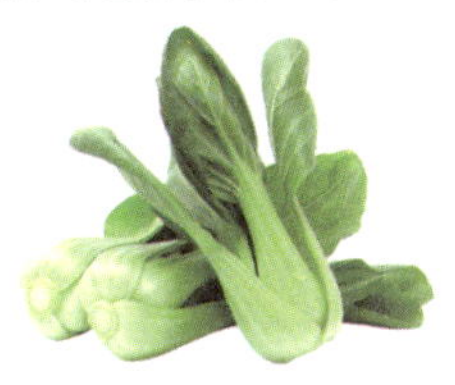
油菜

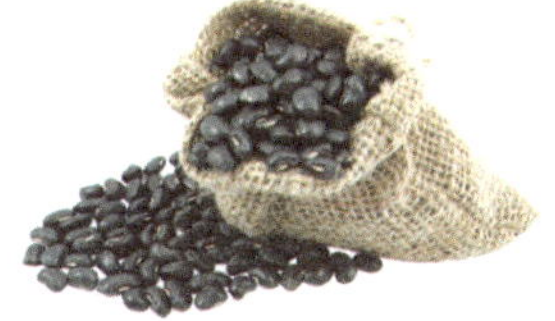
黑大豆

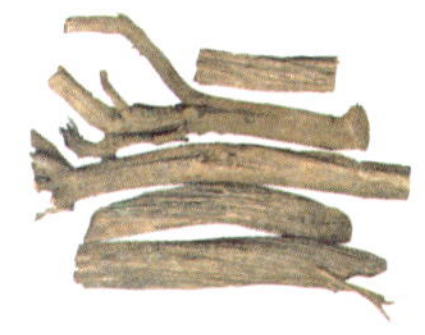
牛膝

高汤是煲汤中常用到的一种辅助原料，有了好的高汤，再加入其他食材，做出来的汤滋味会更加鲜美，如兰州牛肉拉面所用的汤就是牛骨熬制的高汤。制作高汤所用的材料各有优劣，只有掌握正确的熬制方法，扬长避短，才能熬出物美质优的高汤。

熬制高汤的步骤

步骤一：冷水汆烫

由于熬制高汤的材料一般是猪骨、鸡骨和鱼骨等，所以难免会带有血污或腥味，所以熬汤前要先将其洗净后放入锅中，再加冷水后加热，待煮沸后立即捞起洗净。经过冷水汆烫后，不但可以去除动物性材料的血水和异味，还可以使汤汁保持清爽。

步骤二：冷水入锅

将汆烫的材料放入锅中，加入适量冷水先用大火煮沸，再转小火继续熬煮。用冷水与材料一起煮，才能通过缓慢加热的过程，使材料中的精华充分释出，进而溶入到高汤中。

步骤三：及时捞出浮沫杂质

在汤汁快沸腾前（约95℃）时，汤面的白色浮沫最多，此时要立即捞除。这是因为一旦汤煮沸后，就会将浮沫冲散，不易捞干净，从而影响汤汁的纯净度和风味。

步骤四：用细滤网过滤

高汤熬煮完成后，必须用细滤网过滤掉不可食用的食材，如骨渣等；另外，如葱、姜等辛香料也可一并滤除，这样才会使高汤更加可口，喝汤时还可以避免骨渣等扎伤口腔和食道。

汤底的熬制方法及用法

除了高汤，其他各种美味汤底也在煲汤的过程中扮演了重要角色。下面就为您一一介绍各种汤底的熬制方法。

猪骨汤底

◎熬制方法：先将猪骨洗净，剁成大块，放入沸水锅中汆烫；将其捞出后放入加有开水的汤锅中，加入葱段、姜块，用小火煲煮3～4小时即可。

◎用法：适用于各式汤品。

鸡味汤底

◎熬制方法：将鸡架清洗干净，放入沸水锅中汆烫；将其捞出后放入加有开水的汤锅中，用小火熬煮2小时，再加少许姜片提味去腥，继续煮至汤浓味香，撇去浮油即可。

◎用法：适用于各式汤品。

牛骨汤底

◎熬制方法：将牛骨洗净，放入沸水锅中汆烫后捞出，放入汤锅内，加适量开水、姜片、少许葱段，用大火烧沸，然后转小火煲煮4～5小时，煮至汤汁乳白见浓时即可。

◎用法：适用于各式汤品。

奶油汤底

◎熬制方法：将老母鸡加醋及水清洗，剁块，放入沸水锅中汆烫，捞出后放入加有开水的汤锅中，小火熬制2～3小时。另起锅，把奶油熔化后和少许面粉拌匀，慢慢搅溶在汤中，使汤汁乳白略稠即可。

◎用法：一般用于果蔬类汤品的煲制。

海鲜汤底

◎熬制方法：锅中加适量清水煮开，将干贝、蛏肉、海红等海鲜洗净后放入，慢火煮30分钟即可。

◎用法：适用于各式汤品。

鱼汤汤底

◎熬制方法：鱼剖杀、洗净并切成片，放入沸水中煮至水再次沸腾，去除浮沫，滤出清汤即可。

◎用法：适用于各式汤品。

蔬菜汤底

◎熬制方法：将一种或几种蔬菜择洗干净，改刀后放入汤锅中，加入清水小火煮1小时，拣出原料，过滤出残渣即可。

◎用法：常作为素汤的汤底。

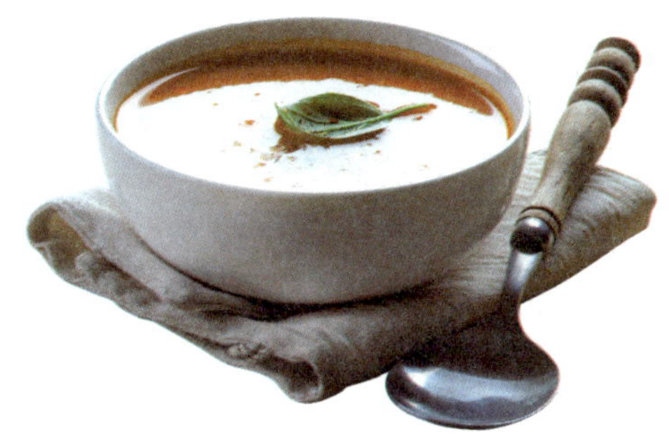

水果汤底

◎熬制方法：将水果切块，放入沸水煲煮30分钟即可。

◎用法：适用于各式汤品。

什锦果蔬汤底

◎熬制方法：将各种蔬菜、水果清洗干净，放入榨汁机中加适量清水搅打成汁，再回锅煮开即可。

◎用法：可作为海鲜、果蔬类汤品的汤底。

菌类汤底

◎熬制方法：将一种或几种菌类的干品分别用温水浸洗泡软，用纱布包好放入汤锅内，加清水用大火烧沸后，转小火煲煮2～3小时即可。

◎用法：适用于各式汤品。

咖喱汤底

◎熬制方法：将牛骨清洗干净，放入沸水中汆烫，再放入热水中煮沸。再将咖喱粉加少许清水搅匀，再慢慢搅入牛骨汤中，煮至入味即可。

◎用法：适用于各式汤品。

泡菜汤底

◎熬制方法：将鸡骨（或牛骨、猪骨）熬煮成高汤后，放入泡菜，煮30分钟即可。

◎用法：可作为蔬菜和水果类汤品的底汤。

第六节 好汤需要好器具

古人说："工欲善其事，必先利其器。"要想做出美味营养的汤品，就离不开煲汤工具的帮助。下面介绍几种居家常用的煲汤工具，让你在家也能轻松煲出滋味万千、回味悠长的健康汤品。

高压锅

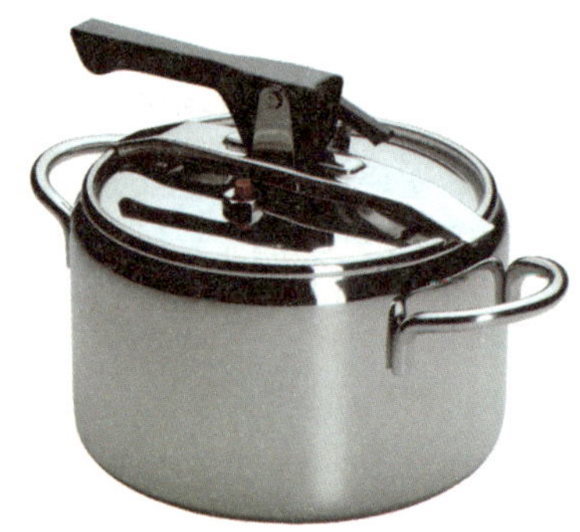

高压锅能在最短的时间内迅速将汤品煮好，食材营养却不被破坏，既省火又省时，适于煮质地有韧性、不易煮软的原料。但高压锅内放入的食物不宜超过锅内的最高水位线，以免内部压力不足，无法将食物快速煮熟。

瓦罐

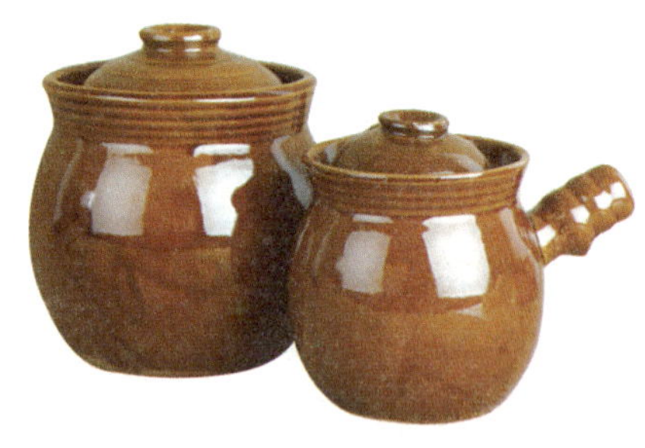

制鲜汤以陈年瓦罐煨的效果最佳。瓦罐是由不易传热的石英、长石、黏土等原料配合成的陶土，经过高温烧制而成。其通气性、吸附性好，还具有传热均匀、散热缓慢等特点。煨制鲜汤时，瓦罐能均衡而持久地把外界热能传递给内部原料，相对平衡的环境温度，有利于水分子与食物的相互渗透，时间维持得越长，鲜香成分溢出得越多，煨出的汤滋味就越鲜醇，被煨食品的质地就越酥烂。

焖烧锅

这种锅适合煲纤维较多的猪肉、牛肉、鸡肉类汤品，或豆类、糙米等坚硬谷豆类汤品。焖烧锅的最大特点是，将原料放入内锅中煮沸，再放入外锅中，静置一两个小时，再把原料渐渐焖煮熟。既可省煤气，又可保留食物中的营养成分。用焖烧锅烹调时，放入的食物不宜太少，以满为佳。

砂锅

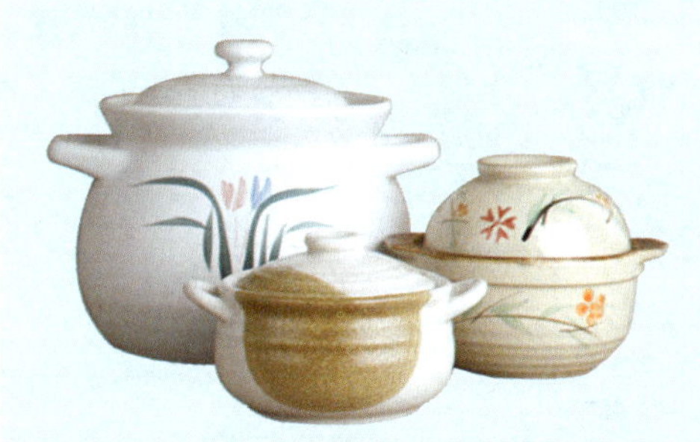

砂锅分陶砂锅和紫砂砂锅两种。陶砂锅有较好的保温性能且耐酸碱耐久煮，而且可以更好地保留汤的原汁原味。它的缺点是散热性差，易破裂，所以千万不可先加热砂锅，再加入冷水。紫砂砂锅除具有陶砂锅的优点外，还可以分解食物中的脂肪，降低胆固醇。最重要的是，用紫砂砂锅煲汤有利于平衡食物的pH值，改变不健康的酸性体质。

不粘锅

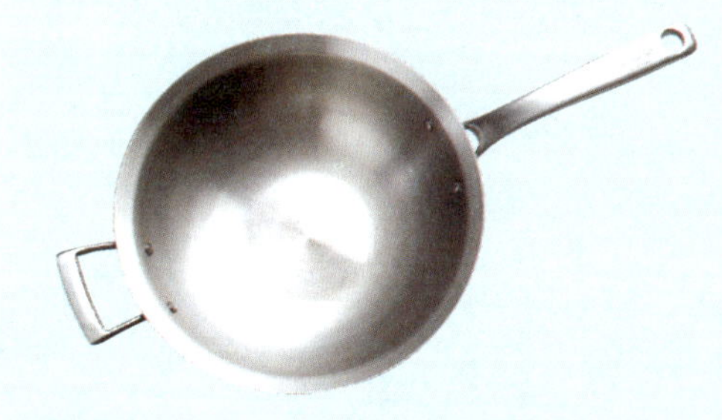

不粘锅的特点是受热均匀、导热快、散热快，所以适合煲煮一些需要先爆锅的快汤、滚汤、炖煮类汤品。使用不粘锅不但可以减少汤品中的油含量，还兼顾了汤品的美味。最重要的是，食材也不易粘到锅底。

不锈钢汤锅

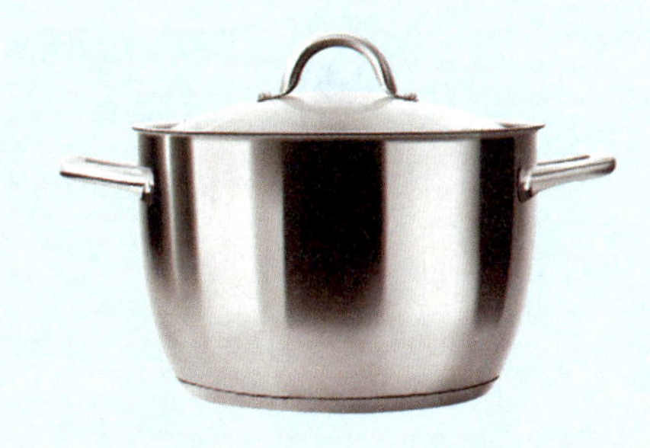

不锈钢汤锅外观漂亮、结构稳固，同时又具有耐用、耐腐蚀、防锈、不变形等优点。做需较长时间煲煮的鸡汤、猪骨汤等，均可使用不锈钢汤锅。但需要注意的是，中药不能用不锈钢锅来煮，因为中药含有多种生物碱、有机酸等成分，在加热条件下，易与不锈钢锅具发生化学反应，甚至生成某些毒性更大的化合物，影响中药的服用效果。

第七节 四季喝汤各不同

随着季节的转变，身体所需要的营养也会发生变化。如果不在合适的季节喝适当的汤，不仅起不到保健的作用，反而很可能会给身体增加负担。

春

春回大地，万物复苏，在这乍暖还寒的季节里，很利于细菌、病毒繁殖传播，一些疾病会毫不客气地向人类发起进攻，如流感、肺炎、支气管炎、猩红热以及病毒性感染等疾病，会威胁到人们的健康。此时，除了需要做好防范措施以外，还应在饮食上多加注意。春季养生中既要注意阳气生发的特点，扶助阳气，又要避免伤及脾胃。中医学称脾胃为“水谷之海”，有益气生营血之功。故应在饮食调理中少吃酸味，多吃甜味，以养脾脏之气。

夏

一年四季中，夏季是阳气最盛的季节，也是身体新陈代谢最旺盛的时期，人体阳气外发，伏阴在内，气血运行也相当旺盛。为了尽快适应炎热的夏季，毛孔会以排汗液的方式带走热量，调节体温。《黄帝内经》中说“春夏养阳”，意思是说，虽然夏季比较炎热，但仍然要注意保护体内的阳气。盲目地解暑，会损伤体内的阳气，诱发疾病。

夏季饮食宜清爽，但不一定要以蔬菜为主，可适当煲些鸡汤，只要制作合理，就能达到消暑的目的。值得注意的是，夏季煲汤最好不加“药补”材料，否则容易上火。

秋

酷热的夏天过去了，天高云淡的秋季紧跟其后，而燥气也伴随着凉爽到来了。中医认为，燥气有温、凉之分，通常情况下，早秋气温仍然比较高，因此称之为温燥；晚秋气温相对下降，因此称之为凉燥。不管是温燥还是凉燥，总会使人产生不适感，皮肤干燥、体液缺乏是秋季反映在人体上最显著的现象。不过，在临床上，温燥与凉燥给健康带来的伤害，是有一定的区别的：温燥伤人，常表现为不恶寒或微恶寒，发热较明显；凉燥伤人，不发热，恶寒较明显。由上可知，秋天养生主要是养护好体内的阴气，那么，人们通过饮食保护体内阴气，应当注意些什么呢？

由于秋季比较干燥，一些清淡可口，具有润肺生津功效的汤水，是最理想的保健食品，可起到滋润肌肤、内脏的作用，减轻燥邪对机体的伤害。

还有一点人们也应给予足够的重视，刚从夏季过来，多数人不能很快适应秋季的特征，身体功能也需要经过一段时间的调整才能适应，人们普遍认为秋季是进补的最佳时节，于是，刚进秋季便整鸡整鸭地大吃起来，这种做法是不正确的。应多吃些鱼、虾、蛋、肉馅类食物，给肠胃在夏秋交替过程中建造一个过渡桥梁。

冬

许多人认为冬天天冷人不易出汗，热量散发少，因此吃饭就不用餐餐有汤了。其实，这是一个误解，汤不仅夏天要多喝，冬天也要多喝。冬天是进补养身的最佳时节。冬季喝汤不仅利于消化吸收，更能达到养生健身的目的。同时冬天天气寒冷，人易患感冒，多喝汤是预防感冒的有效方法。鸡汤、骨头汤、鱼汤、菜汤都可为人体提供所需养分，起到提高免疫力、净化血液的作用，能及时清除呼吸道的病毒，有效抵御感冒病毒。

同时，寒冷的天气容易使人体氧化产热加强，机体中的维生素代谢也出现了明显改变。此时，要及时补充维生素，避免给人体造成伤害。实验表明，维生素 A 能增强人体的耐寒能力；维生素 C 能提高人体对寒冷的适应能力，并且还能有效保护血管。在多种补充营养的方法中，喝汤是最直接、最有效的方法之一，寒冷的冬季里，除了多喝鸡汤、骨头汤外，还应多喝些以动物肝脏、胡萝卜、深绿色蔬菜为材料的汤品，以补充人体所需的维生素。

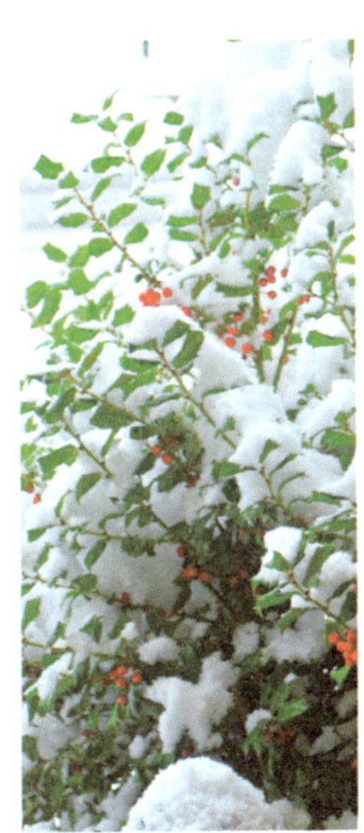
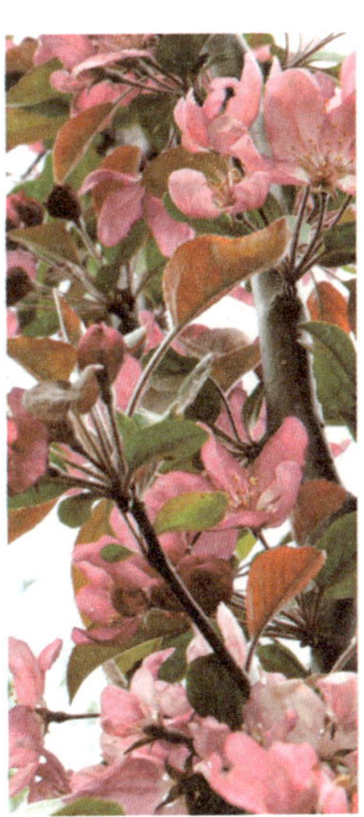
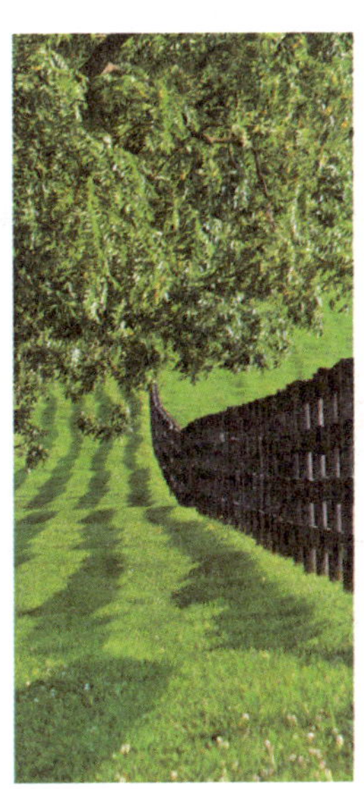
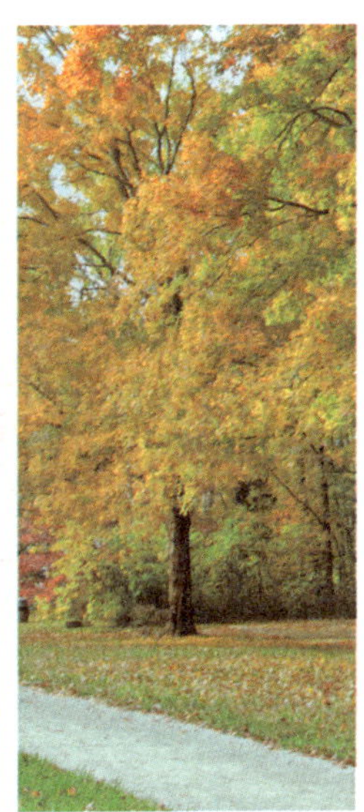

第八节 喝汤养生的注意事项

如果说煮汤要讲究一定的方式方法，那么喝汤也要遵守一定的原则，什么时候喝、怎样喝都有其特定的章法，喝得合理，则延年益寿，喝得不得法，则适得其反。那么，喝汤应注意哪些问题呢？

汤饭不能混合吃

有人喜欢吃“汤泡饭”，这是非常不科学的吃法，对健康有弊无利，时间长了，会引发胃病。众所周知，嚼烂的食物容易被胃肠道消化吸收，有利于身体健康。而汤与饭混合在一起吃，食物在口腔中尚未被完全嚼烂，就与汤一同进入了胃中，食物没有被充分咀嚼，唾液分泌得少，与食物混合搅拌不均匀，淀粉酶也会被汤水稀释，这无形中给胃增添了许多负担，更何况，胃和胰脏分泌的消化液本来就不多，而且还被汤冲淡了，吃下去的食物，更不能得到很好的消化吸收，这就形成了一个恶性循环，久而久之会引发多种疾病。

汤、渣要一起吃

大多数人认为：汤经过长时间煲煮，“渣”中的营养素已全部融进了汤中，因此，渣就失去了食用价值。实际上，这种看法有些片面。有关实验表明：用鱼、鸡、牛肉等富含高蛋白的材料煮汤，6 小时后，汤看上去已经很浓了，可实际上只有 6% ~ 15% 的蛋白质融进了汤中，其余的 85% 仍留在所谓的“渣”中。由此可见，有些汤的“渣”并非没有食用价值，喝汤时，最好连“渣”一同食用，这样就不会造成浪费了。

忌喝单一种类的汤水

人体所需的营养成分五花八门，一款汤中不可能将所有营养素全部包含在内，因此，爱喝单一种类汤水的人，易出现营养不良的现象。医学上提倡用几种动物与植物性食物混合煮汤，不但可以使鲜味相互交融，还能为人体提供必需的氨基酸、矿物质和维生素，从而达到维护身体功能的目的。

不喝 60℃以上的汤

人的口腔、食道、胃肠道能承受的最高温度为60℃，一旦超过了这个底线，会造成黏膜烫伤，尽管人体有自行修复的功能，但反复损伤也易引起上消化道黏膜恶变。据调查材料表明，喜欢吃烫食的人，食道癌的发病率要高于常人。那么汤在什么温度时，最宜饮用呢？为了维护健康，将汤的养生作用发挥出来，最好待汤降温到50℃以下时饮用。

饭后喝汤有害健康

常言道："饭前喝汤，苗条健康；饭后喝汤，越喝越胖。"

这种说法是有科学依据的。饭后喝汤不但会越喝越胖，还会影响健康。因为，最后喝下的汤会把原来已经被消化液混合好的食物稀释，影响食物的正常消化，给胃肠道增加负担。

女性应对症喝汤

工作繁忙使职业女性备感疲惫，经常感到心烦、疲倦、睡眠不佳、肤色暗淡，这些都是生活压力造成的，女性应该懂得爱惜自己，经常喝些具有食疗效果的汤水，就能令自己轻松应对每一天。当然，这必须在对症喝汤的前提下，才能达到目的。

失眠、肤色暗淡的女性：应该用虫草老龟汤予以滋补。冬虫夏草与老龟一起煲汤饮用，有健脾、安神、美白肌肤的功效。

月经不调、皮肤粗糙的女性：应及时用红枣乌鸡汤予以滋补。红枣自古就有补血的功效，乌鸡也是益气、滋阴的佳品，对调经补血有良好的效果。

脾胃不强、满脸痘痘的女性：可用土茯苓老龟汤补养身体。此汤具有清热解毒、健脾胃的效果。

工作压力较大的女性：可用花旗参甲鱼汤滋补身体。此汤能补气养阳、清火除烦、养胃，对工作繁忙、压力过大的女性有很好的滋补作用。

秋冬肺热、咳嗽痰多的女性：虫草煲水鸭汤是最好的选择，此汤具有补肺益肾、止血化痰的作用，中医认为，鸭肉属凉性食物，夏季食用最为适合，值得注意的是，脾胃虚寒、胃溃疡者最好不要食用，以免适得其反。

压力性头痛的女性：可用天麻乳鸽汤调养身体。天麻对治疗头痛目眩、肢体麻木有特别好的效果，乳鸽的营养较为丰富，而且口感滑嫩。

忌喝汤速度过快

营养学家指出，延长吃饭的时间，能充分享受食物的味道，并提前产生已经吃饱的感觉。喝汤也是如此。

慢速喝汤会给食物的消化吸收以充足的时间，感觉饱了时，就是吃得恰到好处之时；而快速喝汤，等你意识到饱了，可能摄入的食物已经超过了所需要的量。

第九节

煲煮美味鲜汤的八大原则

民以食为天，而食的本质是营养，在外忙碌了一天，回到家如果能喝上一碗滋味鲜香、营养丰富的汤，感觉真是不一样。要使汤真正发挥出强身健体、防病强身、增强体质的作用，就要在制作方法上下一番苦功夫。

材料搭配要适宜

许多食物之间已有固定的搭配模式，有助于营养相互补充，即汤水中的“黄金搭档”。例如，将属于酸性食物的肉类与属于碱性食物的海带组合在一起，就是一个完美的组合，不仅煲出的汤味道鲜美，营养价值还很高，人们称这种汤为“长寿食品”。但是，为了使汤的味道比较醇美，一般不提倡用多种肉煲一锅汤。

用水分量要合理

水既是鲜香食物的溶剂，又是食物的传热媒介，还是汤的精华。水温的变化、用量的多少，对汤的味道都有着直接的影响。煲汤时，用水量一般控制在主要食材重量的 2 ~ 3 倍，也可按煲一碗汤加 2 倍水的方法计算。

火候依材料而定

一提到煲汤，人们的直观想法就是将一锅材料放在大火上，长时间地熬。殊不知，这种做法很容易影响汤的营养价值。因为汤对火候的要求很高，一锅味道鲜美的汤是用大火炖煮还是用小火慢熬，要依所选原材料而定。胡乱用火，很容易破坏汤中的养分和汤的口感。

材料把握切放时机

一些需要长时间炖煮的材料，如肉、鱼、某些根茎类的蔬菜，可同时放入锅中。根茎类蔬菜，宜切大块，而一些比较易熟的嫩叶类蔬菜，最好在起锅前几分钟放入，以保证食材成熟度一致。

调料添放要适度

煲汤的基本调料有盐、老抽、豆豉、番茄酱、醋、味精、鸡精、蚝油、虾油、辣椒、姜、葱、花椒、大料、香叶、丁香、孜然、肉寇、小茴香、陈皮等。广东煲汤讲究原汁原味，不喜欢往汤中加入过多调料，以免破坏材料原有的鲜香味。事实上，广东人的这种意识是健康的，因为过多地加入调料的确会影响汤的口感，破坏汤的营养成分，因此不宜放入过多。

选材有讲究

如果想要在汤中加入一些中药，最好选择无任何副作用的山药、百合、莲子、枸杞子、当归、黄芪等。另外，还可根据个人身体状况选择合适的汤料。如为了健胃消食，就应该加入香叶、当归、肉蔻、砂仁等；为了补肾壮阳，就应该加入黄芪、当归、枸杞子、泽泻、淮山药、熟地黄、茯苓等。

把握煲汤时间

按照时间分，汤可分为炖汤和煲汤，二者在时间上存在着较大差别，炖汤用的时间较长，有个口诀是“煲三炖四”就是对此最好的说明。煲汤与炖汤的方法也不相同，煲汤是直接将锅放在火上煮，3 个小时左右即可；而炖汤则是先以大火烧开，再用小火长时间慢煮为原则，时间应控制在 4 个小时以上。

清除蔬菜上的存留农药

当前提倡食用绿色无公害食品，但是，受许多客观因素的制约，还无法达到这种要求，在此情况下，清除蔬菜上的农药，就成了一个重要问题。煮汤前，如何清除蔬菜上的农药呢？有两种常用方法，值得人们借鉴：一种方法是，先将蔬菜用清水冲洗干净，然后将蔬菜浸入盛放小苏打水的盆里，浸泡5～10分钟，然后，再用清水冲洗干净即可；另外一种方法是，先用清水将蔬菜冲洗干净，然后，将其放入清水盆中，并滴入几滴果蔬清洗剂浸泡片刻，最后用清水冲洗干净即可。

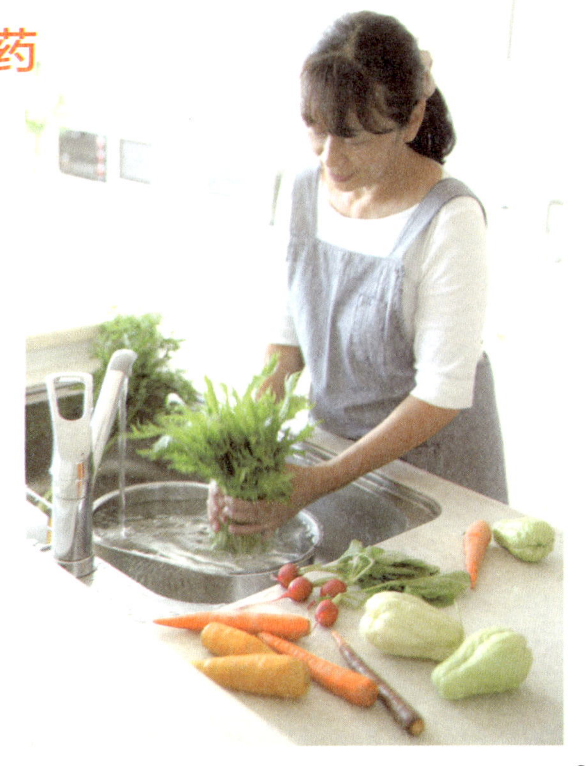

第十节 美味鲜汤禁忌多

煲一锅色、香、味俱全的汤品并非一件易事，出现“一着不慎，满盘皆输”的局面，也是大有可能的，因为，煲汤的学问非常大，禁忌也很多，必须多加小心才行。

煲汤过程中的禁忌
× 忌中途添加冷水，因为正加热的肉类遇冷收缩，蛋白质不易溶解，汤便失去了原有的鲜香味
× 忌早放盐，因为早放盐能使肉中的蛋白质凝固，不易溶解，汤色发暗，浓度不够
× 忌过多地投放葱、姜、料酒等调料，以免影响汤汁本身的鲜味
× 忌过早过多地放入老抽，以免汤味变酸，颜色变暗发黑
× 忌让汤汁大滚大沸，以免肉中的蛋白质分子激烈运动造成汤的混浊

具有食疗功效的汤，也就是药膳的配伍，是以中医和中药的理论为指导，所以在搭配时必须慎重。既要考虑到药物的性味、功效，也要考虑到食物的性味和功效。二者必须一致，不可性味、功效背道而驰。

药材、食材对对碰	
人参 × 萝卜、龟肉	白术 × 青鱼、桃、李子、白菜、香菜、大蒜
茯苓 × 醋	甘草 × 猪肉青、白菜、海菜
地黄 × 猪血、萝卜、葱、蒜	制何首乌 × 猪血、萝卜、葱、蒜
当归 × 生姜	牛膝 × 牛肉
补骨脂 × 猪血、油菜	仙茅 × 牛肉、牛奶
附子 × 豉汁	天冬 × 鲤鱼、鲫鱼
黄连 × 猪肉、冷水	半夏 × 羊肉、羊血、饴糖
薄荷 × 鳖肉	丹参 × 醋

每种食材都有其特定的性味归经，搭配过程中，必须小心谨慎。下面内容可供参考。

食物材对对碰	
山楂×萝卜、 柿子×螃蟹	大蒜✓黄瓜、 蜂蜜✓牛奶
豆芽×猪肝、 黄瓜×辣椒	青椒✓鳝鱼、 鸡蛋✓栗子
羊肉×西瓜、 菠菜×豆腐	大蒜✓猪肉、 猪腰✓木耳
香蕉×酸奶、 海参×醋	鲤鱼✓醋、 木耳✓豆腐
芹菜×兔肉	鸡蛋✓虾、 香菇✓油菜
猪肉×田螺、 螃蟹×梨	豆腐✓鱼、 海带✓排骨
鲫鱼×冬瓜、 菠菜×黄瓜	牛肉✓葱、 韭菜✓豆腐

人在生病期间，身体一般较虚弱，对饮食的搭配要求也相对较高，给病人煲汤时，还需有意识地回避那些与疾病相冲突的食材。

病症、食物对对碰	
感冒	× 酒、辣椒以及油腻性食物
	✓ 莲藕、百合、荸荠
病毒性肝炎	× 酒、蛋黄以及油腻、生冷食物
	✓ 鸡蛋、豆浆
痢疾	× 鱼、肉、牛奶、鸡蛋、韭菜
	✓ 菜泥、苹果泥
肺炎	× 葱、韭菜、蒜
	✓ 米汤、绿豆汤、蔬菜
支气管哮喘	× 羊肉、牛肉、狗肉、韭菜以及葱等辛辣食物
	✓ 老母鸡、乌鸡、甲鱼、猪肺
肺结核	× 姜、辣椒、牛肉、虾等
	✓ 梨、罗汉果、百合、胡萝卜、猪肺
高血压	× 蛋黄、动物内脏
	✓ 土豆、香蕉、葡萄、石榴、西红柿
低血压	× 菠萝、萝卜、芹菜、冷饮
	✓ 动物脑、肝、蛋黄、奶油

枸杞子

【性味归经】性平，味甘，归肺、肝、肾经。

【适用体质】血虚、阳虚型体质。

【食疗功效】具有滋补肺肾、养睛明目、补血的功效。

【选购指南】购买时，选择颗大，饱满，色鲜红者为佳。

【代表汤品】枸杞子猪肝汤

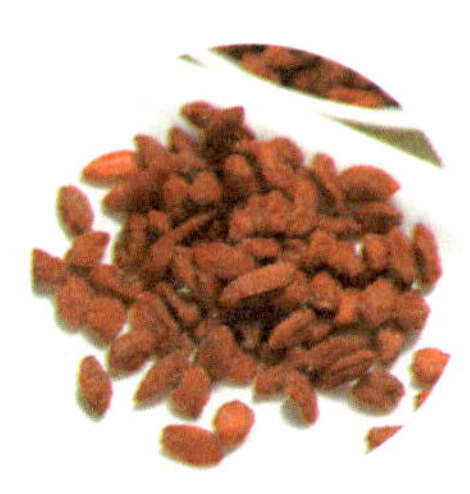

当归

【性味归经】性温，味甘，归心、肝、脾经。

【适用体质】气虚型体质。

【食疗功效】具有补血、清血、润肠胃、通经、光泽皮肤的功效，还可改善血液循环，活血化瘀。《神农本草经》记载：当归能治咳嗽、流产不孕以及各种痛肿创伤，宜煮汁服用。

【选购指南】购买时要挑选主根粗长、油润、外皮颜色黄棕、断面颜色黄白、气味浓郁的。

【代表汤品】当归老鸭汤、当归乌鸡汤、归芪羊肉汤

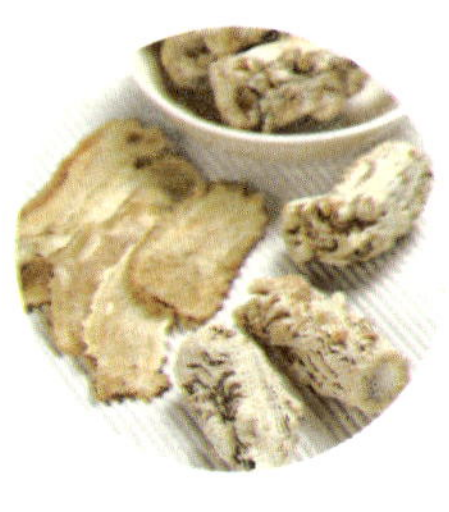

黄芪

【性味归经】性微温，味甘，归脾、肺经。

【适用体质】气虚型体质。

【食疗功效】可益气固表、提神强体、健脾养胃。

【选购指南】选购时，以圆柱形，分枝少，上粗下细，表面灰黄或淡褐色，有纵皱纹或沟纹，皮孔横向延长，味微甜，嚼起来带有豆腥味的为佳。

【代表汤品】黄芪鲫鱼汤、黄芪山药老鸡汤

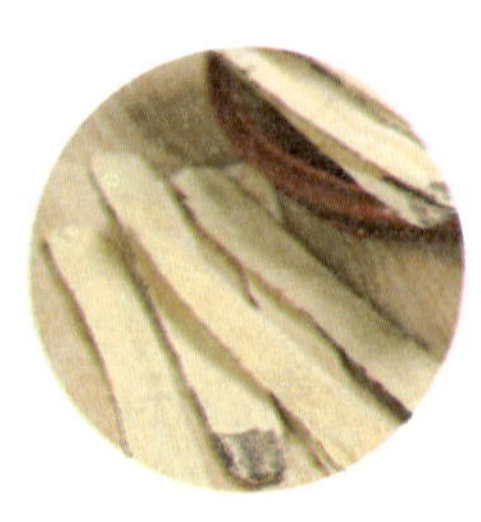

丹参

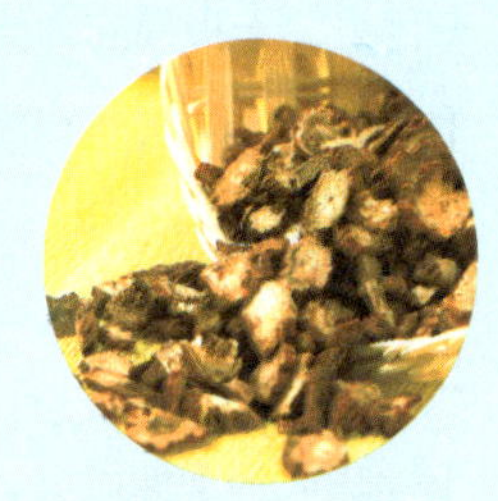

【性味归经】性微温，味苦，归心、肝经。

【适用体质】血瘀型体质。

【食疗功效】能活血化瘀、排脓止痛、安神益气。

【选购指南】购买时，以条粗、色紫红、无芦头、无须根的为好。

【代表汤品】丹参猪肝汤

香附

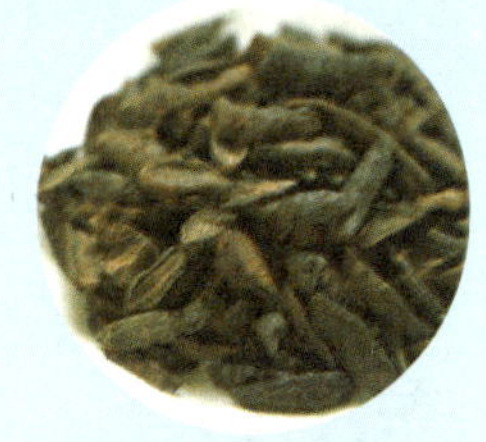

【性味归经】性寒，味苦、辛，归肝经。

【适用体质】气滞型体质。

【食疗功效】具有健胃、理气、解郁、调经、止痛等功效。

【选购指南】购买时，挑选粒大、质坚实、气味香、棕褐色的为上品。

【代表汤品】南瓜香附汤

杜仲

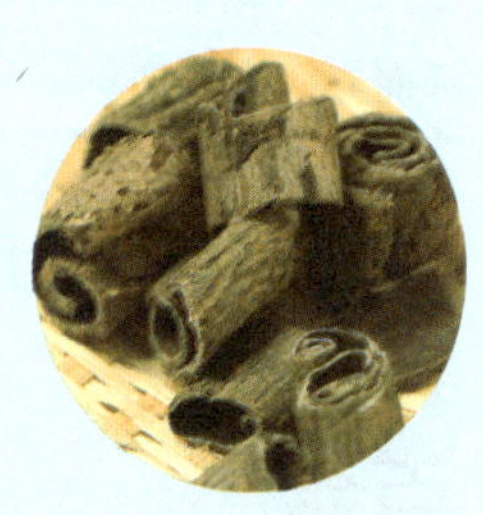

【性味归经】性平，味甘，归肝、肾经。

【适用体质】气虚型体质。

【食疗功效】可润肝燥，有强壮筋骨、除湿利水、滋补肝肾的作用。

【选购指南】购买时，选择外皮呈淡棕色或灰褐色，薄皮有斜方形横裂皮孔，厚皮有纵槽形皮孔，内表皮呈暗紫色，折断后有白色胶丝，且胶丝密而多，呈银灰色，富有弹性的为佳。

【代表汤品】杜仲猪腰汤

人参

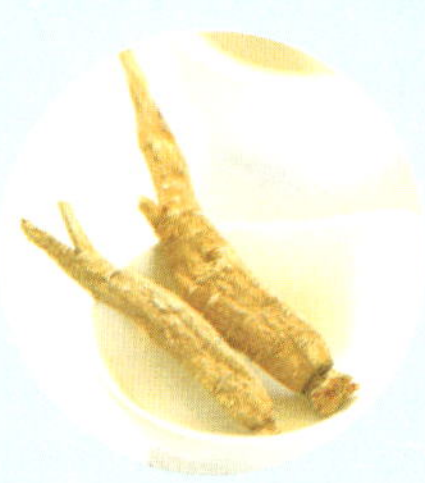

【性味归经】性微寒，味甘，归脾、肺经。

【适用体质】气虚型体质。

【食疗功效】能促进新陈代谢、增强抵抗力、消除疲劳、补五脏，体质虚弱、贫血、虚咳、气喘、手足冰冷等患者可适当吃。

【选购指南】购买时，以身长、枝粗大、浆足、纹理细、根茎长、根茎较光滑无茎痕以及根须上偶尔有不明显的细小疣状突起、无霉变、无竹虫、无折损的为佳。

【代表汤品】人参鸡汤

三七

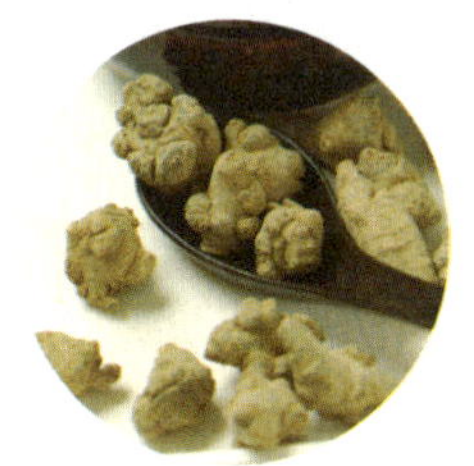

【性味归经】性微温，味甘、微苦，归肝、胃经。

【适用体质】气虚、血瘀型体质。

【食疗功效】止血、活血化瘀、增强免疫力。

【选购指南】三七有“春三七”和“冬三七”之分，“春三七”为三七中的佳品。购买时，应挑选个大、体重、色好、光滑、坚实而不空的。“冬三七”皱纹比较多，但质量比“春三七”差。

【代表汤品】三七鲫鱼汤

赤小豆

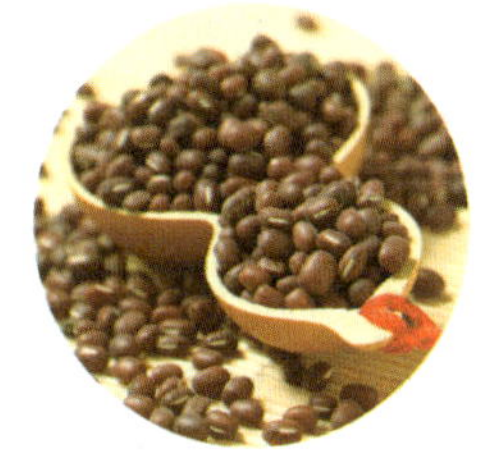

【性味归经】性平，味甘、酸，归心、小肠经。

【适用体质】湿盛型体质。

【食疗功效】可排除水气肿胀，有利尿、治脚气、润肠通便、降血压、降血脂、调节血糖的功效。

【选购指南】颗粒饱满完整，色泽红艳，手感润滑的为好。

【代表汤品】赤小豆瘦肉汤

百合

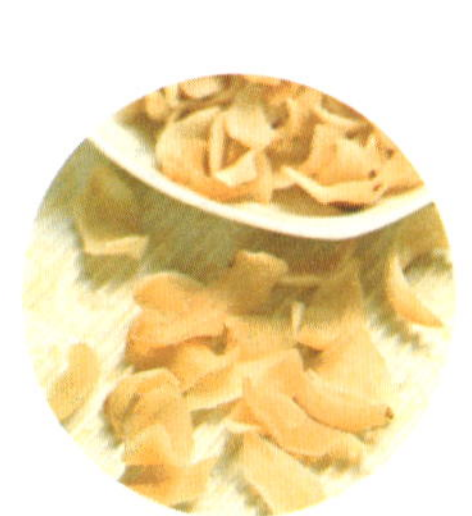

【性味归经】性寒，味甘，归心、肺经。

【适用体质】阴虚型体质。

【食疗功效】养阴润肺、清心安神。

【选购指南】购买干百合时，应以干燥、无杂质、肉厚且晶莹透明的为佳；购买鲜百合时，应以瓣大且均匀，肉厚、色白或呈淡黄色的为佳。

【代表汤品】百合红枣银耳汤

淮山药

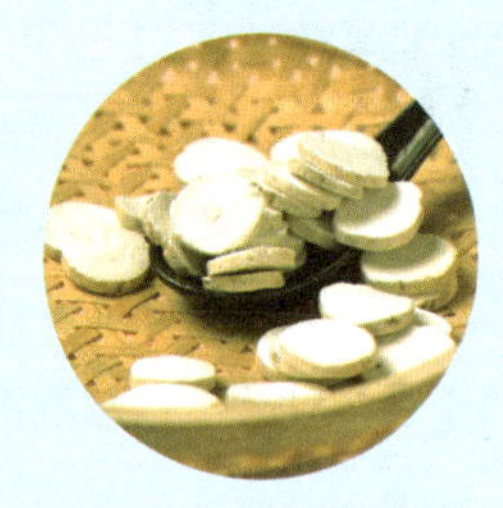

【性味归经】性平，味甘，归脾、胃、肺、肾经。

【适用体质】气虚型体质。

【食疗功效】具有补气、健胃、益肾、补益脾肺的作用。可清虚热、止渴、止泻、健脾胃。

【选购指南】选购时，以质坚实、粉性足、色白、干燥的为佳。

【代表汤品】枸杞子淮山鸡丝汤

肉苁蓉

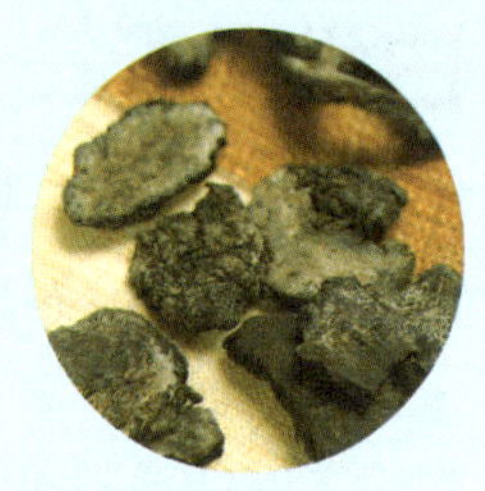

【性味归经】性温，味甘，归肾经。

【适用体质】气虚型体质。

【食疗功效】能滋补肾脏，润燥滑肠，行气通便，养精血。

【选购指南】购买时，选择扁圆柱形，稍微有些弯曲，表面呈棕褐色或灰棕色，体重、质坚、不易折断，断面棕褐色者为佳。

【代表汤品】苁蓉羊肉汤

制何首乌

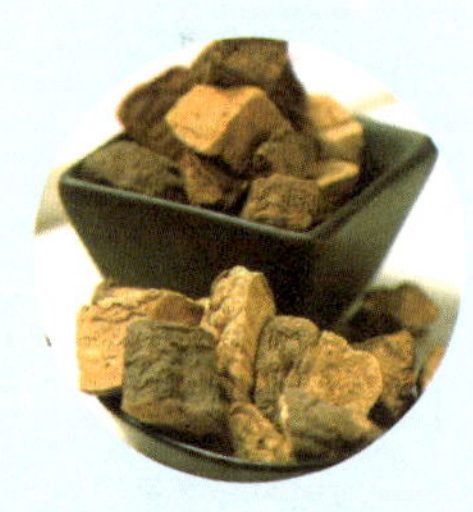

【性味归经】性温，味苦、甘、涩，归肝、肾经。

【适用体质】血虚型体质。

【食疗功效】能滋补调养，对改善腰痛、滋养肝脏、补养气血。

【选购指南】购买时，挑选质坚体重、粉性十足的为佳。

【代表汤品】制何首乌黑豆煲鸡脚

党参

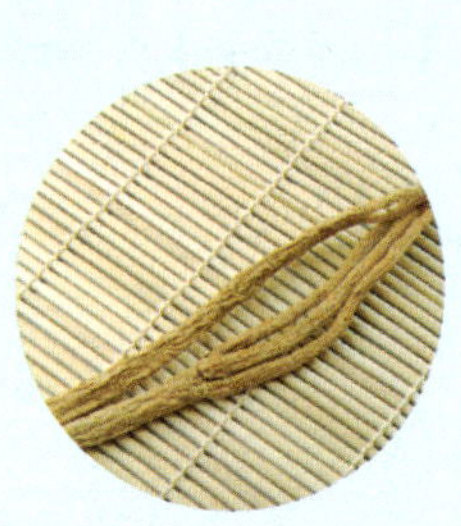

【性味归经】性平，味甘，归脾、肺经。

【适用体质】气血两虚型体质。

【食疗功效】可益气养血，预防贫血、体虚。

【选购指南】选购时，以条大粗壮、横纹多、皮松肉紧、味清甜、嚼起来无渣的为上品。

【代表汤品】党参牛肉汤

茯苓

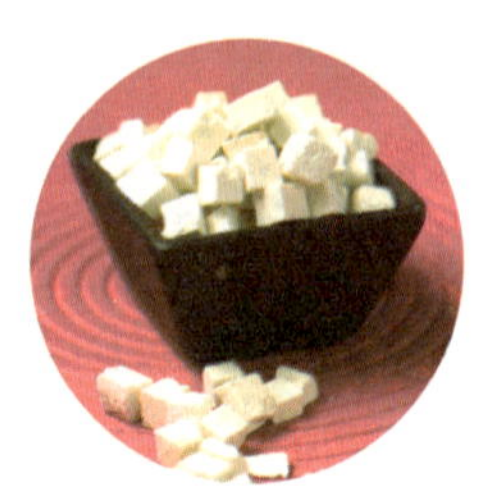

【性味归经】性平，味甘，归心、肺、脾、肾经。

【适用体质】脾虚湿盛型体质。

【食疗功效】利水渗湿、健脾、宁心，用于水肿尿少、脾虚食少、便溏泄泻、心悸失眠等。

【选购指南】购买时，以体重结实、外皮棕褐色、无裂痕、断面白而细腻、嚼起来黏性较大的为佳。

【代表汤品】茯苓鸡翅汤

白术

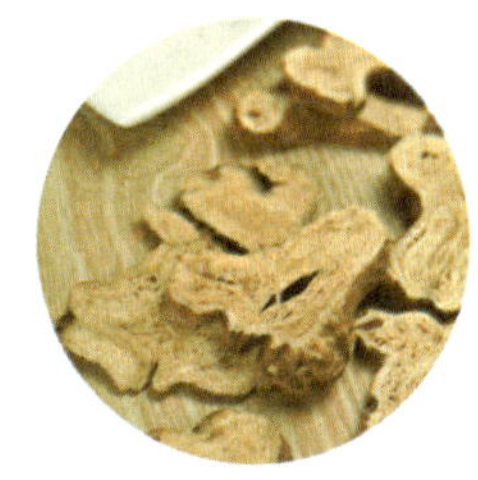

【性味归经】性温，味甘、苦，归脾、胃经。

【适用体质】脾虚湿热型体质。

【食疗功效】用于脾气虚弱引起的食欲不振、疲劳乏力、消化不良、腹胀、大便稀薄或腹泻等。

【选购指南】购买时，以表面灰黄色或灰棕色、气清香、味甘及味辛、嚼之略带黏性者为佳。

【代表汤品】白术羊肚煲

白果

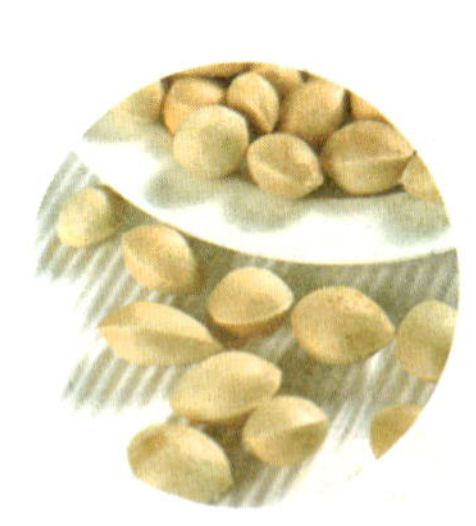

【性味归经】性温，味苦、微辛，归肺、大肠经。

【适用体质】痰湿型体质。

【食疗功效】用于脾肾亏虚引起的带下清稀、白浊、小便频数、遗尿等。

【选购指南】购买时，以外壳洁白、光滑、颗粒大小均匀且果仁新鲜、饱满、坚实、无霉斑者为佳。

【代表汤品】香菇白果汤

第二章

美食巧搭配 汤饮更营养

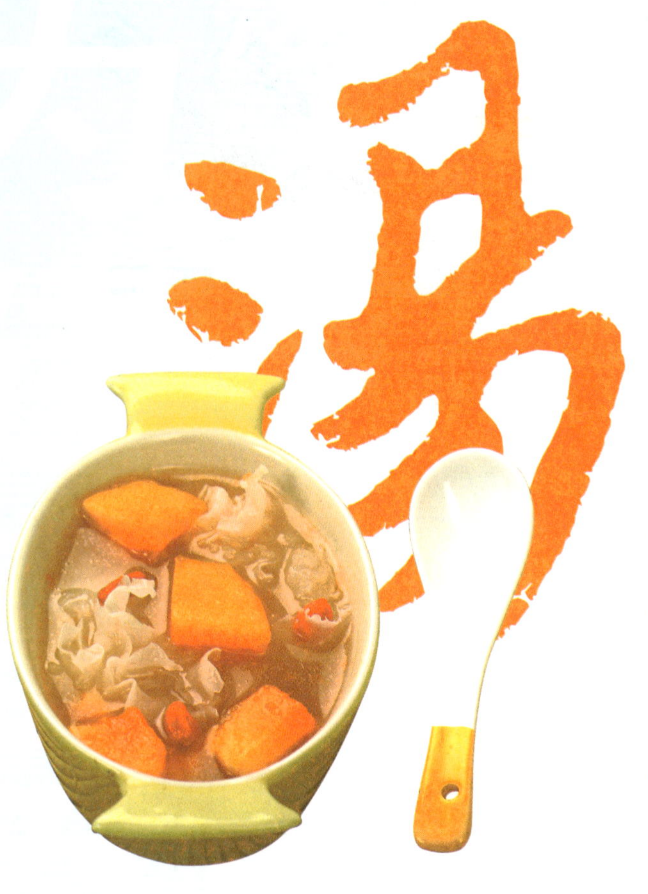

每种食物，都有自己特有的属性、营养成分，了解这些可以更好地为身体补充能量。

不过，要保证身体获得足够的均衡营养，食材的搭配便显得格外重要了。搭配得当的食材，获得的将是“1+1>2”的补益效果，可谓是搭配得好不如搭配得巧。

猪肉 + 胡萝卜

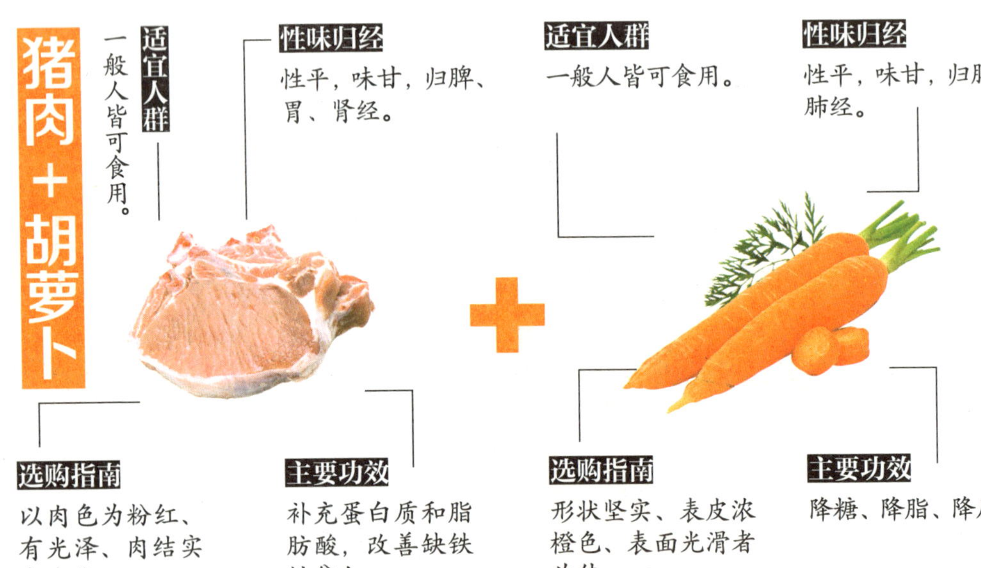

适宜人群

一般人皆可食用。

性味归经

性平，味甘，归脾、胃、肾经。

选购指南

以肉色为粉红、有光泽、肉结实者为佳。

主要功效

补充蛋白质和脂肪酸，改善缺铁性贫血。

适宜人群

一般人皆可食用。

性味归经

性平，味甘，归脾、肺经。

选购指南

形状坚实、表皮浓橙色、表面光滑者为佳。

主要功效

降糖、降脂、降压。

胡萝卜中的 β－胡萝卜素是一种脂溶性维生素，无法直接被人体消化吸收，因此应与适量食用油搭配食用，而且最好与猪肉等畜肉搭配食用。这样，β－胡萝卜素在人体内的消化吸收率可达 90%。中医认为，二者搭配可益气补中，常食可强健身体。

胡萝卜瘦肉汤

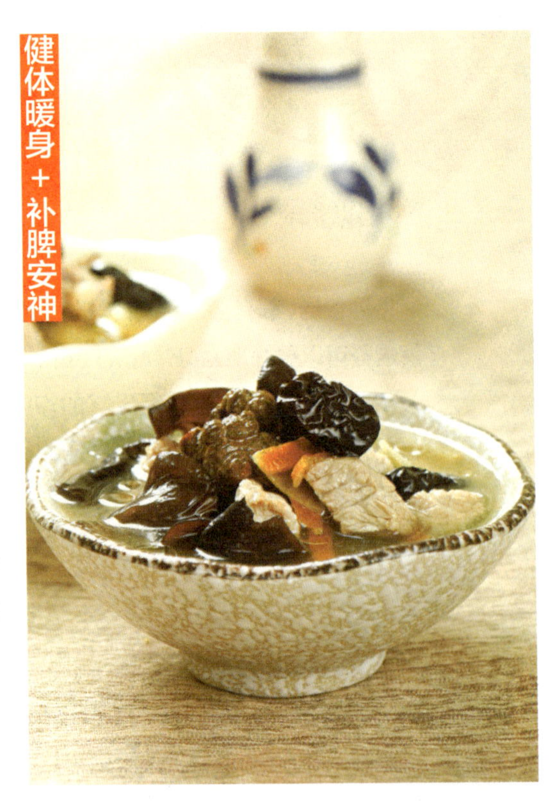

材料： 胡萝卜 1 根，水发黑木耳 50 克，猪瘦肉 60 克，葱花少许，姜 2 片。

调料： 盐、鸡精各少许，生抽 1 大匙，玉米淀粉 1 小匙。

做法：

1. 将猪瘦肉切薄片；水发黑木耳洗净，撕小朵；胡萝卜洗净，切片。
2. 猪瘦肉用生抽腌渍 10 分钟，再放入玉米淀粉抓拌均匀。
3. 将除葱花外所有材料放入碗内，倒入清水，放入微波炉中先高火加热 3 分钟，再转小火加热 5 分钟，取出，放入盐、鸡精、葱花调味即可。

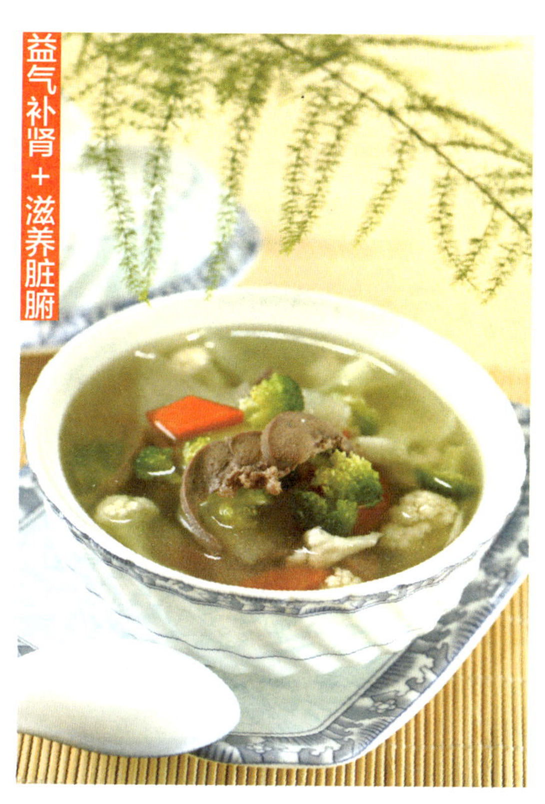

猪肉萝卜双花汤

材料： 猪瘦肉300克，胡萝卜片、白萝卜片、冬笋片各适量，菜花、西蓝花各100克，姜少许。

调料： 盐1大匙，淀粉2大匙，高汤1200毫升，胡椒粉1小匙，香油少许，花椒水适量。

做法：

1. 猪瘦肉入沸水中汆烫后捞出，沥干，切片，再放入花椒水中浸泡，捞出沥干并放入淀粉、盐，拌匀。
2. 菜花、西蓝花掰朵，备用；姜去皮，切片。
3. 高汤烧开，放入胡萝卜片、白萝卜片、冬笋片、姜片、菜花朵、西蓝花朵，煮沸后改小火，放入猪瘦肉片，续煮30分钟，加香油、胡椒粉、盐调味即可。

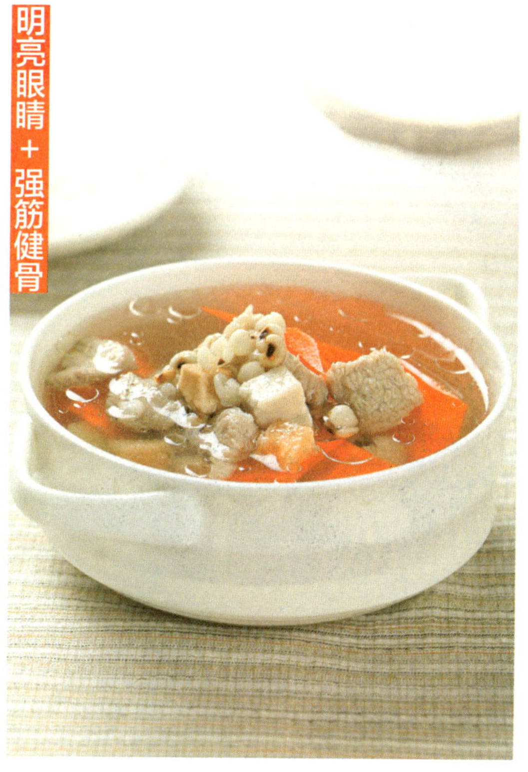

胡萝卜薏米肉汤

材料： 猪瘦肉400克，胡萝卜150克，薏米100克，茯苓20克，姜片适量。

调料： 盐1小匙，醪糟50毫升。

做法：

1. 猪瘦肉洗净，切块；胡萝卜去皮后洗净，切片；薏米提前浸泡4小时；其余材料均洗净，备齐。
2. 将肉块放入沸水锅中汆烫透，捞出，沥干水分，晾凉备用。
3. 锅中放入胡萝卜片、薏米、姜片、茯苓、肉块、醪糟和适量清水，大火烧开，撇去浮沫后盖上锅盖，转中小火煮1.5小时，加盐调味即可。

猪肝+菠菜

适宜人群
一般人皆可食用。

性味归经
性温，味甘、苦，归肝经。

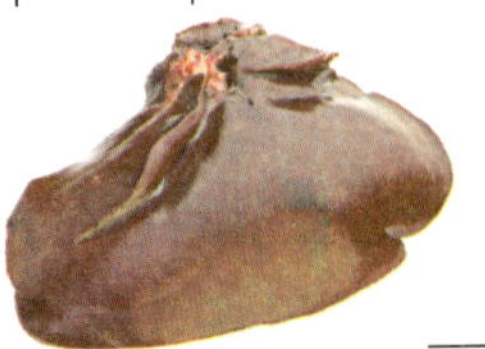

选购指南
表面有光泽，颜色紫红且均匀者为佳。

主要功效
有补肝、明目、养血的功效；用于血虚面色萎黄、夜盲、目赤、水肿、脚气等症。

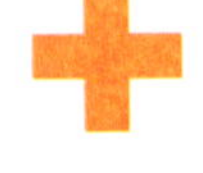

适宜人群
患有贫血、皮肤粗糙、高血压、糖尿病、癌症等人群，常用电脑者。

性味归经
性寒，味甘，归胃、大肠经。

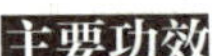

选购指南
色泽浓绿，根部为红色者为佳。

主要功效
清洁皮肤、抗衰老，补血防癌之佳品。

猪肝含有的铁、磷等营养成分，是造血的必需原料；菠菜中含有丰富的 β－胡萝卜素和铁，二者对缺铁性贫血都有很好的食疗作用。根据中医五色养生理论，青色入肝，菠菜对肝脏十分有益，猪肝和菠菜搭配，其补血、养肝功效更好。

双仁菠菜猪肝汤

补气活血＋改善贫血

材料： 猪肝 200 克，菠菜 2 根，红枣仁、柏子仁各少许。

调料： 盐适量。

做法：

1. 红枣仁、柏子仁洗净放入棉布袋；猪肝洗净，切片；菠菜洗净，切段。
2. 将布袋放入锅中，加约 4 碗水，用小火熬成高汤，大约熬成剩 3 碗水。
3. 猪肝片入沸水中汆烫后捞起，和菠菜段一起放入高汤中；最后加盐调味即可。

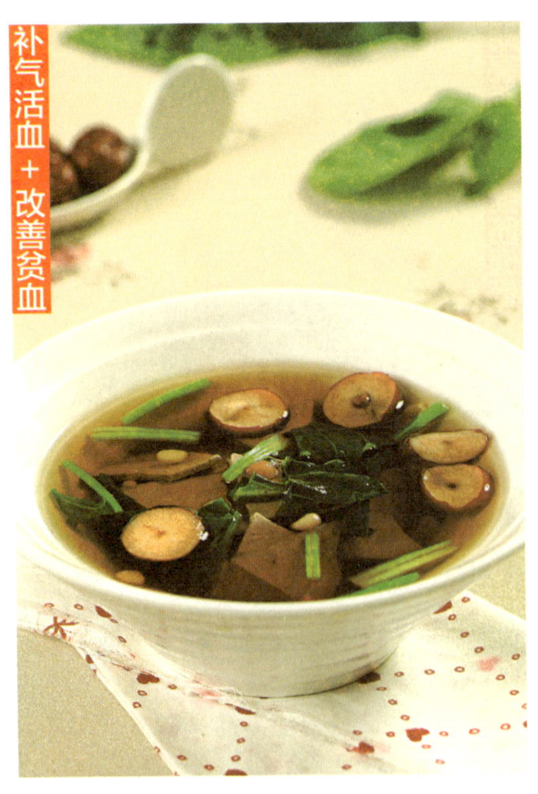

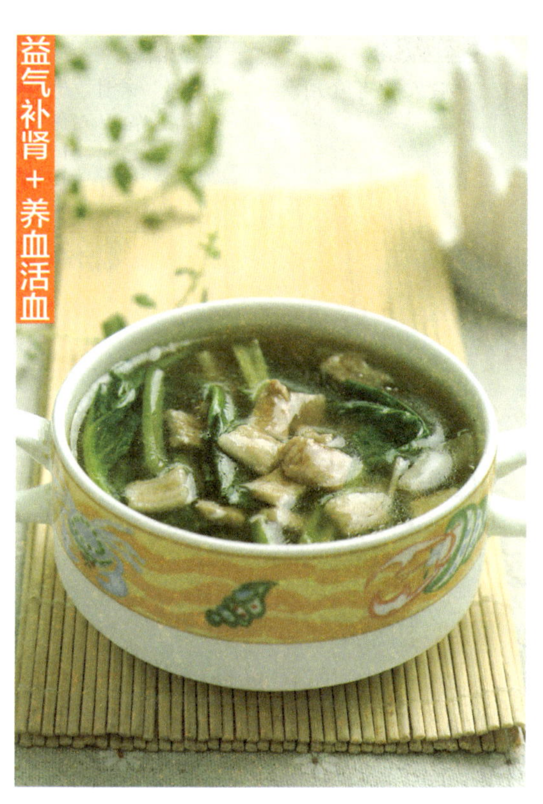

菠菜猪肝肉煲

材料： 猪瘦肉 200 克，猪肝 150 克，菠菜 100 克，葱花、姜片各适量。

调料： 盐 1 小匙，料酒、胡椒粉各适量。

做法：

1. 猪瘦肉洗净，切块；猪肝去筋膜，洗净，切片放入碗中，调入姜片、葱花、料酒、少许盐腌渍；菠菜洗净，切段，备用。
2. 取一炖锅，加入猪肝片及适量清水，用大火煮 20 分钟，然后放入猪瘦肉片，再次煮沸至材料熟透。
3. 放入菠菜段稍煮，出锅前加胡椒粉、剩余盐调味即可。

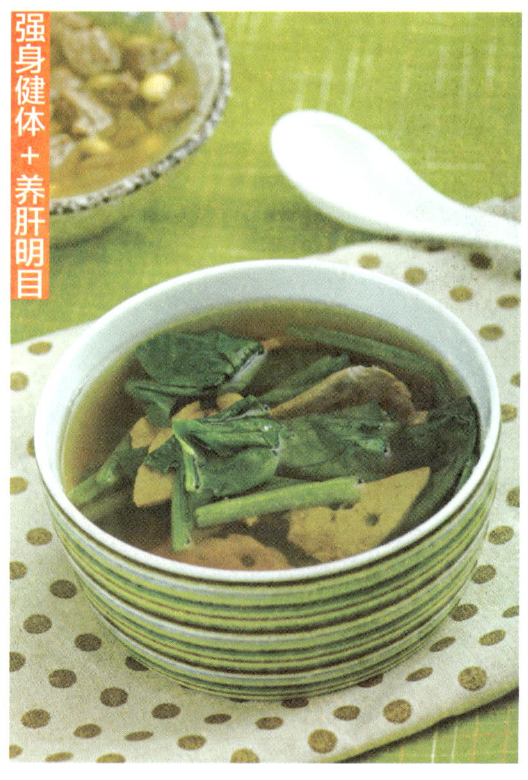

菠菜双肝汤

材料： 猪肝 200 克，羊肝 150 克，菠菜 100 克，蒜末、姜末各适量。

调料： 豆瓣酱 1 大匙，料酒、盐各适量。

做法：

1. 猪肝、羊肝分别浸泡去血水，用清水洗净，切片加盐、料酒拌匀，腌渍入味；菠菜洗净，切段，备用。
2. 油锅烧热，下入猪肝片、羊肝片滑炒至变色，盛出后沥干油分，备用。
3. 锅留底油烧热，下入蒜末、姜末和豆瓣酱炒香，加入适量清水煮沸，放入猪肝片、羊肝片大火再次煮沸。
4. 转小火继续煮 1 小时，下入菠菜段稍煮片刻，加盐调味即可。

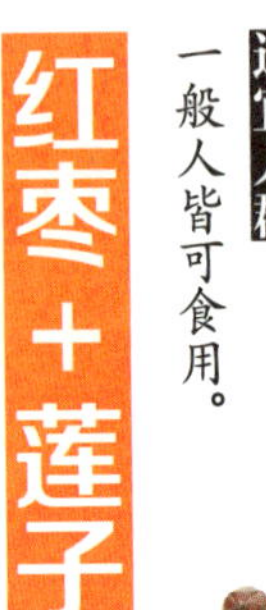

性味归经

性温，味甘，归脾、胃、心经。

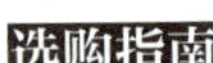

选购指南

选购红枣时，以表面有光泽，外表呈紫红色，有浅浅的、极少的皱纹者为佳。

主要功效

补中益气，养血安神。

适宜人群

一般人皆可食用。

性味归经

性平，味甘、涩，归脾、肾、心经。

选购指南

真正天然的、上好的、未经漂白过的莲子，其实颜色是有点带黄色的。

主要功效

补脾止泻，益肾涩精，养心安神。

红枣所含的类黄酮是一种能软化血管从而使血压降低的物质，可以用于预防高血压。红枣与莲子搭配对调养气血、补益虚损也很有好处。

红枣莲子鸭肉煲

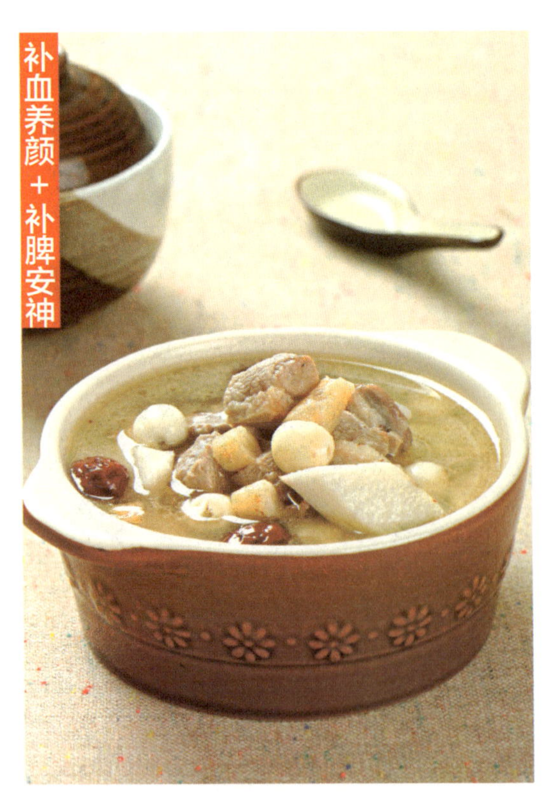

材料： 鸭肉500克，干莲子50克，红枣、党参、姜片、山药块各适量。

调料： 盐1小匙，醪糟适量。

做法：

1. 鸭肉洗净，剁成块；莲子洗净，提前放入水中浸泡2小时，捞出；其余材料均洗净，备齐。
2. 将鸭肉块放入沸水锅中汆烫至熟透后捞出，洗净，沥干水分。
3. 油锅烧至五成热，爆香姜片，再加入鸭肉块，煸炒至水分略干。放入莲子、山药块、党参、红枣、醪糟和适量清水，大火烧开，撇去浮沫，盖上锅盖转小火煮40分钟，加盐调味即可。

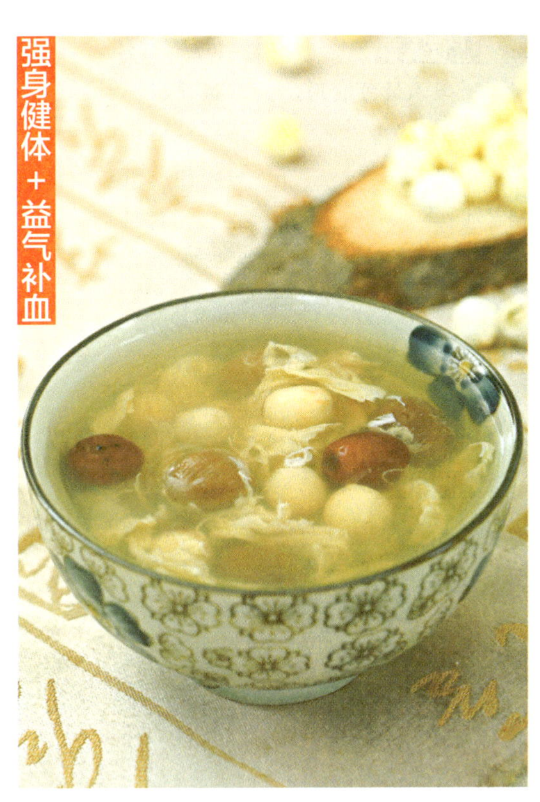

莲子桂圆汤

材料： 莲子50克，鸡蛋2个，桂圆肉、红枣、姜片各适量。

调料： 味精、盐各适量。

做法：

1. 鸡蛋磕入碗中，打散；莲子洗净，去心；红枣去核，洗净。
2. 锅置火上，倒入适量清水煮沸，放入桂圆肉、姜片、红枣、莲子，煮沸后转小火煮35分钟，然后淋入蛋液，最后加味精、盐煮至入味即可。

营养解读

鸡蛋的蛋黄中含有丰富的卵磷脂，能减缓脑细胞的退化。鸡蛋的蛋白质含量高，其氨基酸组成与人体相近，易于消化吸收。

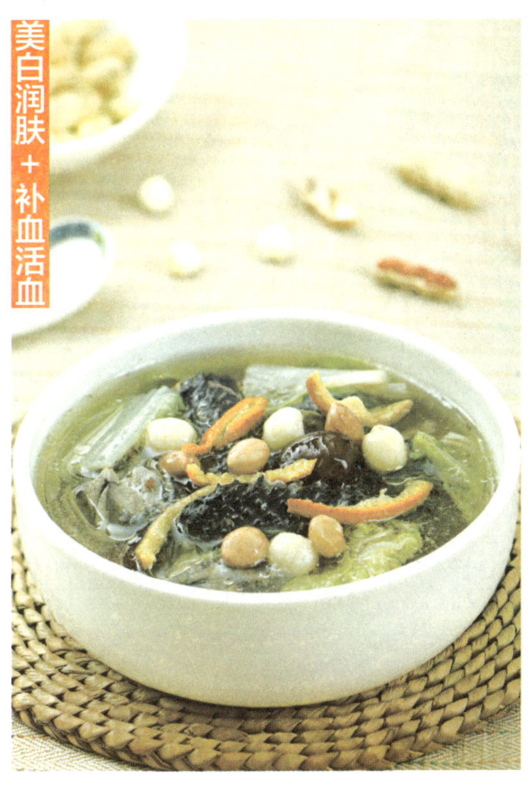

花生莲子乌鸡汤

材料： 乌鸡肉500克，花生米100克，白菜、莲子各50克，陈皮1块，红枣5颗。

调料： 香油、盐各适量。

做法：

1. 白菜洗净，切片；其余材料分别洗净，莲子去心，陈皮刮去内瓤。
2. 将乌鸡去头、爪、内脏，切成大块，用沸水烫煮后撇去浮沫，捞出沥干。
3. 将适量清水倒入锅内烧沸，再将乌鸡块、花生米、陈皮、莲子、红枣倒进锅内。
4. 大火煮20分钟后用中小火炖1.5小时，放入白菜片，小火炖20分钟。最后用香油、盐调味即可。

银耳＋莲子

适宜人群

一般人皆可食用。

性味归经

性平，味甘，归肺、胃、肾经。

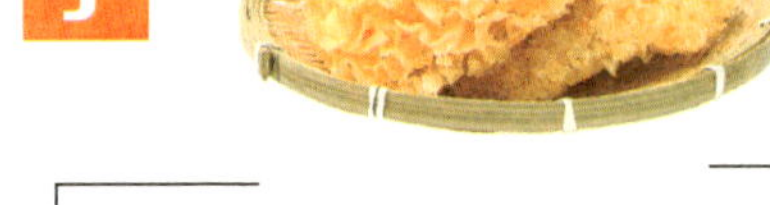

选购指南

选购时，以淡黄色、气味清香、无斑点、无杂色、根部颜色略深者为佳。

主要功效

润肤，淡化脸部雀斑，增强免疫力。

适宜人群

一般人皆可食用。

性味归经

性平、味甘、涩，归脾、肾、心经。

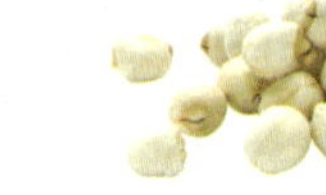

选购指南

真正天然的、上好的、未经漂白过的莲子，其实颜色是有点带黄色的。

主要功效

补脾止泻，益肾涩精，养心安神。

银耳富含胶质，可促进肠蠕动，预防便秘，还能增强人体免疫力；莲子具有补脾、益肺、养心安神、益肾涩精的作用。银耳与莲子搭配，可清养肺肠、延缓衰老、滋润肌肤。

银耳莲子桂圆汤

材料： 银耳 25 克，桂圆、莲子各 50 克。

调料： 冰糖适量。

做法：

1. 将莲子洗净，去心；桂圆洗净。
2. 银耳用清水泡发，洗去杂质，然后切成小朵，备用。
3. 将银耳朵、莲子、桂圆倒入锅中，加适量清水大火煮沸，然后改小火炖煮 15 分钟。
4. 待银耳朵炖至呈透明胶状时，放入适量冰糖调味即可。

安神养心＋滋阴生津

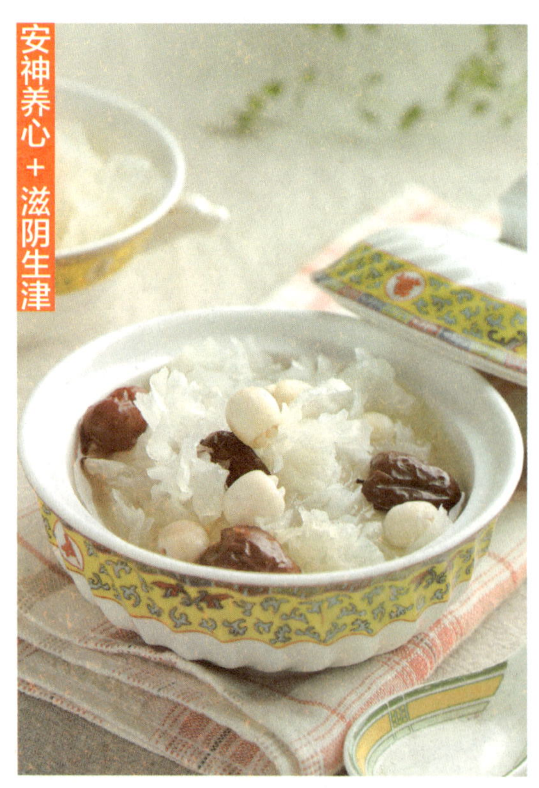

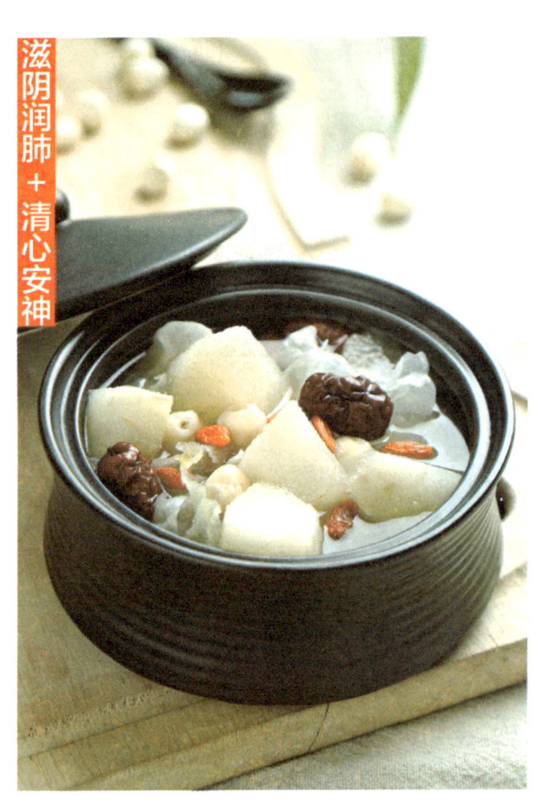

滋阴润肺+清心安神

莲子银耳炖雪梨

材料： 雪梨 1 个，红枣 5 颗，水发银耳 50 克，枸杞子、莲子各适量。

调料： 冰糖适量。

做法：

1. 雪梨去皮及核，切块；莲子洗净，去心；红枣、枸杞子分别洗净。
2. 炖锅至火上，加适量清水，放入莲子大火煮沸，然后放入其他材料转小火继续炖煮 1 小时至熟烂。
3. 放入冰糖煮至融化即可。

营养解读

雪梨味甘、性寒，含苹果酸、柠檬酸、维生素 B_1、维生素 B_2、维生素 C、胡萝卜素等，具有生津润燥、清热化痰之功效。

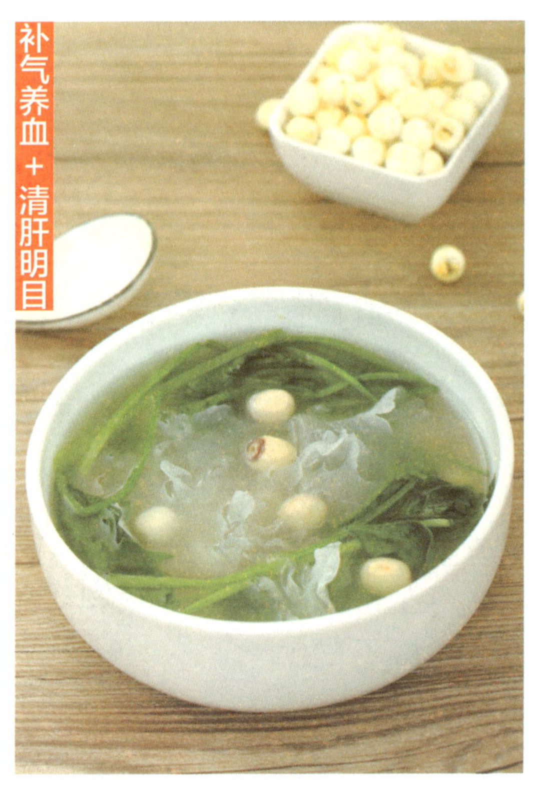

补气养血+清肝明目

银耳莲子菠菜汤

材料： 菠菜 100 克，银耳、莲子各 20 克。

调料： 盐（白糖）适量。

做法：

1. 菠菜择洗干净；银耳入温水中浸泡至发，去蒂洗净，撕小朵；莲子入清水中浸泡至发，备用。
2. 锅置火上，加入适量清水，放入银耳朵、莲子，以小火煮 20 分钟，然后放入菠菜煮 5 分钟，最后加盐或白糖调味即可。

营养解读

银耳是一种常见的滋补良品，其特点是滋润而不腻滞，具有补脾开胃、益气清肠、安眠健胃、补脑、养阴清热、润燥的功效。

猪蹄+黄豆

适宜人群

血虚、产后缺乳者。

性味归经

性平，味甘、咸，归脾、肺经。

选购指南

猪蹄颜色接近肉色且闻起来无其他异味者为佳。

主要功效

补虚弱，填肾精，健腰膝，美容。

适宜人群

糖尿病、高血压、动脉硬化、高脂血症、气血不足、缺铁性贫血者宜食。

性味归经

性平，味甘，归脾、大肠经。

选购指南

黄豆以颗粒饱满、大小一致、颜色均匀、无霉烂、无虫蛀、无破皮者为佳。

主要功效

健脾宽中，润燥消水，清热解毒，益气。

猪蹄中富含胶原蛋白、脂肪和糖类，可促进人体新陈代谢，延缓机体衰老；黄豆含有丰富的营养成分，具有增强记忆力、延缓衰老、预防心脑血管疾病的作用。二者搭配，不但能健脑益智、美容护肤，催乳、丰胸方面的作用也很突出。

黄豆薏米炖猪蹄

延缓衰老+养血活血

材料： 猪蹄900克，黄豆、薏米各60克，姜片20克。

调料： 醪糟100毫升，盐、冰糖各适量。

做法：

1. 黄豆洗净后泡水5小时；薏米洗净后泡水1小时，备用。
2. 猪蹄洗净，入沸水中汆烫，冲净备用。
3. 锅中放入所有材料、适量水和醪糟，大火烧沸后转小火炖2小时，最后加盐、冰糖调味即可。

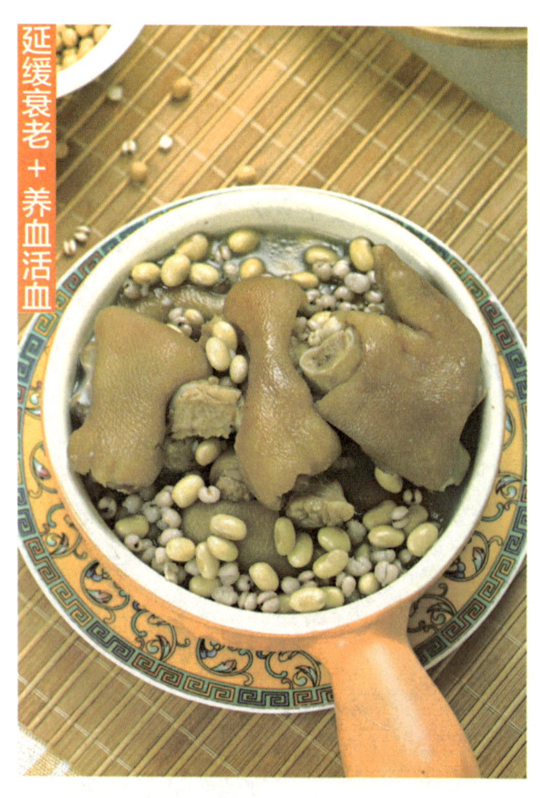

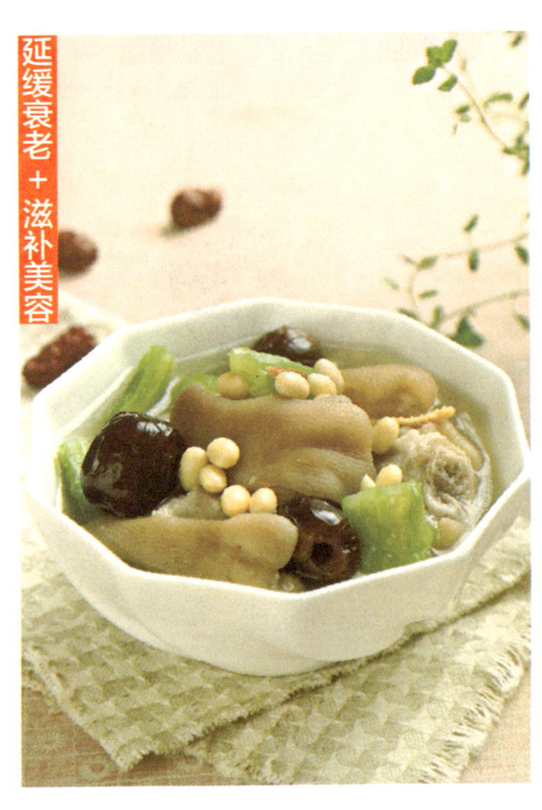

苦瓜黄豆猪蹄汤

材料： 干黄豆 50 克，猪蹄 1 个，苦瓜 1 根，红枣 3 颗，陈皮、姜片各适量。

调料： 料酒、大料、盐各适量。

做法：

❶ 干黄豆洗净，加水浸泡；猪蹄剁块，放入加有姜片、大料、料酒的沸水中汆烫，去沫，捞出冲净；苦瓜去籽，洗净，切块。

❷ 将猪蹄块放入加有陈皮的砂锅中，倒入少许料酒，加适量清水。

❸ 将泡好的黄豆放入砂锅中，用大火烧开，转中小火炖煮。

❹ 待所有材料熟透时放入苦瓜块、红枣，再用小火炖 1 小时左右，加盐调味即可。

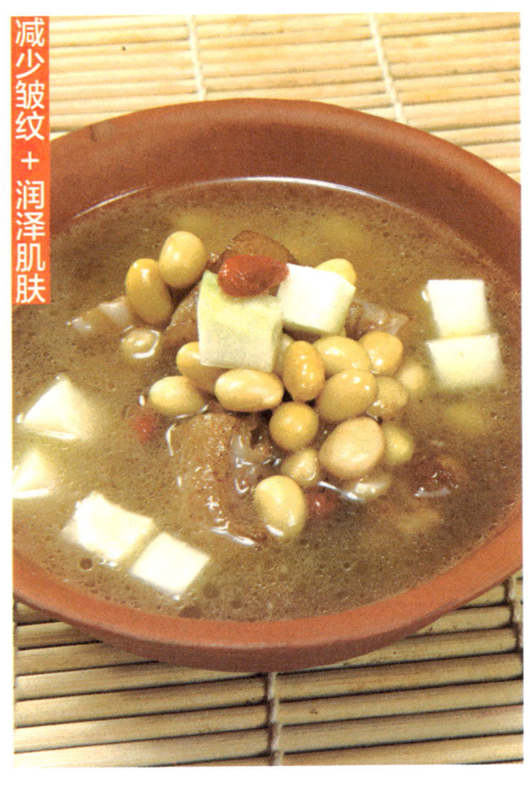

青木瓜黄豆炖猪蹄

材料： 猪蹄 350 克，青木瓜 200 克，黄豆 100 克，枸杞子、姜片各适量。

调料： 白砂糖、盐各 1 小匙，醪糟 1 大匙，高汤 900 毫升。

做法：

❶ 猪蹄洗净，切块，放入沸水中汆烫去除血水，捞出洗净。

❷ 青木瓜去皮及籽，洗净，切块；黄豆泡水 1 小时至发胀；枸杞子泡水，洗净备用。

❸ 炖盅内依次放入猪蹄块、青木瓜块、黄豆、姜片，加入高汤，隔水蒸 1 小时，熄火前加入白砂糖、盐、醪糟煮沸即可盛出。

桂圆＋红枣

适宜人群

体弱者，女性。

性味归经

性温，味甘，归心、脾经。

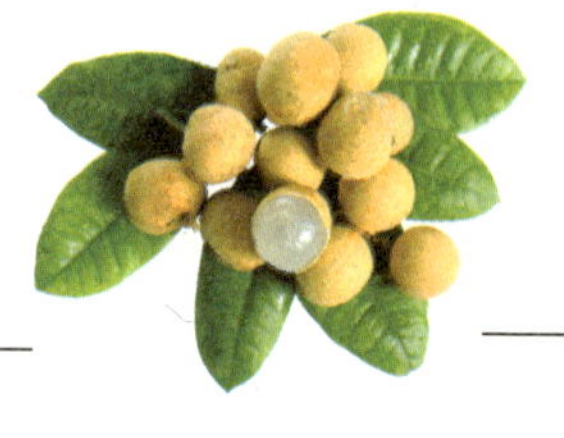

选购指南

以新鲜、果肉厚实、成熟度适中，果壳呈黄褐色，色泽均匀者为佳。

主要功效

滋补美容、抗御衰老。

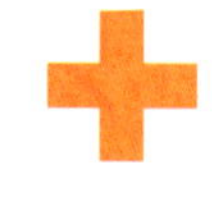

适宜人群

一般人皆可食用。

性味归经

性温，味甘，归脾、胃、心经。

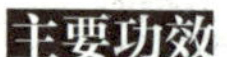

选购指南

选购红枣时，以表面有光泽，外表呈紫红色，有浅浅的、极少的皱纹者为佳。

主要功效

补中益气，养血安神。

桂圆可益心脾、补气血，具有很好的滋养补益作用；红枣常被人们称为天然维生素丸，具有很好的补血安神、健脾养胃、延年益寿作用。二者搭配做成汤粥，其补血作用更好，并且还有美容养颜的作用。

桂圆山药红枣汤

材料： 桂圆 20 克，山药 100 克，红枣 10 颗。

调料： 冰糖适量。

做法：

1. 山药削皮，洗净，切成棱形块。
2. 桂圆剥壳；红枣洗净，备用。
3. 将处理过的材料一起放入锅中，加适量清水以大火煮沸，改小火续煮 20 分钟。
4. 加入冰糖煮溶即可。

补气活血＋恢复体力

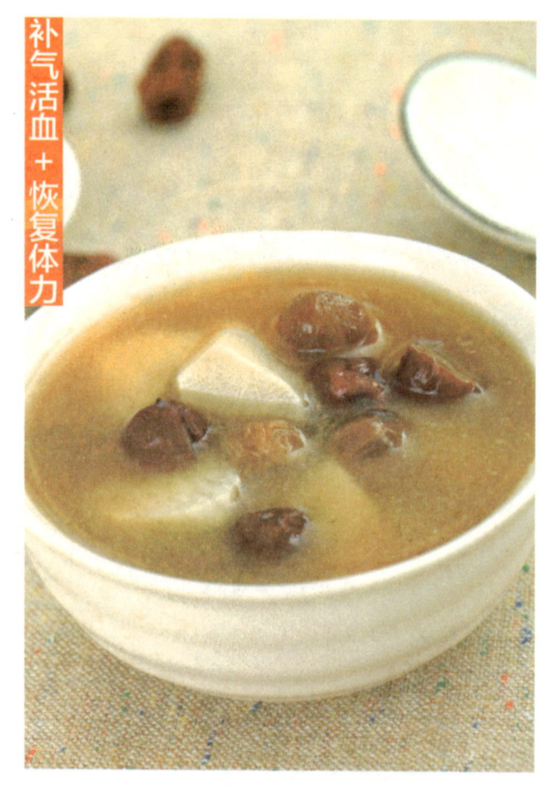

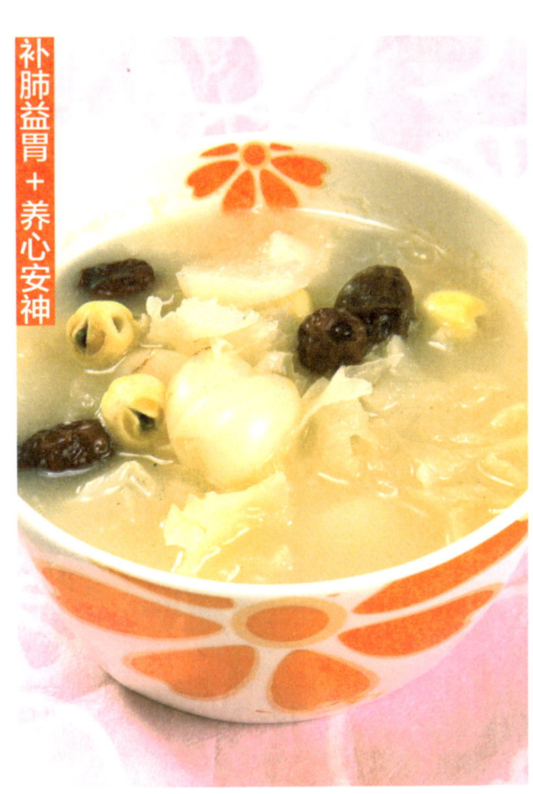

山药五宝甜汤

材料： 山药200克，莲子50克，银耳30克，红枣8颗，桂圆、百合各适量。

调料： 冰糖80克。

做法：

❶ 山药削皮，洗净，切成块；银耳泡发，去蒂，切成小朵；莲子淘净，用水浸泡1小时。

❷ 将❶处理过的材料和红枣一起放入锅中，加适量清水以大火煮沸，改小火续煮20分钟。

❸ 百合剥瓣，洗净；桂圆剥壳，一起加入汤中续煮10分钟，加冰糖煮溶即可。

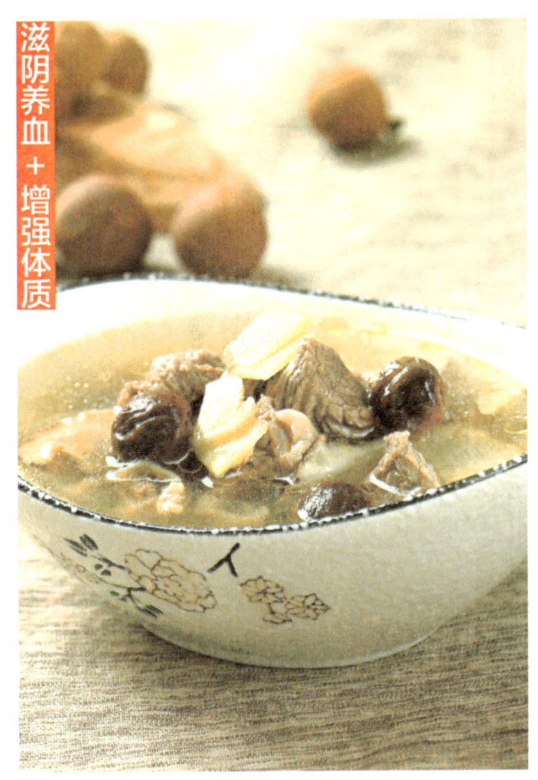

红枣桂圆煲羊肉

材料： 羊腩肉450克，姜片30克，桂圆肉、红枣各适量。

调料： 盐1小匙，白砂糖少许，醪糟3大匙。

做法：

❶ 羊腩肉洗净，切块；其余材料均备齐。

❷ 锅中注入适量的清水，烧沸后放入羊腩肉块，汆烫熟透，捞出，沥干水分。

❸ 净锅置火上，放入羊腩肉块、姜片、红枣、桂圆肉、醪糟和适量清水，大火烧沸。撇去浮沫后盖上锅盖，然后转中小火煮1小时至熟透，最后用盐、白砂糖调味即可。

鸡肉+栗子

适宜人群
一般人皆可食用。

性味归经
性温，味甘、咸，归脾、胃、肝经。

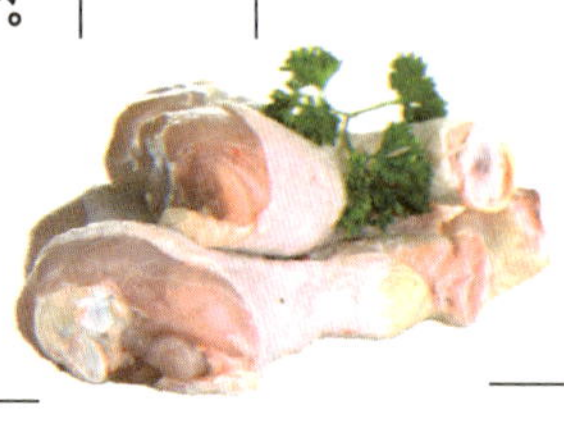

选购指南
以肉厚、结实、具有光泽、外皮带有黄色、毛孔突出者为佳。

主要功效
增强体力、强壮身体、改善营养不良、贫血等症。

适宜人群
寒凉体质者宜食。

性味归经
性温，味甘，归脾、胃、肾经。

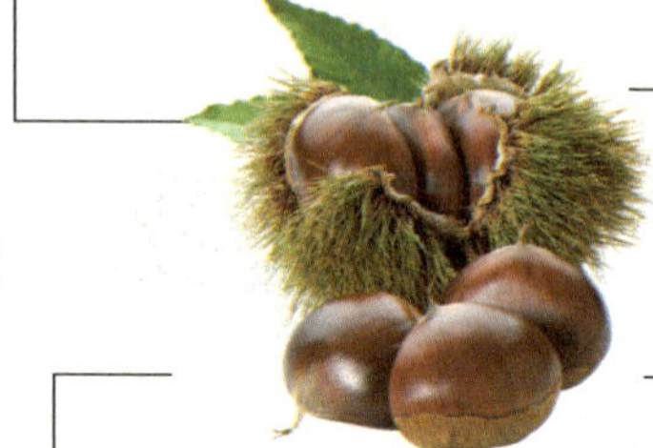

选购指南
以果壳呈深褐色、没有虫害的为好，果壳若有小孔，必定有虫侵入，不可购买。

主要功效
滋阴补肾，抗衰老。

鸡肉中富含蛋白质，栗子中含有多种维生素及矿物质。鸡肉、栗子均有益气补血的作用，十分适合气血两虚的人滋补之用，可帮助人体恢复精力、增强体质、提高免疫力。二者搭配更利于人体对各种营养成分的吸收。

栗香土鸡煲

养胃健脾+增强体质

材料： 土鸡肉 300 克，栗子 50 克，新鲜香菇 5 朵，姜片适量。

调料： 盐适量。

做法：

1. 土鸡肉洗净，剁小块；新鲜香菇去蒂后洗净，切片；栗子入烤箱中烤至半熟，取出、剥去外壳。
2. 将土鸡块放入沸水锅中汆烫，洗净血水后捞出，过凉。
3. 锅中放入土鸡块、香菇片、栗子、姜片和适量清水，大火煮沸，盖上锅盖，转中小火炖煮 1 小时，加盐调味即可。

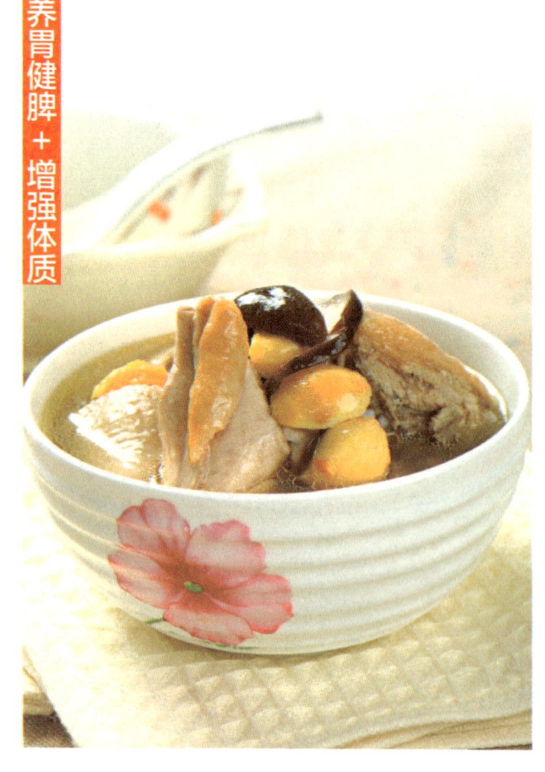

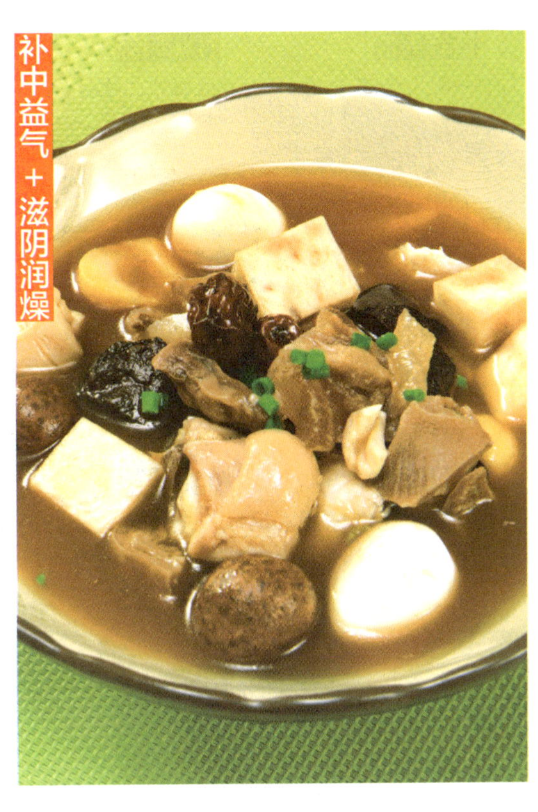

台式佛跳墙

材料： 排骨、鸡块、猪蹄、鱼皮、海参、蹄筋各 100 克，芋头、栗子、鹌鹑蛋各 50 克，笋干 40 克，蒜片适量，葱末少许。

调料： 料酒、胡椒粉、醋、白砂糖、高汤各适量。

做法：

1. 将所有材料洗净，排骨、猪蹄、芋头切成小块；笋干泡发，洗净，切段。
2. 排骨块、鸡块、猪蹄块、芋头块、栗子、鹌鹑蛋、蒜片分别投入热油锅中，炸至上色，捞出；鱼皮、海参和蹄筋放入沸水中汆烫，捞出，备用。
3. 将所有材料放入炖盅内，加入全部调料，以保鲜膜封紧，移入蒸锅小火蒸 2 小时，最后撒葱末即可。

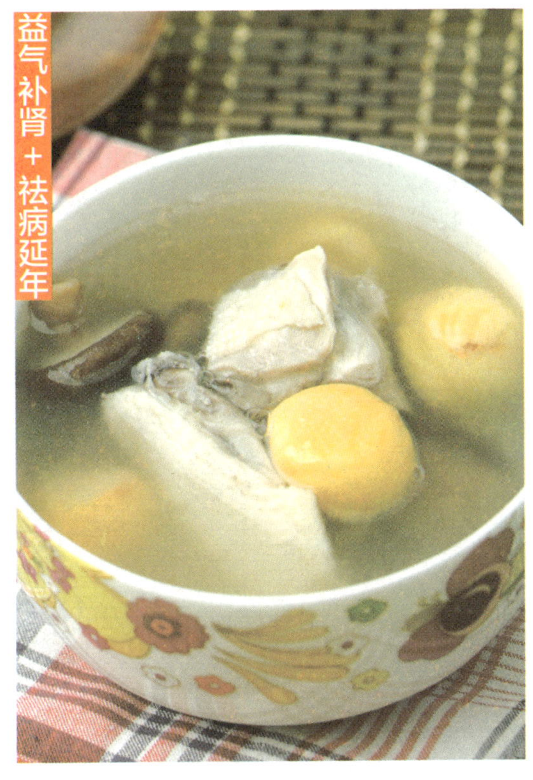

栗子冬菇煲鸡汤

材料： 鸡肉 300 克，冬菇 4 朵，栗子适量，姜少许。

调料： 盐少许，料酒 1 大匙，味精、水淀粉各适量，高汤 900 毫升。

做法：

1. 鸡肉洗净，剁小块；冬菇去蒂后洗净，切片；栗子煮熟，去壳；姜切片。
2. 鸡肉块入沸水中汆烫，洗净血水，捞出，放入碗中用料酒腌渍。
3. 煲内加入高汤，放入鸡肉块、栗子、冬菇片、姜片大火煮沸，然后转小火炖煮 1 小时，用水淀粉勾芡。
4. 出锅前用盐、味精调味即可。

土豆+西红柿
适宜人群
一般人皆可食用。
性味归经
性平，味甘。归脾、肺、肾经。
选购指南
以大小均匀、表皮无伤者为佳；发芽的土豆不宜选购。
主要功效
健脾养胃、益气和中、利水消肿。
适宜人群
一般人皆可食用。
性味归经
性微寒，味甘、酸。归脾、胃经。
选购指南
以果实饱满圆润、硬实有弹性，无伤疤者为佳。
主要功效
帮助消化、润肠通便、预防高血压。

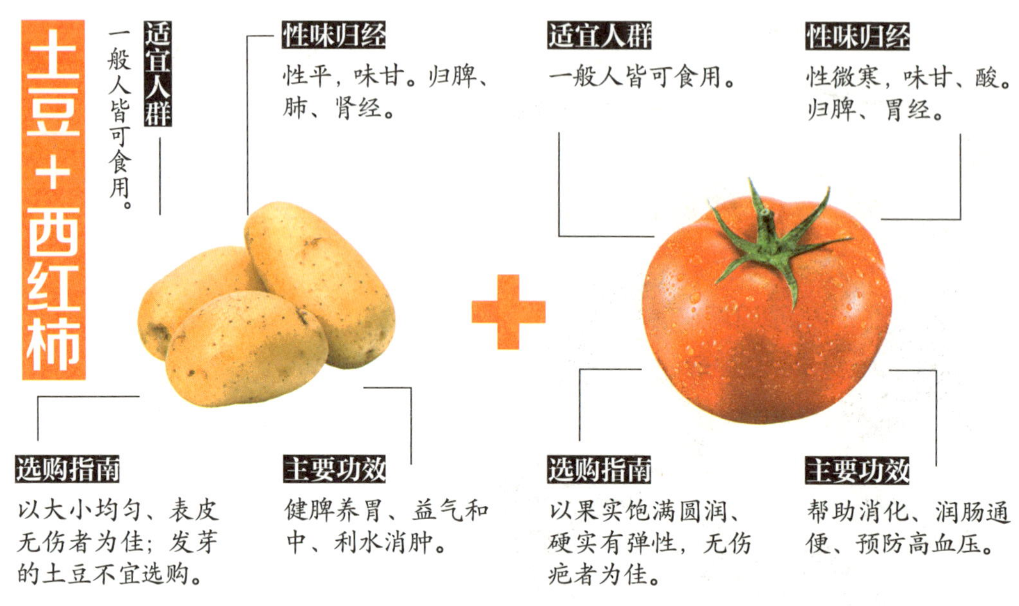

土豆含有大量的淀粉，还含有蛋白质及维生素，可以促进脾胃的消化功能，易于消化吸收；西红柿含有大量的钾及碱性矿物质，能促进血液中钠盐的排出，有降压作用。二者搭配更利于人体对各种营养成分的吸收。

鲜蔬鹅肉汤

清热凉血+健脾益气

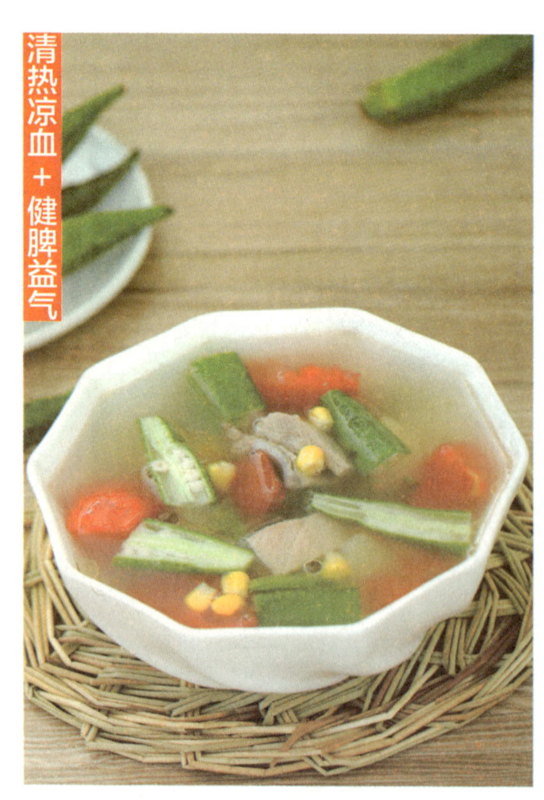

材料： 土豆块 250 克，去皮鹅肉块 200 克，西红柿块 150 克，秋葵块、芹菜、甜玉米粒各 50 克，姜片适量。

调料： 高汤、盐、胡椒粉各适量。

做法：

1. 鹅肉块入加有姜片的沸水中汆烫后捞出；芹菜洗净，梗切段，叶切末。
2. 锅置火上，加入适量清水，放入鹅肉块、土豆块、西红柿块、芹菜梗段、甜玉米粒，倒入高汤，大火煮沸后转小火煮 1 小时。
3. 放入秋葵块，大火煮沸后关火，最后放入胡椒粉、芹菜叶末、盐，搅拌均匀即可。

滋补强身＋润泽肌肤

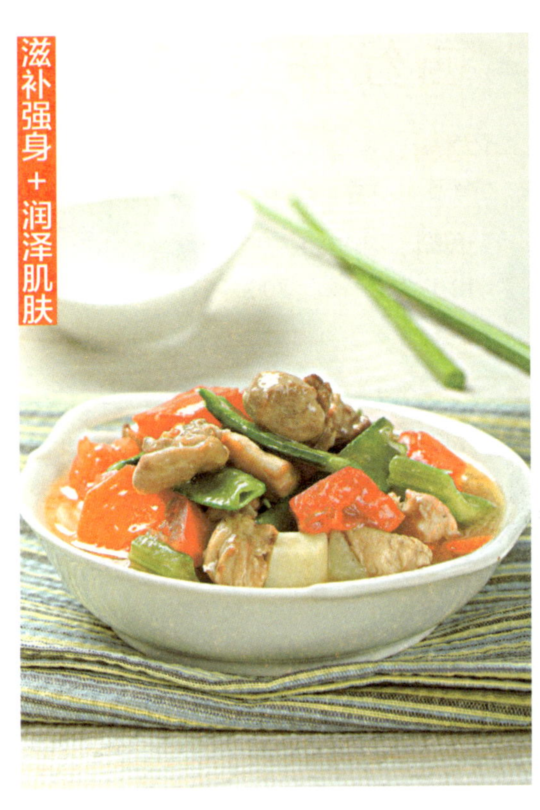

土豆鸡腿煲

材料： 鸡腿 500 克，土豆 150 克，西红柿块 150 克，芹菜块、胡萝卜片、豌豆荚各适量。

调料： 盐 1 小匙，迷迭香适量，鸡高汤 2000 毫升。

做法：

1. 鸡腿洗净，剁成块；土豆去皮洗净，切块；豌豆荚择去老筋后洗净，备用。
2. 将豌豆荚放入沸水锅中汆烫至熟透，沥干水分，捞出，备用。
3. 油锅烧至五成热，放入鸡腿块煎至呈两面金黄。
4. 再放入除豌豆荚外的剩余材料炒匀，放入调料，盖上锅盖用小火炖煮半个小时至熟透入味。

补充营养＋滋阴润燥

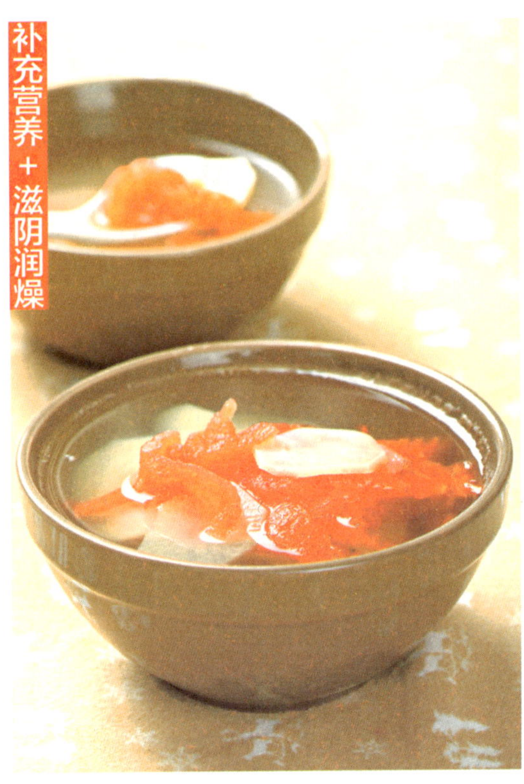

西红柿土豆汤

材料： 西红柿 2 个，土豆 1 个。

调料： 盐、黑胡椒粉各少许，高汤 900 毫升，香油适量。

做法：

1. 西红柿洗净，入沸水锅中汆烫去皮，切块；土豆洗净，去皮，切片，入凉水中浸泡。
2. 油锅烧热，放入西红柿块翻炒，至有汤汁溢出时倒入高汤，用大火煮沸。
3. 放入土豆片，煮至材料熟透用盐、胡椒粉调味，出锅前滴入香油即可。

营养解读

西红柿熟吃比生吃营养价值要高。虽然加热过程中会导致维生素 C 损失，但西红柿中的番茄红素和其他抗氧化剂含量却明显上升。

美容护肤＋补血益血

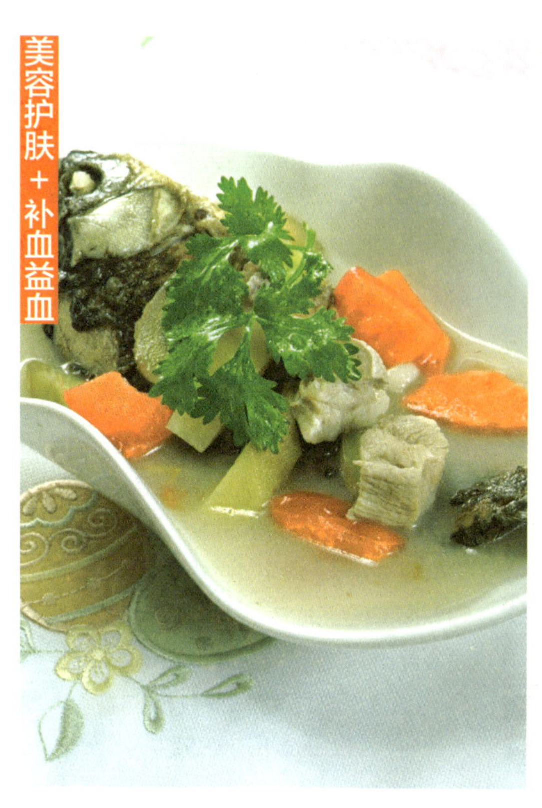

西红柿煲鱼汤

材料： 鲫鱼 1 条，西红柿、土豆、猪软骨各 100 克，姜 4 片，香菜少许。

调料： 胡椒粉、盐、白糖各 1 小匙，醪糟 1 大匙，高汤 2000 毫升。

做法：

1. 鲫鱼去除内脏、刮除鳞片，洗净，放入平底锅中略煎至表皮呈金黄色，捞出沥干；猪软骨切块，入沸水中汆烫后捞出冲净，备用。
2. 土豆去皮，西红柿去蒂，均洗净切块。
3. 煲锅中倒入高汤，放入猪软骨块、土豆块、姜片、西红柿块，大火煮沸后转小火煮 20 分钟。
4. 再加入鲫鱼煮 10 分钟，关火前加入剩余调料煮匀，撒香菜即可。

宽肠通便＋健体抗衰

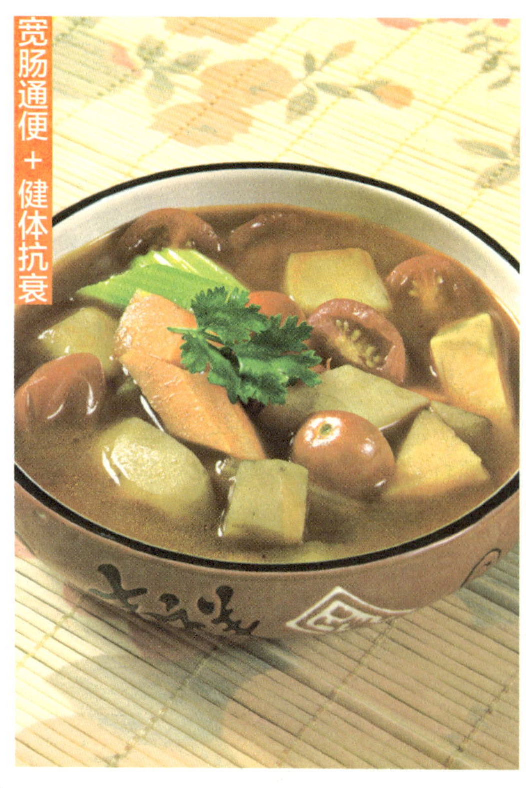

土豆萝卜汤

材料： 土豆、小西红柿各 100 克，胡萝卜、芹菜各 50 克，红薯 1 个。

调料： 番茄酱、蚝油各 1 大匙，高汤 1000 毫升，盐 1 小匙。

做法：

1. 土豆、胡萝卜、红薯均去皮，洗净，切块；小西红柿洗净，切块；芹菜择洗干净，切斜段。
2. 锅中放入高汤烧开，加入所有材料以大火煮开，改小火煮至熟透，加入番茄酱、蚝油和盐煮至入味即可。

营养解读

芹菜含有酸性的降压成分，可使血管扩张。与土豆同食能对抗烟碱、山梗茶碱引起的升压反应，从而降低血压。

第二章

了解体质 选对汤

形形色色的食材是美味汤饮必不可少的伙伴。中医认为，正确饮食对预防和改善疾病有帮助，选择适合自己的营养汤品并长期坚持，可以收到很好的食疗效果。本章将带您了解自己的体质，并根据自己的体质来煮制汤饮。

气虚体质

气虚体质者以元气不足、疲乏、气短、自汗等气虚表现为主要特征。一般不耐受风寒暑湿。气虚体质者的养生原则是益气健脾，但不能操之过急，以免『虚不受补』。

食材及中药推荐

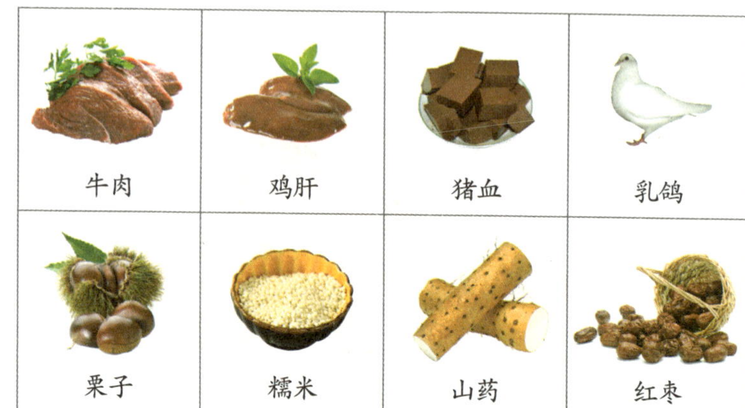

饮食护理

气虚体质者不宜吃太热或太寒的食物。辣椒、羊肉等偏热食物，气虚者吃了，会助热化痰，不利于身体健康；而苦瓜、西瓜、螃蟹等寒凉食物，气虚者若吃了，则会“苦寒败胃”，导致气虚情况更加恶化。平时应多吃性平、味甘，营养丰富同时又容易消化吸收的食物，如山药、大米、红枣、牛肉、蜂蜜等。

养生木耳瘦肉煲

滋阴补血＋养血益气

材料： 猪瘦肉 100 克，干黑木耳 15 克，陈皮、姜片各少许，黑枣 5 颗。

调料： 盐、醪糟各半小匙。

做法：

1. 猪瘦肉洗净，切小块；黑木耳充分泡发，去蒂，洗净，撕成小块；其余材料均备齐。
2. 将猪瘦肉块放入沸水锅中略汆烫后捞出、沥干水分，洗去血沫，备用。
3. 将所有材料放入锅中，加入适量清水以大火烧沸后用中火炖煮至熟透，最后加盐和醪糟调味即可。

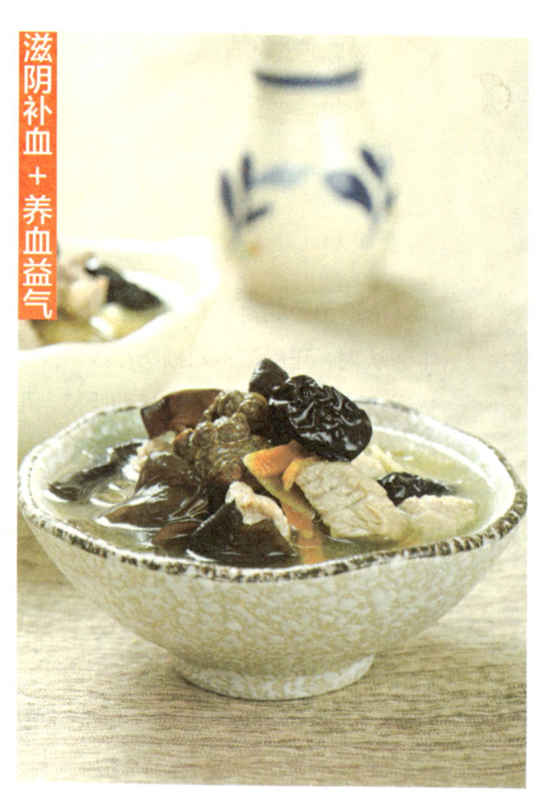

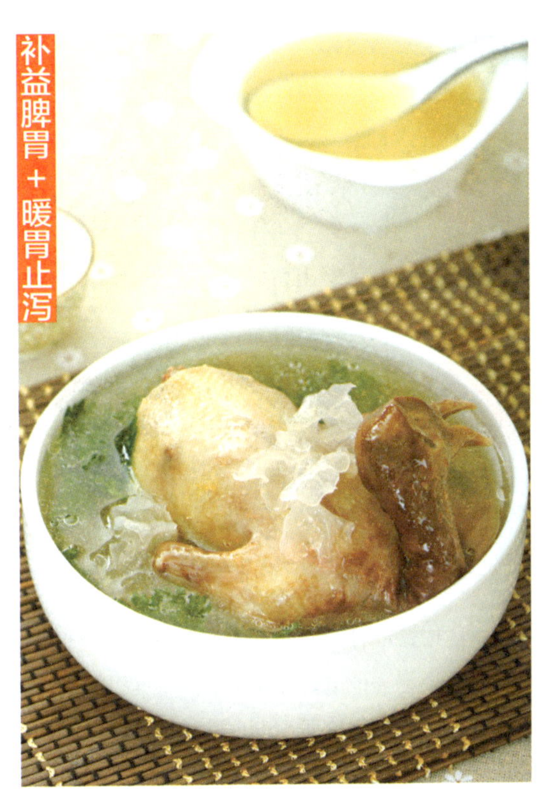

乳鸽煲

材料： 乳鸽350克，银耳20克，芹菜叶、姜片各适量。

调料： 盐适量。

做法：

❶ 将乳鸽洗净，放入沸水中煮35分钟左右，捞出，冲洗干净，沥干；银耳入清水中泡发，去蒂洗净，撕成小朵。

❷ 锅置火上，加入适量清水，放入乳鸽、银耳、姜片，先以大火烧开，再转小火煮35分钟左右，煮至鸽肉熟烂，然后加盐煮至入味，最后撒上芹菜叶煮匀熟即可。

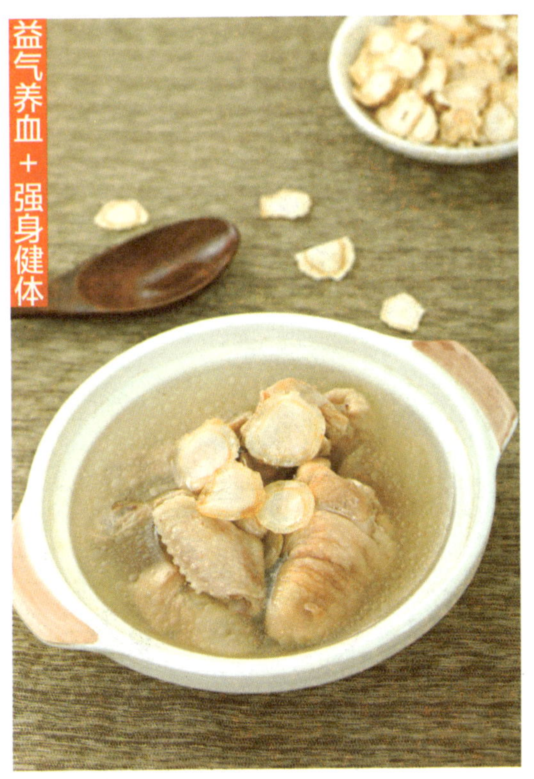

补气参鸡汤

材料： 母鸡肉块500克，姜片20克，人参少许，葱段适量。

调料： 料酒、盐各适量。

做法：

❶ 人参去灰尘，切片，备用。

❷ 油锅烧热，炒香葱段、姜片，烹入料酒，加适量清水，煮沸后捞出葱段、姜片。

❸ 然后放入鸡肉块、人参片，转小火盖盖煮35分钟，撇去浮沫，加盐调味即可。

阳虚体质

阳虚体质者以阳气不足、畏寒怕冷、手足不温、体胖等虚寒表现为主要的特征。一般耐夏不耐冬，易感风寒湿邪。阳虚体质者的养生原则是保养阳气。

食材及中药推荐

羊肉	胡萝卜	山药	牛肉
桂皮	南瓜	韭菜	核桃

饮食护理

阳虚体质的人可适当多食温热之性的水果和食物，以补充体内不足的阳气。干果中最典型的就是核桃，可以温肾阳，最适合腰膝酸软、夜尿多的人；蔬菜类包含韭菜、辣椒、南瓜、胡萝卜、山药、黄豆芽等；肉食类中羊肉、牛肉、鸡肉等都是偏温性的，可以适当多食用。

羊腩山药汤

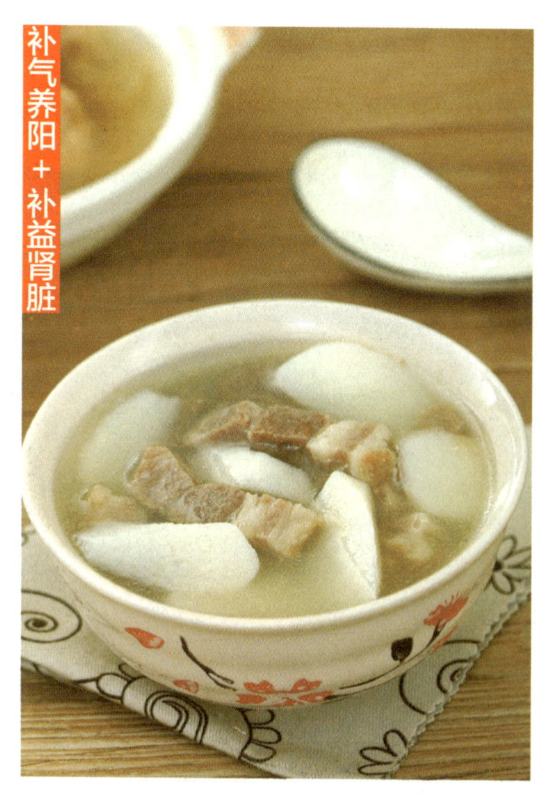

材料： 山药块、羊腩肉各 300 克，葱段、姜片、蒜各适量。

调料： 丁香、大料、白芷、香叶、盐、料酒各适量。

做法：

1. 羊腩肉洗净，切块，入沸水中汆烫片刻。
2. 将丁香、大料、白芷、香叶放入纱布袋中封好，制成香料包。
3. 油锅烧热，爆香葱段、姜片、蒜，然后放入羊腩肉块以中火煸炒出水汽，接着烹入料酒，翻炒均匀后，倒入适量清水，放入香料包，大火煮沸后转小火煮 45 分钟。
4. 再放入山药块，继续煮 20 分钟，取出香料包，最后调入盐即可。

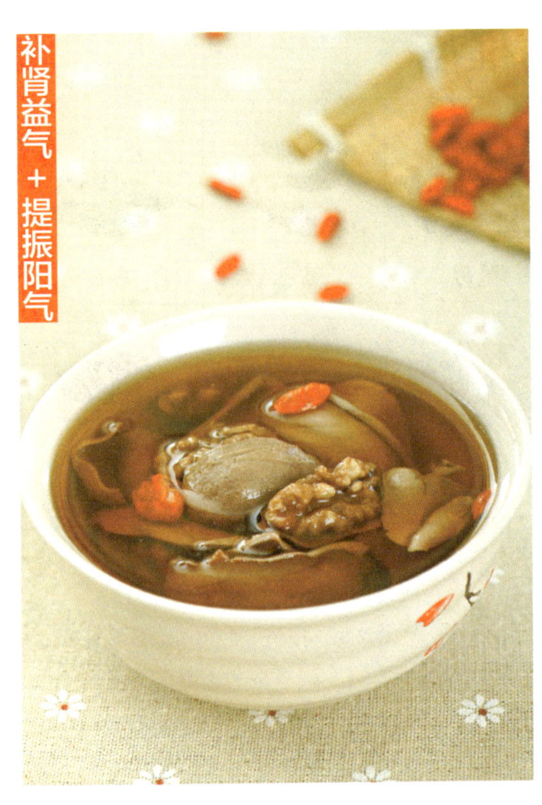

猪腰核桃汤

材料： 猪腰500克，核桃仁、枸杞子、葱、姜各适量。

调料： 高汤950毫升，胡椒粉、盐、鸡精、味精、料酒各适量。

做法：

❶ 猪腰去筋膜，对剖后去猪骚，洗净，切厚片，入沸水中汆烫后捞出，冲洗干净；核桃仁入沸水中汆烫至熟，捞出；葱切段；姜切片，备用。

❷ 油锅烧热，爆香葱段、姜片，然后放入猪腰片煸炒至干，再烹入料酒，倒入高汤，接着放入核桃仁，调入胡椒粉、盐，转小火煮25分钟，最后放入枸杞子、味精、鸡精煮匀即可。

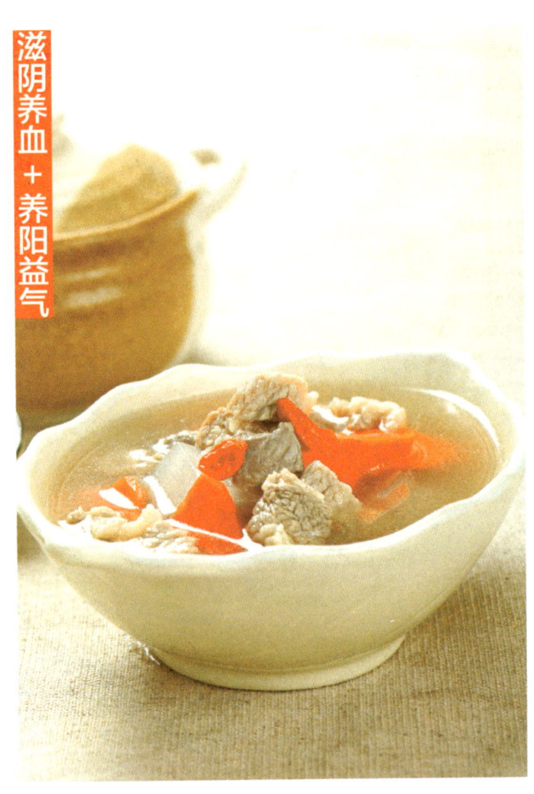

枣香萝卜羊肉煲

材料： 羊肉500克，白萝卜、胡萝卜各150克，姜片、黑枣、枸杞子各适量。

调料： 料酒3大匙，盐、白砂糖各适量。

做法：

❶ 羊肉洗净，切块；胡萝卜、白萝卜均去皮后洗净，切块；其余材料均洗净，备齐。

❷ 将羊肉块放入沸水锅中汆烫透，捞出，沥干水分，晾凉备用。

❸ 锅中放入适量清水、羊肉块、胡萝卜块、白萝卜块、黑枣、枸杞子、料酒、姜片，大火烧开，撇去浮沫后盖上锅盖，转中小火煮1小时，用盐、白砂糖调味即可。

阴虚体质

阴虚体质者以阴液亏少、口燥咽干、手足心热等表现为主要特征。一般耐冬不耐夏，通常不耐受暑热燥邪。阴虚体质者宜多吃水果蔬菜，少食辛辣食物。

食材及中药推荐

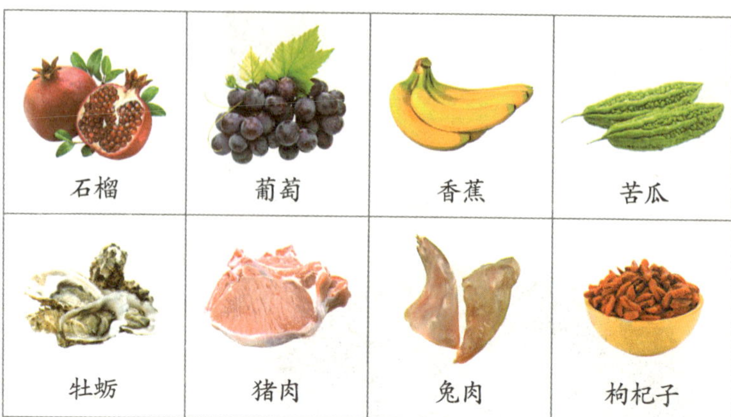

饮食护理

阴虚体质者可以多食石榴、葡萄、枸杞子、柠檬、苹果、梨、柑橘、香蕉、荸荠、甘蔗、冬瓜、丝瓜、苦瓜、黄瓜、菠菜、莲藕、银耳、百合、燕窝、黑芝麻等食物，有助于清除内热。阴虚体质者可适度摄取寒凉或平性食物，以减少燥热之症。但阴虚体质的内热毕竟是虚热，所以不可以无节制地吃很寒凉的食品，否则会伤及脾胃。

牡蛎苦瓜汤

材料： 牡蛎肉 150 克，苦瓜 100 克，葱、姜各适量。

调料： 盐、味精各适量。

做法：

❶ 苦瓜洗净，切片；牡蛎肉洗净，沥干；葱、姜分别切末，备用。

❷ 砂锅置火上，加入适量清水，煮沸后放入牡蛎肉、姜末，炖煮片刻，接着放入苦瓜片，再次煮沸，然后加盐、味精调味，最后撒入葱末即可。

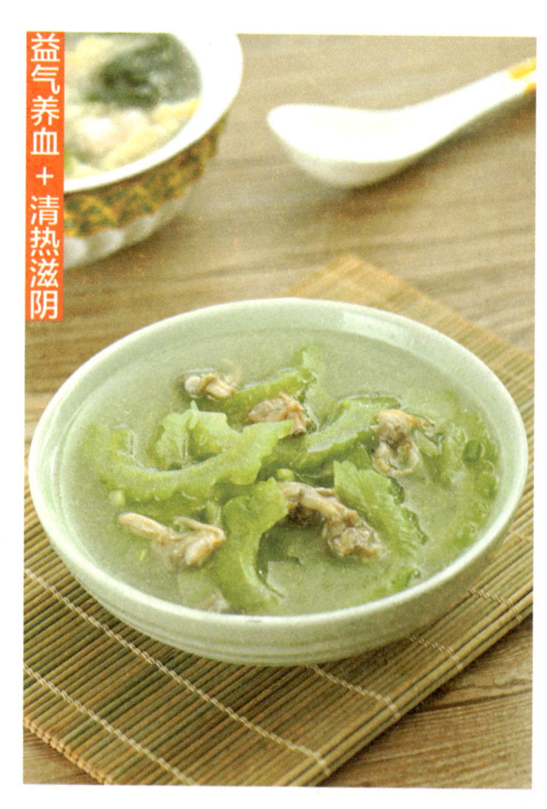

益气养血+清热滋阴

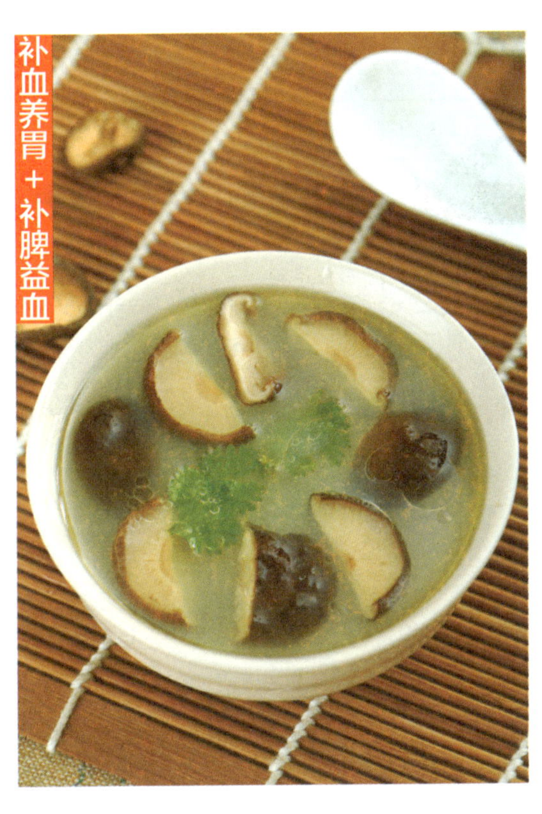

香菇瘦肉汤

材料： 鲜香菇块 250 克，猪瘦肉块、鸡骨架块各 100 克，香菜叶少许。

调料： 高汤 800 毫升，鸡肥油、盐、花椒、料酒、味精各适量。

做法：

1. 锅置火上，倒适量清水，煮沸后放入鸡肥油、香菇块汆烫至熟，捞出，放入炖盅中，备用。
2. 鸡骨架块、猪瘦肉块入沸水锅中汆烫后捞出，洗净，入炖盅中，放入花椒、高汤、料酒，入上汽的蒸锅中蒸 55 分钟后，取出，去猪瘦肉块、鸡骨架块、花椒，最后加盐、味精、香菜叶即可。

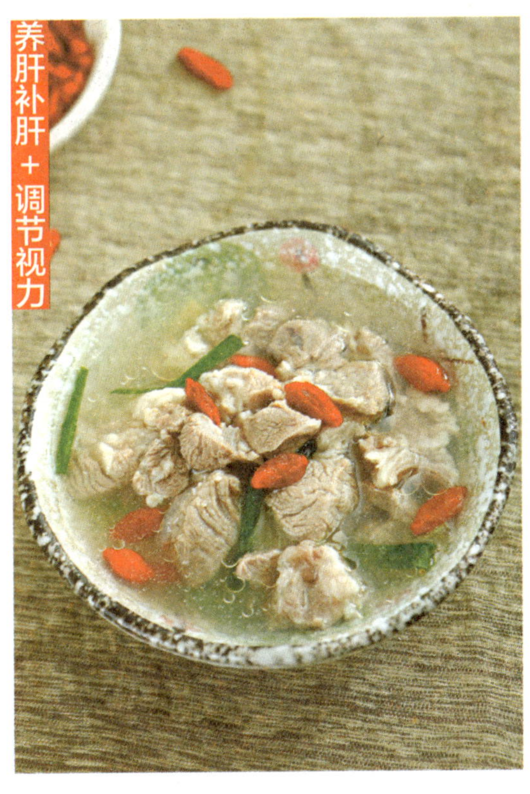

羊肉枸杞汤

材料： 羊肉 500 克，枸杞子 20 克，葱、姜、蒜各适量。

调料： 料酒、盐、胡椒粉、味精各适量，香油少许。

做法：

1. 羊肉洗净切块，入沸水锅中汆烫去血水，捞出，冲洗干净；枸杞子洗净；葱洗净，切段；姜洗净，切片；蒜去皮，备用。
2. 油锅烧热，炒香葱段、姜片、蒜、羊肉块，接着烹入料酒，炒至肉熟后，倒入砂锅中，然后加入适量清水，放入枸杞子，大火煮沸后转小火煮至羊肉熟烂，加盐、味精、胡椒粉调味，出锅前淋香油即可。

痰湿体质

痰湿体质者痰湿凝聚，以形体肥胖、口黏苔腻等表现为主要的特征。一般对梅雨季节及湿热环境适应力差。饮食要以低脂肪、低糖、低热量、粗纤维食品为主。

食材及中药推荐

冬瓜
丝瓜
芹菜
海带
黄花菜
鸭肉
鹌鹑肉
薏米

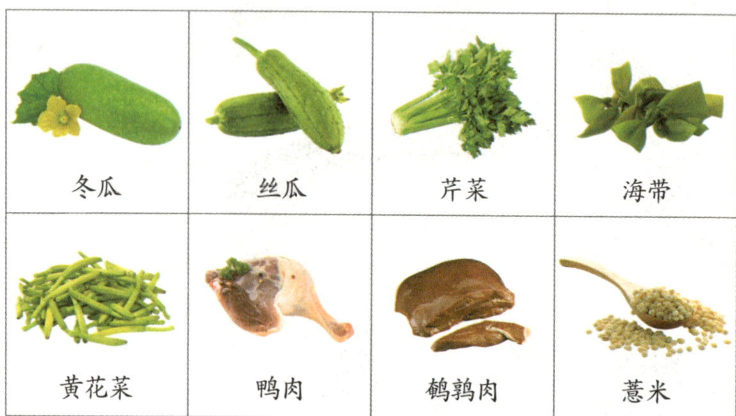

饮食护理

痰湿体质者不宜多食性质温热、有补益助热作用的食物，如羊肉、虾、海参、荔枝、橘子等；不宜多食味辛辣性温热、易助热生火的食物，如韭菜、辣椒、桂皮、茴香、豆蔻等；不宜多食肥腻味厚、易生湿、可加重湿症的食物，如山药、糯米、红枣等。要以低脂肪、低糖、低热量、粗纤维食品为主，忌暴饮暴食和进食速度过快。

冬瓜绿豆汤

清热祛火+消肿通气

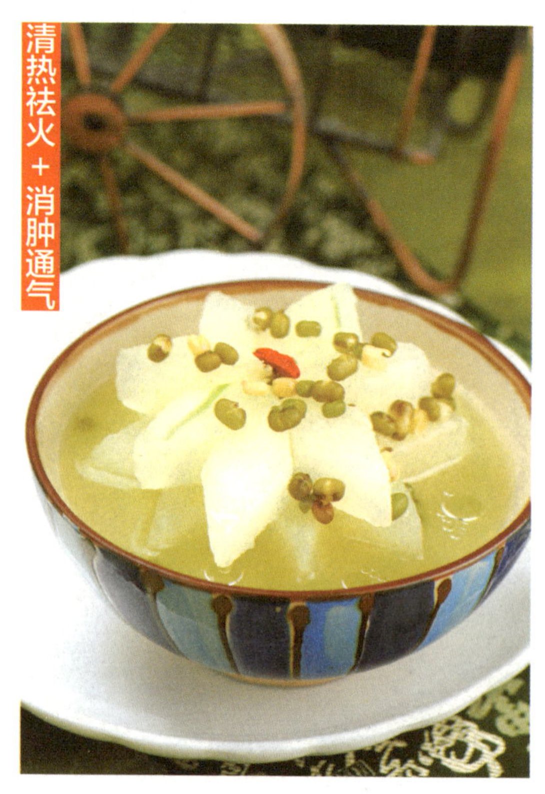

材料： 冬瓜 250 克，绿豆 120 克，生姜少许，葱适量。

调料： 盐、味精、香油各适量。

做法：

❶ 冬瓜去皮，去瓤，洗净切成小片。

❷ 将绿豆在清水中充分泡胀后，沥水待用；生姜洗净，切丝；葱切段。

❸ 锅中注入足量清水，放入绿豆、生姜丝和葱段，用大火煮沸后，撇去浮沫，再放入冬瓜片，再次煮沸后改用小火温煮 50 分钟，离火前加盐、味精调味，淋入香油拌匀即可。

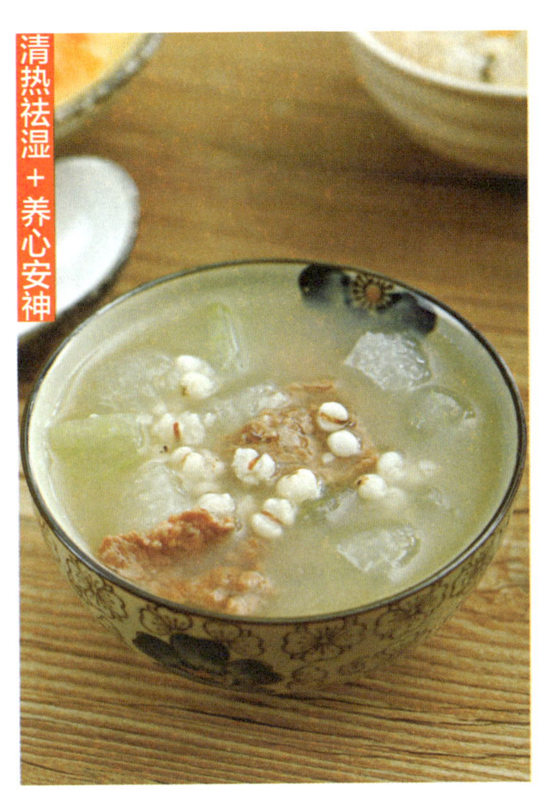

冬瓜薏米肉片汤

材料：冬瓜、薏米各100克，猪瘦肉50克。

调料：盐、鸡精、香油各适量。

做法：

1. 将薏米淘洗干净，放入清水中浸泡2小时；冬瓜去瓤，洗净切块；猪瘦肉洗净，切片。
2. 锅置火上，放入薏米和猪瘦肉片，加适量清水煮沸。
3. 改小火煮至八成熟，放入冬瓜块煮至熟透，放盐、鸡精调味，最后淋入香油即可。

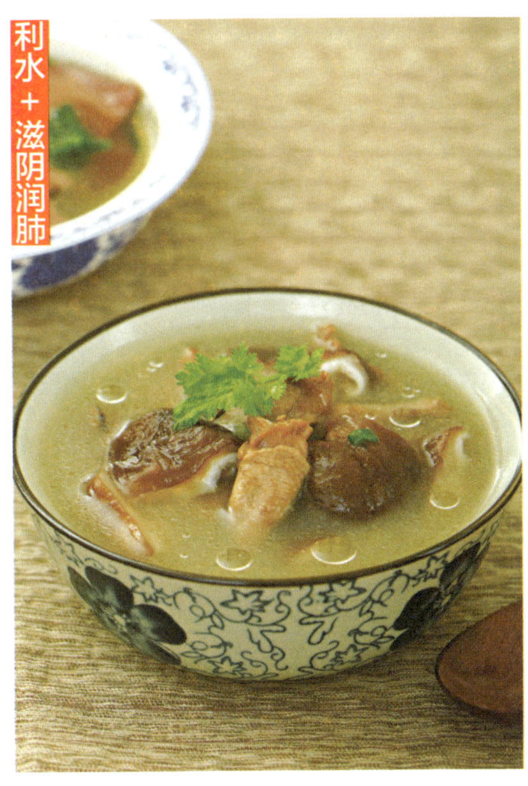

煲鹌鹑汤

材料：鹌鹑500克，鲜香菇30克，白及、白豆蔻、砂仁、葱各适量。

调料：盐、味精、料酒各适量。

做法：

1. 鹌鹑处理干净，切块；香菇去蒂洗净，切块；白及、白豆蔻、砂仁放入袋中，封好；葱洗净，切末。
2. 锅中加适量水、鹌鹑块、药袋，大火煮沸后转小火，煮约25分钟，取出药袋，放入香菇块、葱末，调入味精、盐、料酒，煲到鹌鹑肉熟烂即可。

除湿利水＋止咳化痰

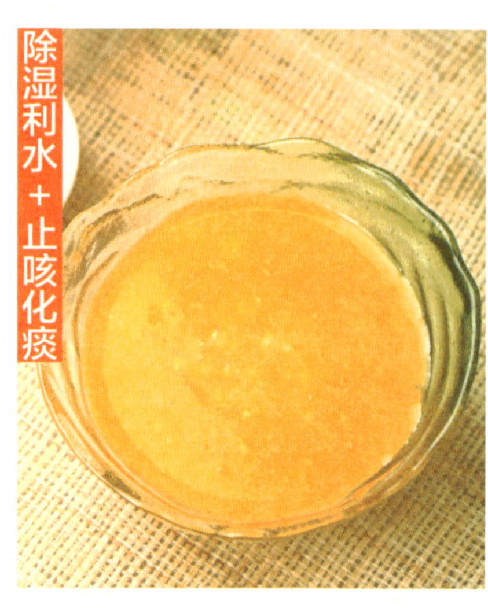

薏米南瓜浓汤

材料： 南瓜 150 克，洋葱 60 克，薏米 30 克。

调料： 奶油 1 小匙，白砂糖、奶精各少许。

做法：

❶ 薏米洗净、泡软后，打成薏米泥；南瓜、洋葱切成丁，备用。

❷ 奶油入锅烧溶后，加入洋葱丁炒香，再放入南瓜丁及少许水，煮至熟烂后搅成泥状。

❸ 放入薏米泥，煮沸后转小火煮，待呈浓汤状后，加白砂糖，淋上少许奶精即可。

凉血除湿＋益脾和胃

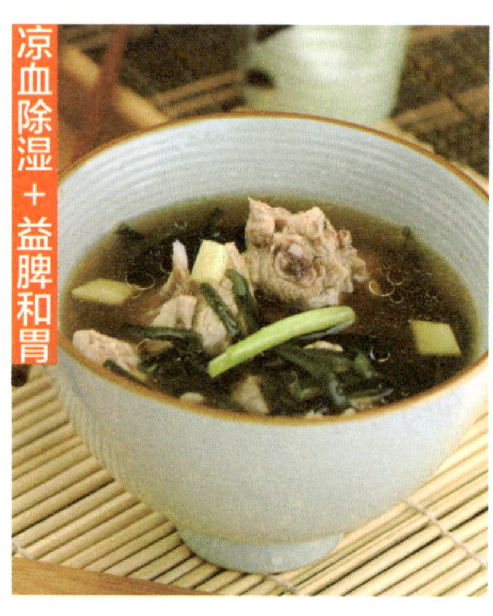

海带鸭肉汤

材料： 鸭胸肉 500 克，水发海带丝 200 克，姜片、葱段各适量。

调料： 高汤、盐、味精、料酒各适量。

做法：

❶ 将鸭胸肉反复洗净，抹上盐和料酒腌渍 30 分钟后在冷水中加热汆烫。

❷ 将鸭胸肉入锅，注入足量高汤，用大火煮沸后，撇去浮沫，放入海带丝、姜片和葱段，改用小火温煮，直至鸭肉熟烂，用盐、味精调味即可。

消肿解毒＋降胆固醇

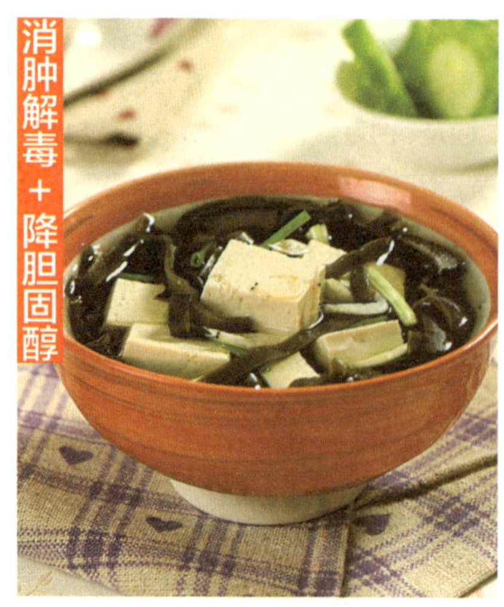

海带炖豆腐

材料： 豆腐 300 克，海带 200 克，泡发虾米 20 克，姜片、葱段各适量。

调料： 老抽、高汤、盐、香油各适量。

做法：

❶ 海带洗净，切丝；豆腐洗净，切块，入沸水中煮 2 分钟，盛出沥水，备用。

❷ 油锅烧至五成热，放入葱段、姜片炒香后，放入豆腐块、海带丝，加高汤、老抽、盐、泡发虾米，小火炖 20 分钟，出锅前淋香油即可。

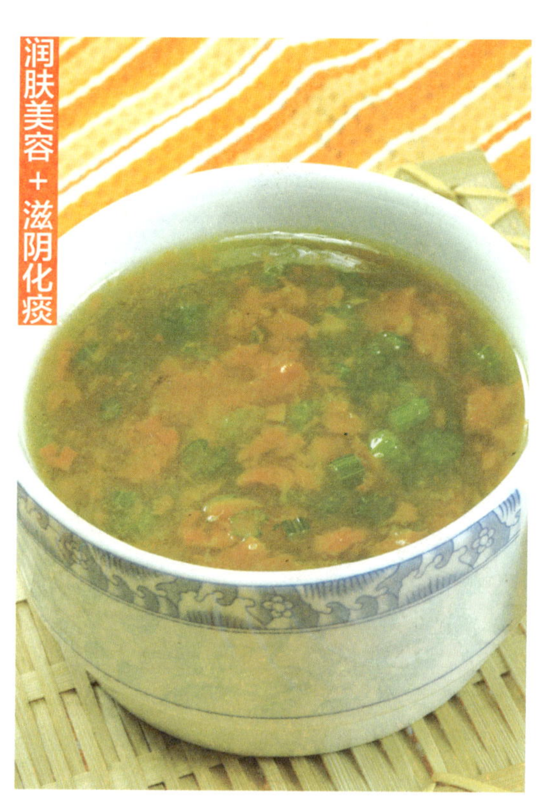

素鱼芹菜汤

材料：素鱼 60 克，胡萝卜泥、芹菜末各适量。

调料：盐 1 小匙，水淀粉 2 大匙。

做法：

❶ 油锅烧热，放入芹菜末和胡萝卜泥，小火炒至胡萝卜泥呈绵密状。

❷ 放入素鱼、盐及适量水煮沸，最后用水淀粉勾芡即可。

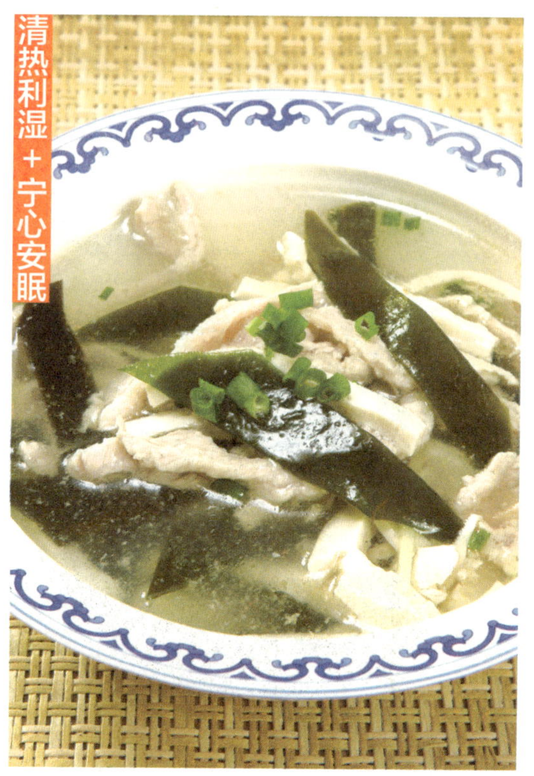

海带肉丁汤

材料：泡发海带段 40 克，猪里脊肉 75 克，嫩豆腐 1 块，葱末、姜丝各适量。

调料：盐、水淀粉、高汤、香油各适量。

做法：

❶ 嫩豆腐切条；猪里脊肉洗净，切丝后放入碗中，加入盐和水淀粉拌匀，腌渍 10 分钟。

❷ 汤锅置火上，倒入高汤煮沸，再放入海带段、嫩豆腐条及姜丝煮沸，然后放入肉丝及盐煮熟入味，熄火，淋入香油调匀后起锅装盘，最后撒上葱末即可。

湿热体质

湿热体质者湿热内蕴，以面垢油光、口苦、苔黄腻等表现为主要的特征。一般对夏末秋初湿热气候及湿重或气温偏高的环境难适应。饮食以寒凉、味淡食物为主。

食材及中药推荐

丝瓜
鸭肉
红豆
莲藕
绿豆
薏米
莲子
瘦肉

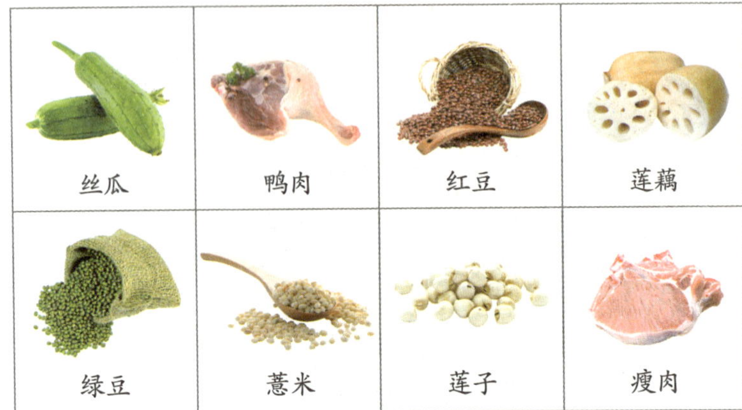

饮食护理

湿热体质者要戒烟、酒等辛热之物。烟草为辛热秽浊之物，易于助热加湿，经常抽烟可导致肺胃不清或者肺胃气机不通畅，从而造成内生浊邪，引发呕吐、咳嗽、痰多等症；酒为熟谷之液，性湿热而质热，堪称湿热之最，湿热体质者一定要远离。湿热体质宜食用性寒凉、味淡或苦且具有清热、利湿作用或是气味香醇的食物。

茯苓老鸭绿豆汤

凉血除湿+清热解毒

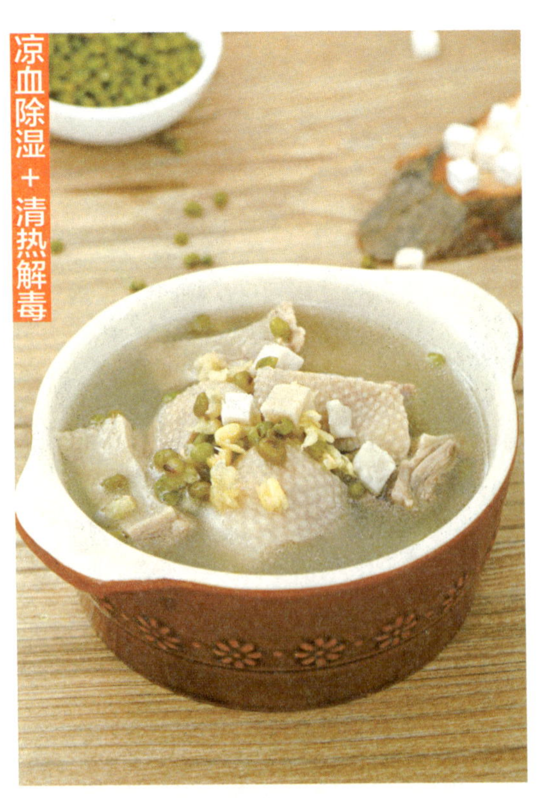

材料： 老鸭块500克，绿豆200克，净土茯苓丁适量。

调料： 盐适量。

做法：

❶ 老鸭块入沸水中略汆烫，捞出沥干；绿豆洗净，备用。

❷ 锅中加入适量清水，放入老鸭块、绿豆、土茯苓丁，小火慢炖2～3小时。

❸ 加盐煮至入味即可。

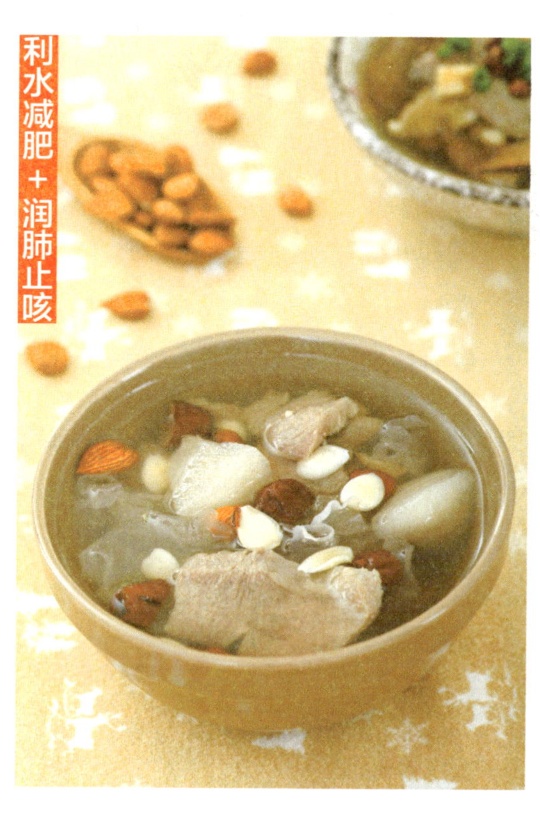

什锦雪梨汤

材料： 雪梨 400 克，猪瘦肉块 350 克，甜杏仁 50 克，银耳、苦杏仁、红枣各适量。

调料： 盐适量。

做法：

❶ 银耳入温水中浸泡至发，去蒂洗净，撕小朵；雪梨洗净，去皮，切块，备用。

❷ 锅置火上，加入适量清水及所有材料盖盖，大火煮沸后转小火煮 2 小时左右，最后加盐调味即可。

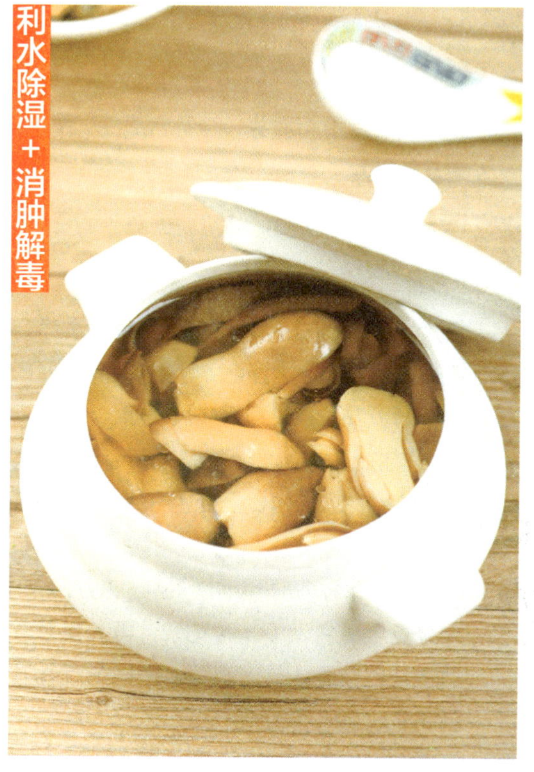

瘦肉草菇煲

材料： 草菇 750 克，猪瘦肉 300 克。

调料： 高汤、熟鸡油、盐、味精各适量。

做法：

❶ 草菇去蒂洗净，对切两半，入沸水锅中汆烫后捞出，沥干，放入炖盅中；猪瘦肉洗净，切片，入沸水锅中汆烫片刻后捞出，放入碗中，备用。

❷ 草菇、猪瘦肉放炖盅中加高汤、盐、熟鸡油、味精，入锅中蒸 20 分钟后取出，最后拣去猪瘦肉片即可。

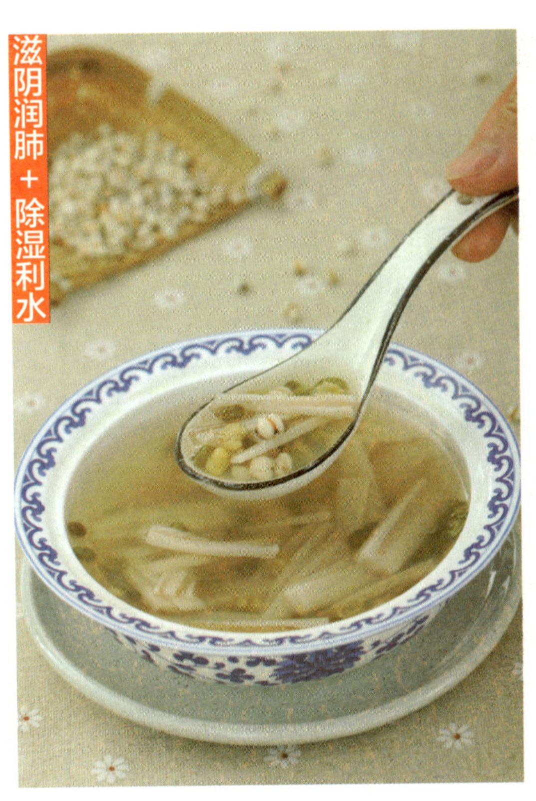

薏米藕香汤

材料： 莲藕 300 克，绿豆 150 克，薏米 100 克。

调料： 盐或者白砂糖适量。

做法：

1. 莲藕洗净，去皮，切丝；绿豆、薏米分别洗净，入清水中浸泡 2 小时。
2. 锅置火上，加入适量清水，大火煮沸后放入莲藕丝、绿豆、薏米，煮至材料熟后转小火，继续煮 20 分钟，最后加盐或者白砂糖煮至入味即可。

营养解读

绿豆性凉、味甘，具有清热解毒、消暑除烦、止渴健胃等养生保健作用；绿豆还能解毒，能帮助排出体内毒物，从而促进机体的正常代谢。

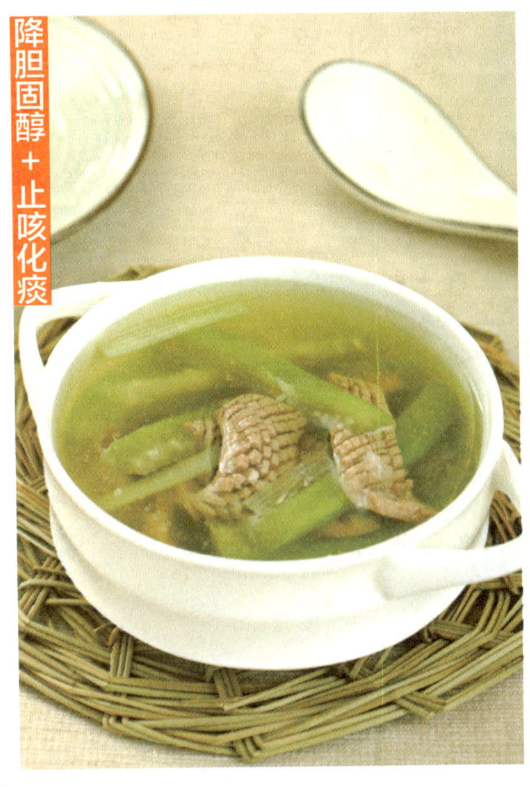

腰花丝瓜汤

材料： 猪腰 400 克，丝瓜 200 克，葱丝、姜片各适量。

调料： 盐、料酒、鸡精、香油各适量。

做法：

1. 丝瓜洗净，去皮，切条状；猪腰洗净，撕去白膜，用凉水浸泡 1 小时，捞出剖开，剞花刀，洗净，改刀切成长条状。
2. 锅内加清水，入料酒、姜片烧沸，放入切好的腰花条，汆烫至变色，捞出，过凉，控干水分。
3. 另取一锅，加适量清水煮沸，入丝瓜条，大火煮至变色，下入腰花条，再入葱丝，稍煮片刻，调入盐、鸡精，出锅前滴几滴香油即成。

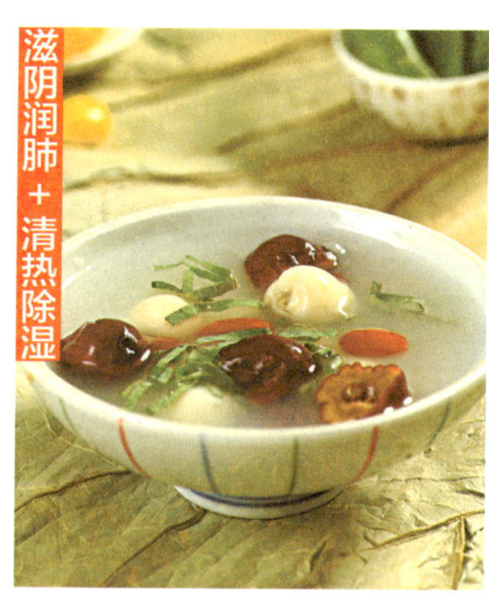

荷叶莲子羹

材料： 干莲子 20 克，新鲜荷叶 1 片（如没有，也可用干荷叶代替），干红枣 30 克，枸杞子少许。

调料： 冰糖适量。

做法：

❶ 将荷叶切成细丝；干莲子和干红枣用水冲洗干净。

❷ 锅中放入适量水，加入荷叶、干莲子、干红枣和枸杞子，大火烧沸后转小火煮 20 分钟。

❸ 最后调入适量冰糖，再继续煮 5 分钟即可。

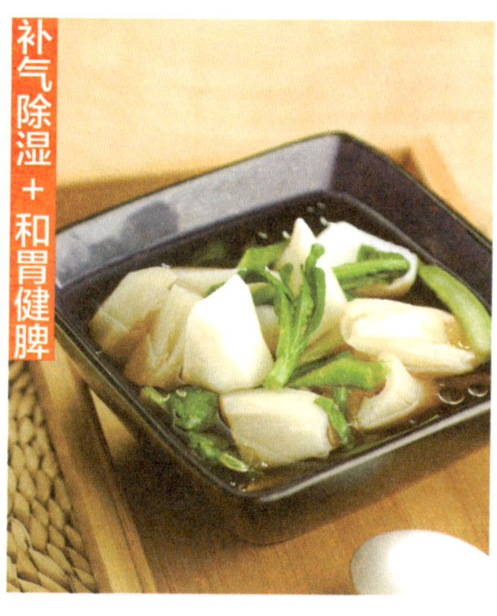

罗汉果芥菜莲藕汤

材料： 莲藕块 200 克，芥菜段 120 克，罗汉果 30 克，山药块 20 克。

调料： 盐、味精、香油各适量。

做法：

❶ 将罗汉果拍碎，用纱布包好，放入锅中熬煮 20 分钟，留汁待用。将莲藕块、山药块一同入锅，倒入熬罗汉果的汁水，用小火温煮。

❷ 待莲藕熟后，放入芥菜段，加盐、味精调味，再次煮沸后，淋入香油即可。

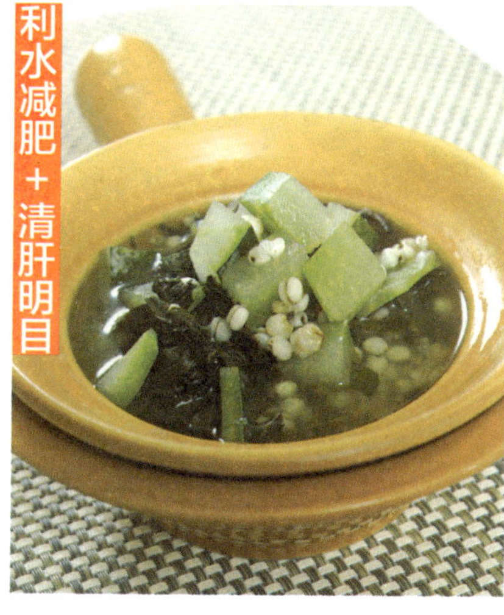

冬瓜薏米车前汤

材料： 冬瓜 150 克，薏米 50 克，车前草 15 克。

调料： 代糖少许。

做法：

❶ 薏米放入清水中浸透，洗净；车前草用清水浸泡，洗净，切成段，备用。

❷ 冬瓜连皮洗净，切成块，备用。

❸ 将冬瓜块、薏米、车前草段放入干净的瓦煲中，加入适量清水煮至出味，调入少许代糖调味即可。

血瘀体质

血瘀体质者体内血行不畅，以肤色晦暗、舌质紫黯等表现为主要的特征。一般对寒邪不耐受。红糖、红葡萄酒、糯米甜酒最适合血瘀体质的女性饮用。

食材及中药推荐

茄子	黑豆	莲藕	海带
金针菇	黑木耳	香菇	山楂

饮食护理

血瘀体质者不宜多吃肥肉、奶油、鳗鱼、蟹黄、蛋黄、巧克力、油炸食品、甜腻食品等，以防止血脂增高，阻塞血管，影响气血运行；也不宜多喝冷饮，以免影响气血运行。可适量食用醋，尤其适合血瘀体质的中老年人，可以保护和软化血管，能降低血脂和血液黏稠度。

榨菜金针菇汤

活血化瘀+美容养颜

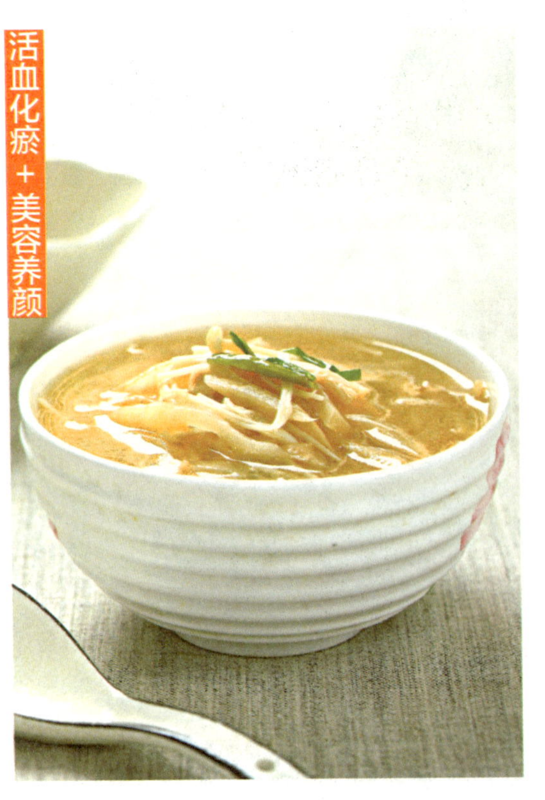

材料：榨菜150克，金针菇100克，葱段适量。

调料：白胡椒粉、香油各少许。

做法：

❶ 榨菜洗净，切丝，沥干水分；金针菇去蒂，洗净后横向对切成段。

❷ 油锅烧热，放入葱段、榨菜丝炒香。

❸ 放入金针菇段翻炒几下，再加入适量水煮至沸腾，起锅前加入白胡椒粉、香油调味即可。

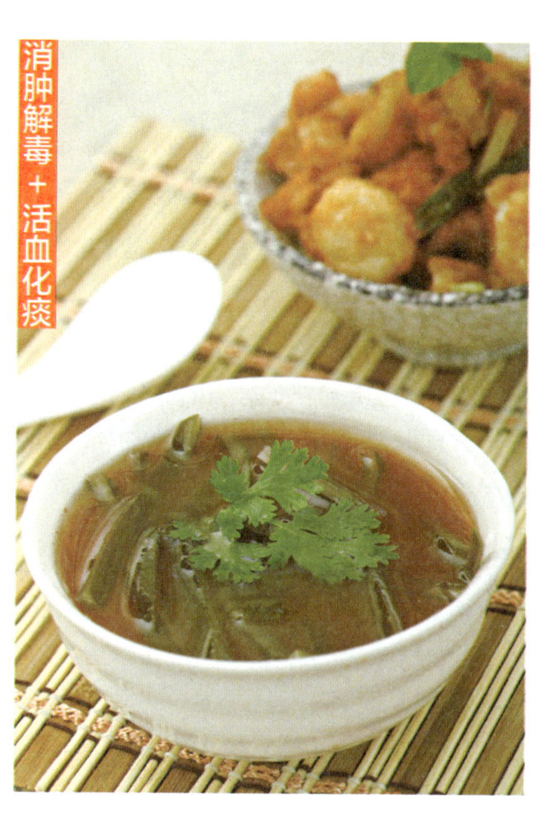

柠檬海带汤

材料： 西红柿 1 个，水发海带 250 克，鲜柠檬 2 个。

调料： 奶油 1 大匙，老抽、盐、高汤各适量。

做法：

❶ 西红柿洗净，去皮，取汁；柠檬洗净，取汁；将水发海带洗净，切成丝。

❷ 锅置火上，将海带丝放入高汤中煮 5 分钟捞出，备用。

❸ 将高汤倒入净锅中，加入奶油、老抽、盐、鲜柠檬汁、西红柿汁。

❹ 倒入海带丝，煮熟后倒入汤碗内即可。

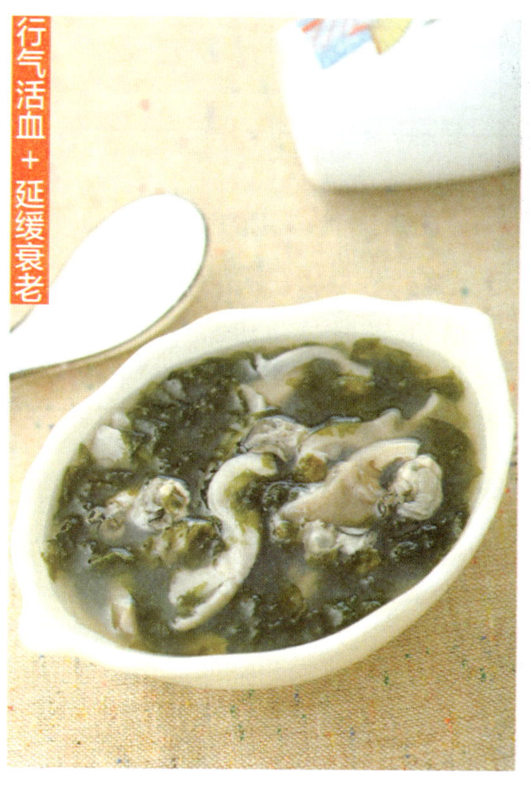

牡蛎平菇汤

材料： 牡蛎肉 200 克，鲜平菇 200 克，干紫菜 20 克，姜片少许。

调料： 香油、盐、味精各少许。

做法：

❶ 干紫菜去杂质，浸泡，洗净；平菇洗净，切段，备用；牡蛎肉洗净，入沸水中汆烫，捞出沥干，备用。

❷ 将牡蛎肉、紫菜及姜片一起放入锅内，加入适量清水。

❸ 大火烧沸后，放入平菇段再煮 15 分钟左右。

❹ 煮至所有食材熟软后，加香油、盐、味精调味即可。

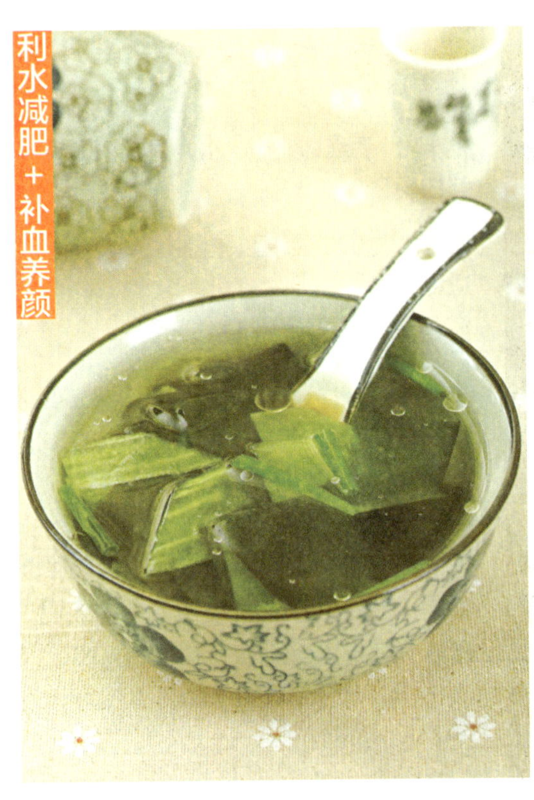

海带莴笋汤

材料： 莴笋 150 克，海带 50 克，葱、姜各适量。

调料： 高汤 750 毫升，料酒、盐、胡椒粉、香油、味精、醋各适量。

做法：

1. 莴笋去老皮，洗净，切薄片；海带用温水泡发，洗净，切块；葱切段；姜切片，备用。
2. 莴笋片放入碗中，加盐抓匀，腌渍 25 分钟后洗净，沥干，备用。
3. 油锅烧热，爆香葱段、姜片，再倒入高汤，捞出葱段、姜片，接着放入莴笋片略汆烫后捞出，放入碗中。
4. 放入海带块，再放入盐、胡椒粉、醋、味精、料酒，小火煮 8 分钟后，滴入香油，最后倒入装有莴笋片的碗中即可。

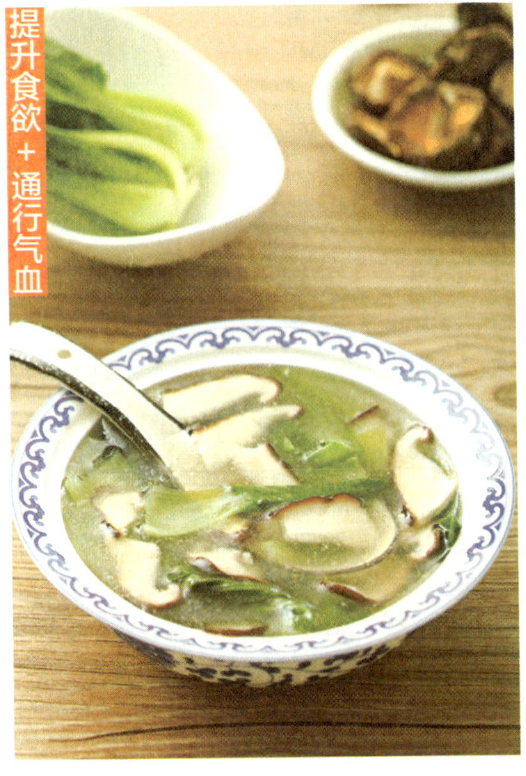

油菜香菇汤

材料： 鲜香菇 450 克，油菜心适量。

调料： 高汤 500 毫升，盐、花椒、香油、水淀粉、味精、老抽各适量。

做法：

1. 香菇去蒂洗净，切薄片，入沸水锅中略汆烫后捞出，沥干；油菜心择洗干净，入沸水中汆烫后捞出，放凉水中过凉后挤干，切段，备用。
2. 锅置火上，倒入高汤，调入盐、老抽，然后放入香菇片、油菜心段煮沸，再调入味精略煮，用水淀粉勾薄芡，盛出，备用。
3. 另起锅加香油烧热后，放入花椒炸香，捞出花椒后，倒入汤中、淋上香油即可。

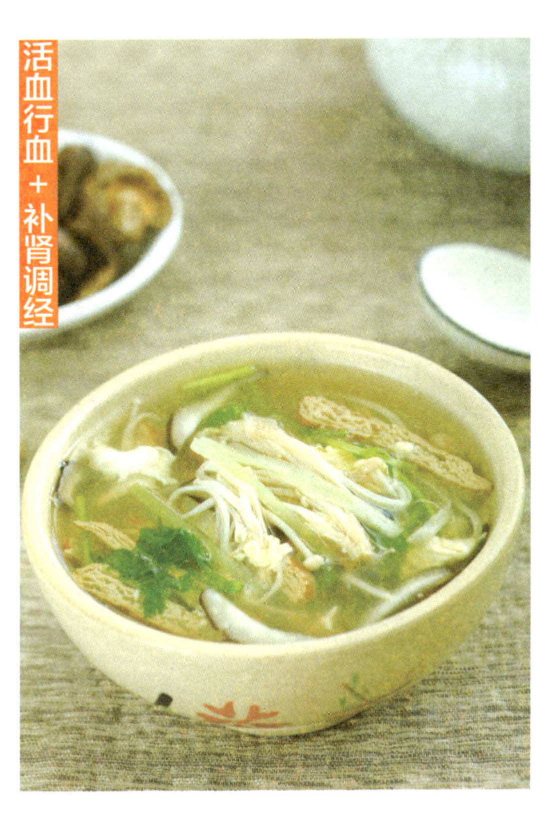

莴笋金针菇汤

材料： 金针菇、莴笋各100克，豆干、香菇各50克，鸡蛋1个，香菜、姜各适量。

调料： 高汤1000毫升，胡椒粉、水淀粉、老抽、醋、盐、味精各适量。

做法：

❶ 材料均洗净，金针菇去根，撕小束；莴笋去皮，切丝；豆干切丝；香菇泡发，去蒂切丝；鸡蛋打散；香菜切段；姜切丝。

❷ 金针菇、莴笋丝、豆干丝、香菇丝分别入沸水中汆烫后捞出，沥干，备用。

❸ 油锅烧热，炒香姜丝后，倒入高汤、盐、味精、老抽，放入豆干丝、金针菇、香菇丝、莴笋丝煮沸，然后加胡椒粉搅拌匀，接着用水淀粉勾芡，再调入醋，淋入蛋液，搅拌均匀，最后撒上香菜段即可。

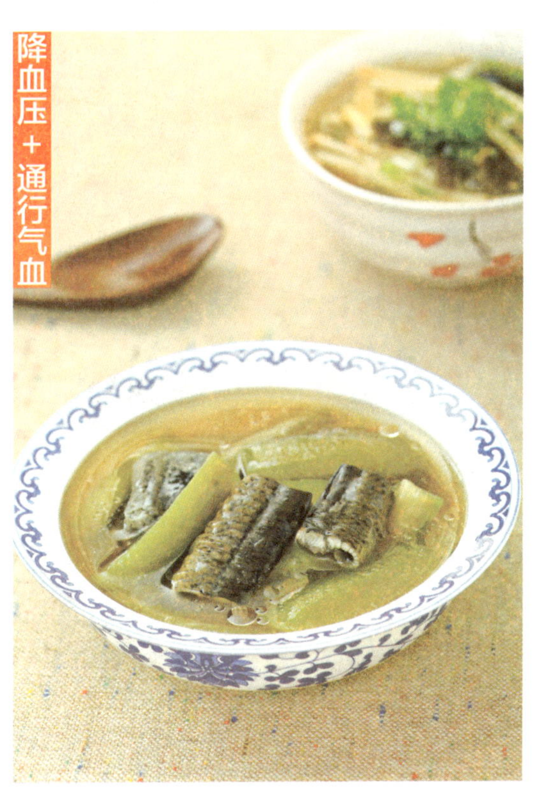

茄香鳝鱼汤

材料： 鳝鱼300克，茄子200克。

调料： 五香粉、白砂糖各少许，盐、老抽各适量。

做法：

❶ 鳝鱼处理干净后洗净，切段；茄子洗净，去皮，切段，入盐水中浸泡，备用。

❷ 油锅烧热，放入鳝鱼段，煎至表面变黄，然后加入适量清水，调入五香粉、白砂糖、盐、老抽，大火煮沸后转小火，煮至鱼肉熟烂，再放入茄子段，炖煮20分钟即可。

营养解读

鳝鱼中提取的黄鳝素A和黄鳝素B对降血糖有帮助，糖尿病患者可适当食用。

气郁体质

气郁体质者气机郁滞，以神情抑郁、忧虑脆弱等为主要的特征。一般对寒邪不耐受，对精神刺激适应能力差，且不适应阴雨天气。

食材及中药推荐

大麦
高粱
白萝卜
玫瑰花
瘦肉
鱼肉
豆制品
薄荷

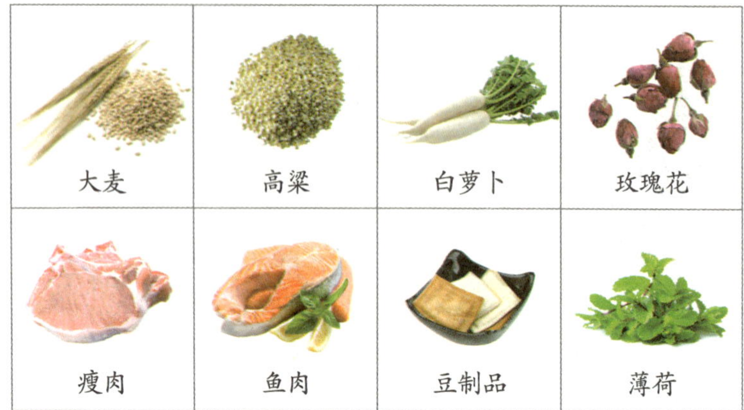

饮食护理

气郁体质者可以少量饮酒，以疏通血脉、改善情绪，其中以饮用葡萄酒为宜，但饮用要适量。除此之外，平时可多吃具有行气解郁作用的食物，例如葱、姜、蒜、紫苏、薄荷，还可多饮玫瑰花茶、菊花茶、桂花茶、薰衣草茶等，都对改善人的情绪很有作用。气郁体质者不可多食如雪糕、冰激凌、冰冻饮料等冰冷食品。

四色豆腐汤

行气活血＋滋润肌肤

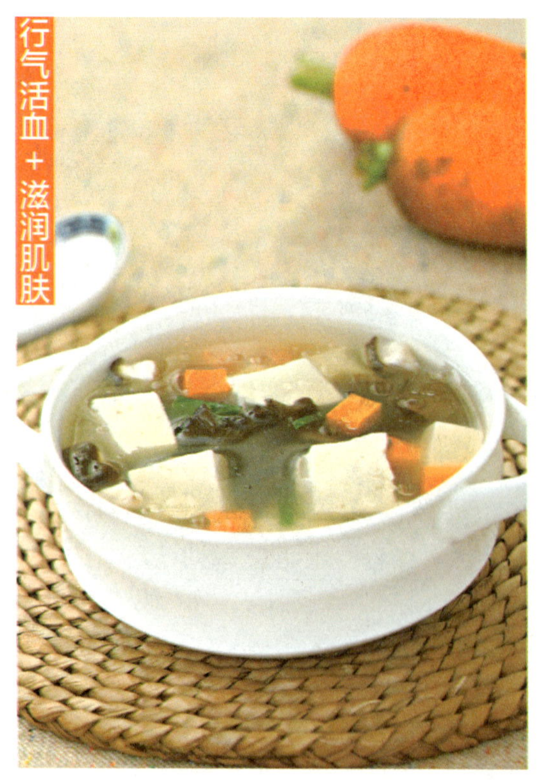

材料： 嫩豆腐250克，香菇丁50克，胡萝卜丁、黑木耳、葱段、姜末各适量。

调料： 高汤750毫升，花椒油、盐、水淀粉、味精各适量。

做法：

❶ 嫩豆腐切块；黑木耳泡发，洗净，撕小朵。

❷ 油锅烧热，爆香葱段、姜末后，倒入高汤，然后放入嫩豆腐块略煮，再放入香菇丁、胡萝卜丁、黑木耳朵，煮沸后撇去浮沫，接着调入盐、味精，用水淀粉勾芡，最后淋入花椒油即可。

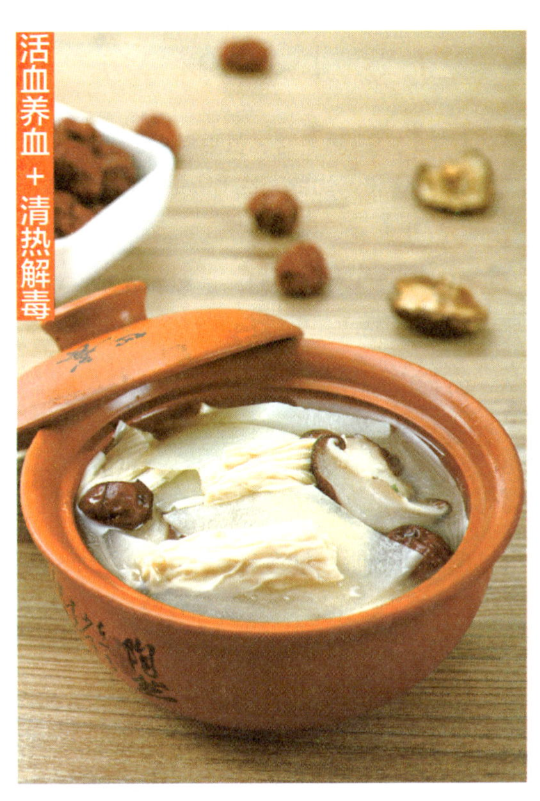

腐竹萝卜汤

材料： 白萝卜 250 克，腐竹 100 克，茶树菇 50 克，红枣、姜片各适量。

调料： 高汤、盐、胡椒粉、味精各适量。

做法：

1. 白萝卜洗净，去皮，切块；茶树菇去根洗净；红枣去核，洗净；腐竹洗净后切段，备用。
2. 白萝卜块入沸水锅中汆烫片刻后捞出，沥干，备用。
3. 锅中加高汤煮沸，再放入姜片、红枣、茶树菇，煮约 9 分钟，然后放入白萝卜块、腐竹段继续煮约 6 分钟，最后调入胡椒粉、盐、味精，煮至入味即可。

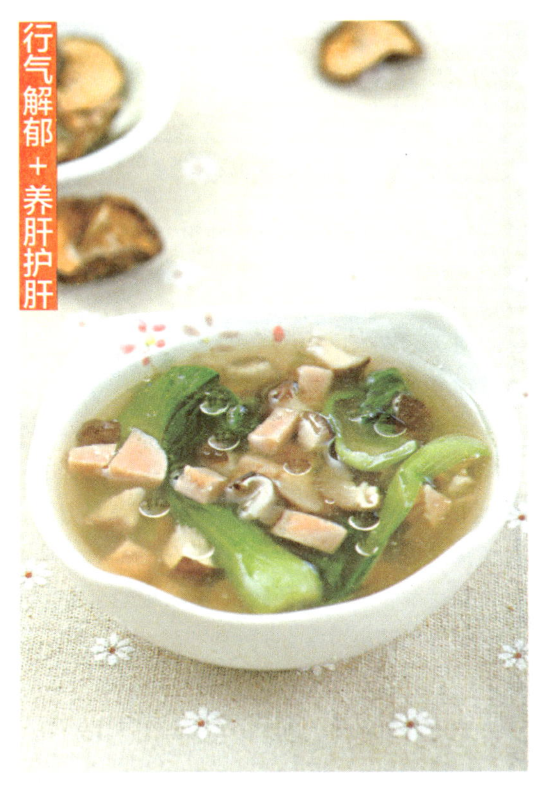

火腿香菇汤

材料： 油菜 200 克，香菇 6 朵，火腿肠、白芷片各 10 克。

调料： 盐适量，老抽、香油各少许。

做法：

1. 油菜洗净，一切为二；香菇去蒂洗净，切丁；火腿肠切丁，备用。
2. 油锅烧热，放入香菇丁和火腿丁，翻炒片刻，然后放入油菜，调入老抽，翻炒均匀，接着放入白芷片和适量清水，大火煮沸后转小火煮 18 分钟，最后加盐、香油调味即可。

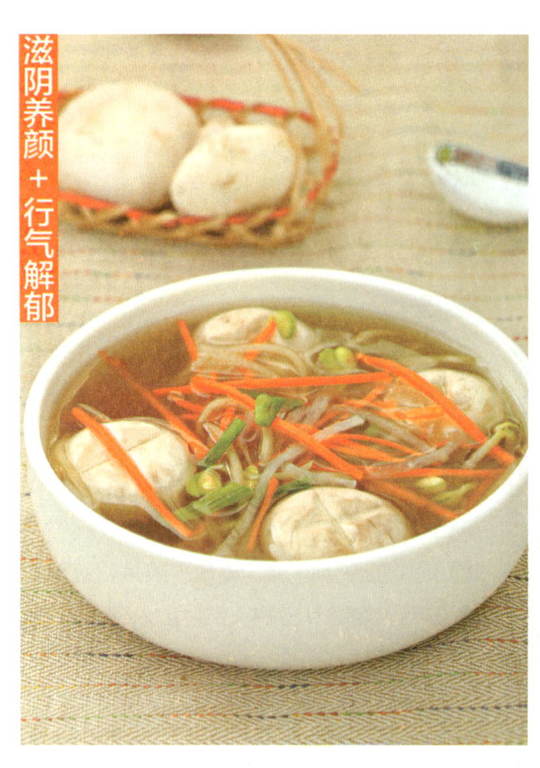

白萝卜豆芽汤

材料： 白萝卜丝、黄豆芽各200克，口蘑100克，胡萝卜丝50克，葱段、姜片各适量。

调料： 盐、胡椒粉、淀粉、味精、料酒各适量。

做法：

❶ 白萝卜丝、胡萝卜丝用淀粉抓匀；口蘑去蒂洗净，入淡盐水中浸泡后捞出，在菇面剞十字刀；黄豆芽洗净。

❷ 油锅烧热，炒香葱段、姜片后，加适量清水，放入口蘑大火煮6分钟，再放入黄豆芽，转小火煮至熟，捞出材料放入碗中，放入萝卜丝煮至再沸，捞出，在汤中加盐、料酒、胡椒粉、味精调味，倒入碗中即可。

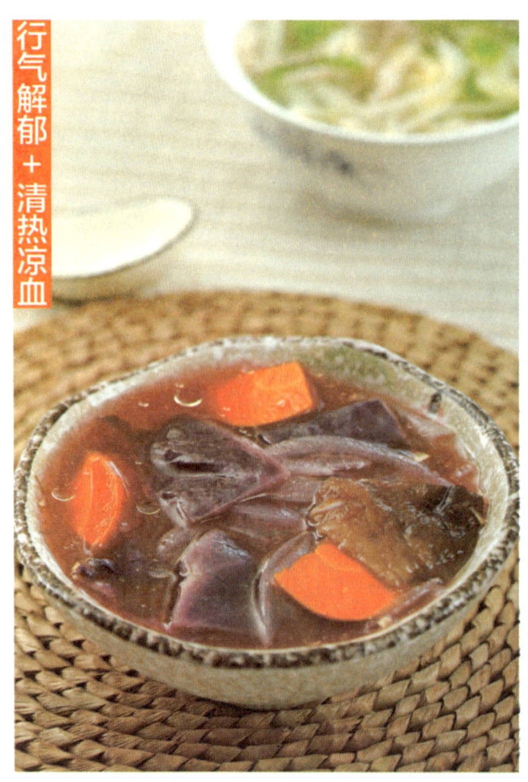

洋葱香菇汤

材料： 水发香菇块、洋葱、胡萝卜、紫甘蓝、蒜、利马豆各适量。

调料： 番茄酱、醋各适量，盐少许。

做法：

❶ 洋葱去皮，切丝；胡萝卜、紫甘蓝分别洗净，切块；蒜去皮，备用。

❷ 油锅烧热，爆香洋葱丝、蒜，煸炒至变色后，放入胡萝卜块及适量水，煮至胡萝卜软，然后放入紫甘蓝块，加盖煮6分钟，煮至紫甘蓝熟软，接着放入香菇块、利马豆、醋、盐、番茄酱，再倒入适量清水，煮沸后转小火煮30分钟即可。

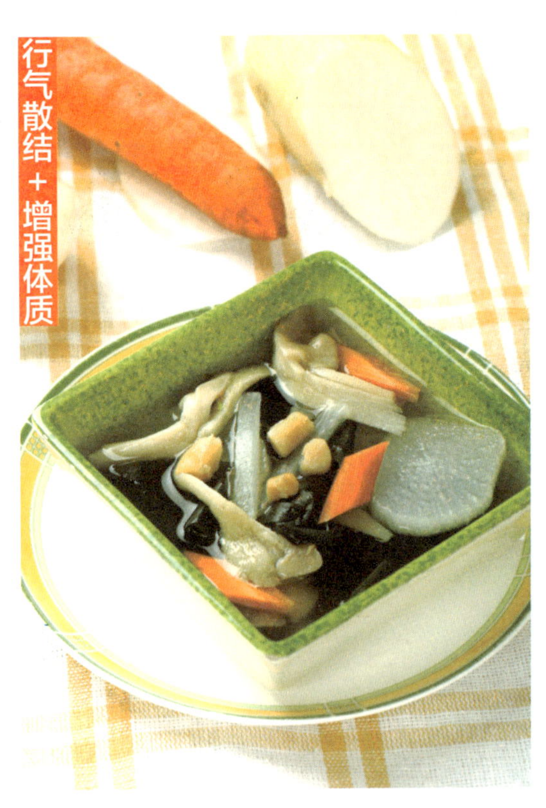

美味萝卜汤

材料： 白萝卜1个，白洋葱、干贝、海带结、平菇片、胡萝卜块各适量。

调料： 料酒1大匙，盐少许。

做法：

❶ 白萝卜去皮，洗净，切成厚圆片，入沸水中汆烫至水再沸即可捞出，用清水冲洗；干贝用水泡软；白洋葱洗净，切大块备用。

❷ 锅置火上，加适量清水，下入干贝煮沸，然后下入料酒、白萝卜块、白洋葱块、海带结、平菇片、胡萝卜块煮10分钟，加盐调味，用中火再煮30分钟即可。

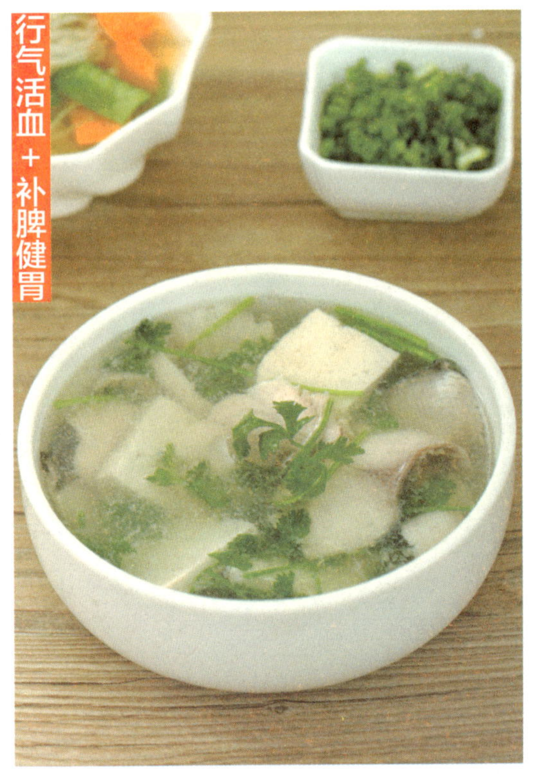

豆腐草鱼汤

材料： 净草鱼1条，豆腐1块，姜、香菜各适量。

调料： 胡椒粉、盐、料酒、味精、鸡精各适量。

做法：

❶ 草鱼洗净，剔骨取肉，切片，备用。

❷ 豆腐洗净切块；姜洗净切片；香菜洗净，切段，备用。

❸ 油锅烧热，爆香姜片，接着烹入料酒，加适量清水，然后放入鱼肉片、豆腐片，煮沸，至汤汁变白、鱼肉变熟，加其余调料调味，最后放入香菜段即可。

特禀体质

特禀体质者先天失常，以生理缺陷、过敏反应等为主要特征。适应能力普遍较差。常见哮喘、荨麻疹、过敏性鼻炎等，具有垂直遗传性、先天性、家族性特征的遗传疾病。

食材及中药推荐

糙米
金针菇
红枣
黑芝麻
胡萝卜
西红柿
冬瓜
苦瓜

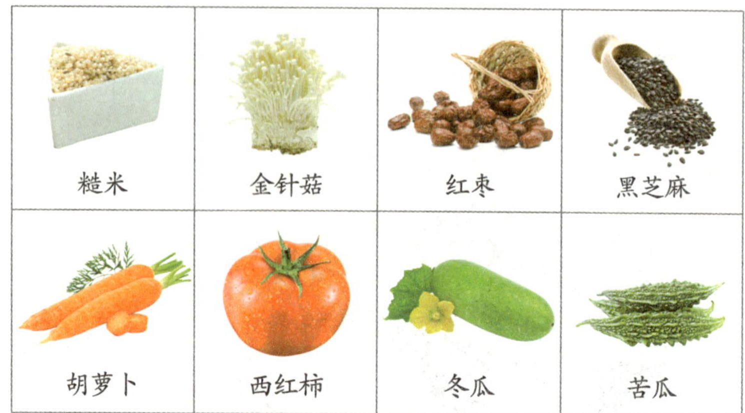

饮食护理

特禀体质者饮食上一定要清淡，粗细搭配适当，荤素配伍合理。应该多吃有益气固表作用的食物，避免食用易引起过敏反应的食物。例如色素、抗氧化剂、防腐剂等，都可能使得特禀体质者发生过敏反应，要尽量避免接触。因此，蜜饯等含有添加剂的食物，特禀体质者应少吃。

洋葱西红柿玉米汤

安养心神＋缓解疲劳

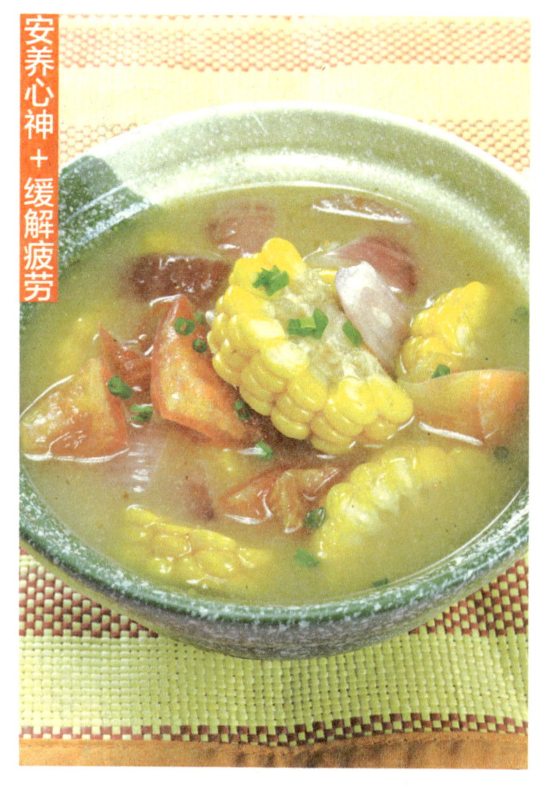

材料：洋葱1个，玉米2根，西红柿2个，葱末适量。

调料：盐1小匙，排骨汤2大碗。

做法：

❶ 洋葱和西红柿分别洗净，切块；玉米洗净，切段，备用。

❷ 将煮好的2大碗排骨汤倒入汤锅中，并加入适量水煮沸，将洋葱块、西红柿块、玉米段一起放入排骨汤中煮10分钟左右，加盐调味，最后撒上葱末点缀即可出锅。

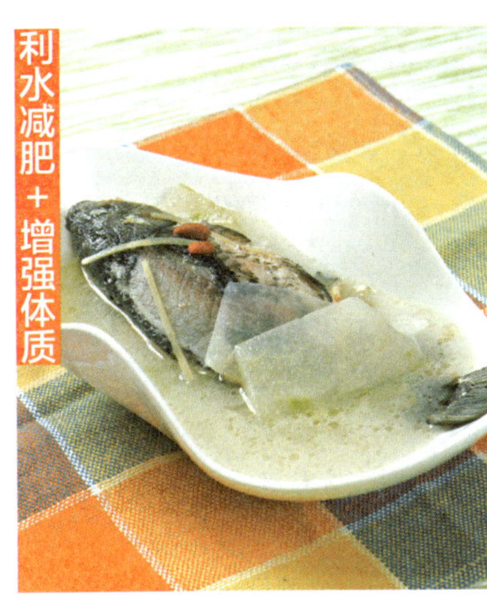

冬瓜鲫鱼汤

材料： 鲫鱼 1 条，冬瓜 300 克，姜丝、葱花、枸杞子各少许。

调料： 盐、味精各少许。

做法：

❶ 鲫鱼处理干净；冬瓜洗净，切片。

❷ 油锅烧热，放葱花、姜丝和鲫鱼，将鲫鱼煎至两面金黄时捞出，沥干油分，备用。

❸ 将鲫鱼、冬瓜片、姜丝、清水放入煲中，大火烧开，小火煲 1 小时，调入盐、味精，撒上枸杞子即可。

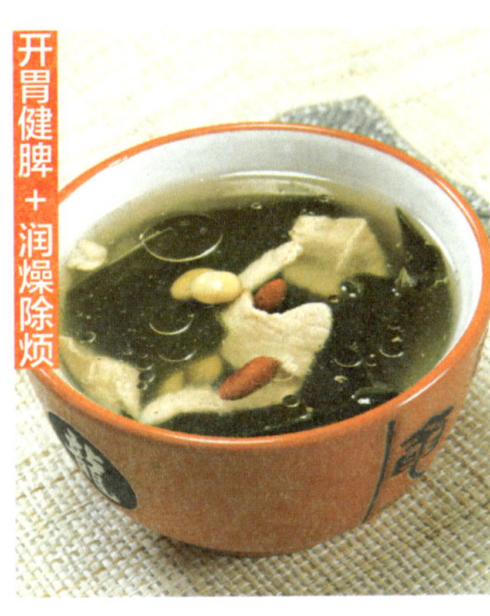

黄豆海带汤

材料： 水发海带 150 克，泡黄豆、猪瘦肉各 50 克，姜片、葱花、枸杞子各适量。

调料： 盐、味精各少许。

做法：

❶ 水发海带洗净，切成小片；猪瘦肉洗净，切片。

❷ 油锅烧热，下入姜片炒香，注入适量水，加入泡黄豆、水发海带片，用中火煮约 5 分钟。

❸ 再投入瘦肉片、枸杞子，调入盐、味精，用大火煮透，撒入葱花，出锅盛入汤碗内即可食用。

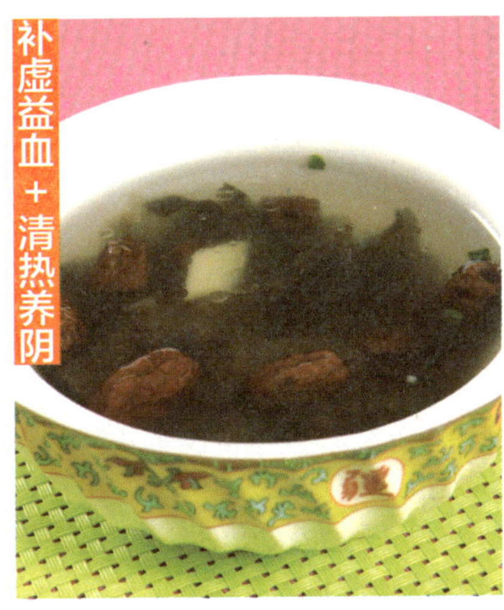

红枣木耳汤

材料： 红枣 5 颗，水发黑木耳朵 100 克，姜片、葱花各少许。

调料： 清汤、盐、味精、白砂糖各适量。

做法：

❶ 红枣用温水泡透，洗净，沥干。

❷ 油锅烧热，下入姜片炒香，注入适量清汤，加入红枣、黑木耳，用中火煮开。

❸ 调入盐、味精、白砂糖，再用中火煮 5 分钟，撒入葱花，出锅盛入汤碗内即可。

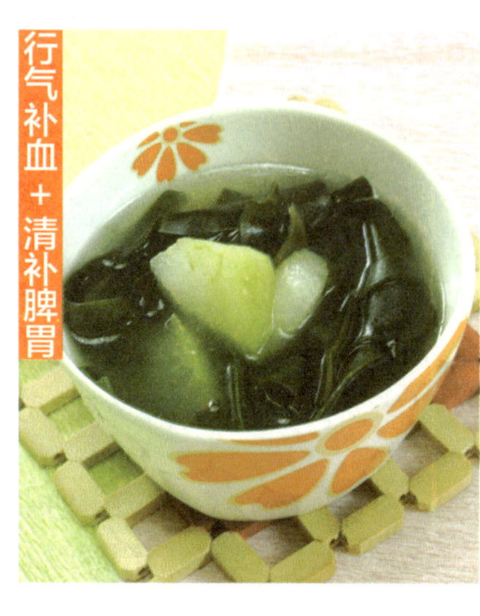

冬瓜海带汤

材料： 冬瓜 300 克，海带结 250 克，姜 5 片。

调料： 盐 1 小匙，醪糟 1 小碗，香菇高汤 400 毫升。

做法：

❶ 冬瓜洗净，以刀面刮除表皮，留下绿色硬皮，并将冬瓜切成块状；海带结洗净，备用。

❷ 将适量清水与香菇高汤一起倒入锅中，加入处理好的材料与姜片，先以大火煮沸后再改用中小火续煮约 15 分钟，至冬瓜略呈透明后加入盐和醪糟调味即可。

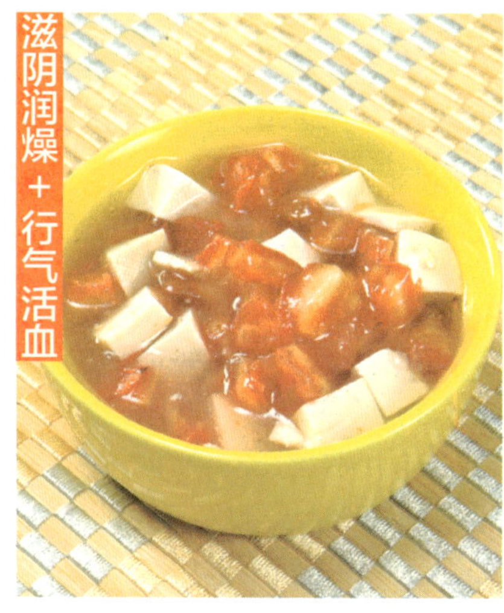

西红柿豆腐汤

材料： 西红柿 2 个，豆腐 1 块，葱 1 根。

调料： 白砂糖、老抽各 1 小匙，盐少许，水淀粉适量。

做法：

❶ 西红柿洗净，切丁；豆腐切小方块；葱洗净，切段。

❷ 油锅烧热，爆炒葱段和西红柿丁，待西红柿略软后即可加入豆腐块、清水及除水淀粉以外的调料。

❸ 大火烧透后再续煮约 2 分钟，使豆腐块充分入味，再用水淀粉勾薄芡即可出锅装盘。

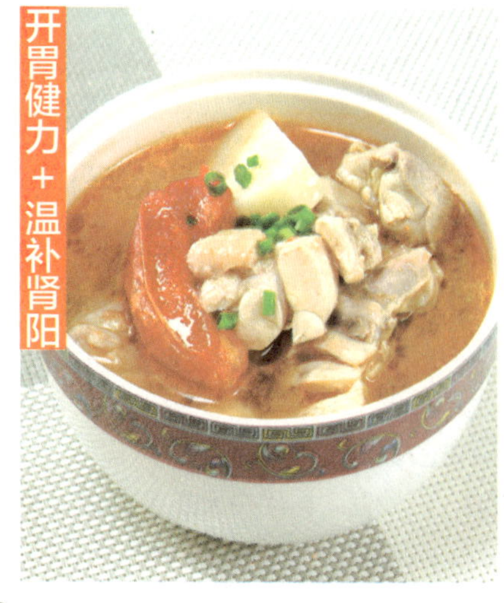

西红柿土豆鸡汤

材料： 鸡块 500 克，土豆 300 克，西红柿 1 个，葱花少许。

调料： 盐 1 小匙。

做法：

❶ 将鸡块入沸水锅中汆烫后沥干，备用。

❷ 土豆去皮，洗净后切大块；西红柿洗净，切大块。

❸ 煲中加水煮沸后放入鸡块、土豆块，以大火同煲 15 分钟后改中小火煲 1 ~ 2 小时；西红柿块放入煲内续煮 2 分钟，加盐调味，撒入葱花即可。

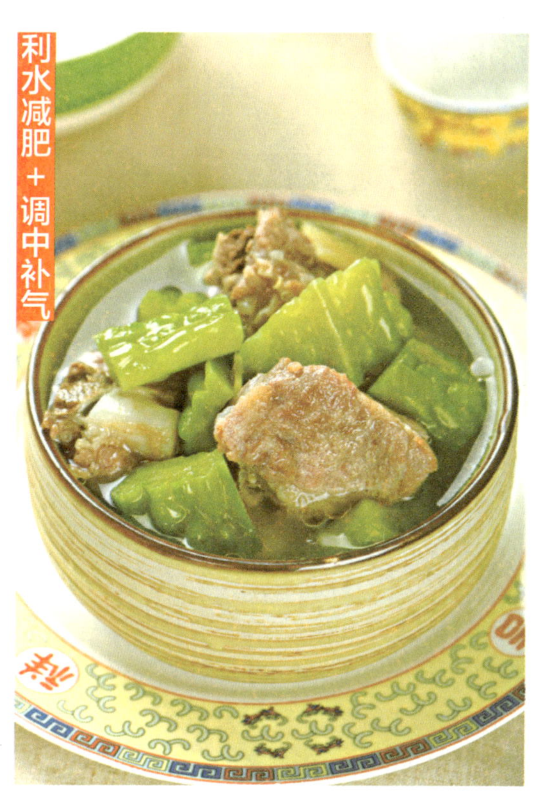

苦瓜排骨汤

材料： 苦瓜250克，排骨350克，姜2片。

调料： 盐1小匙，豆豉适量。

做法：

1. 排骨洗净，放入沸水中汆烫，捞出，用冷水洗净，备用。
2. 苦瓜去瓤及籽，洗净，切块。
3. 炖锅里倒入适量的水，置火上烧沸后放入排骨块，待水再次煮沸后加入苦瓜块、姜片、豆豉，改中小火煲足2小时，熄火前加入盐进行调味后即可出锅。

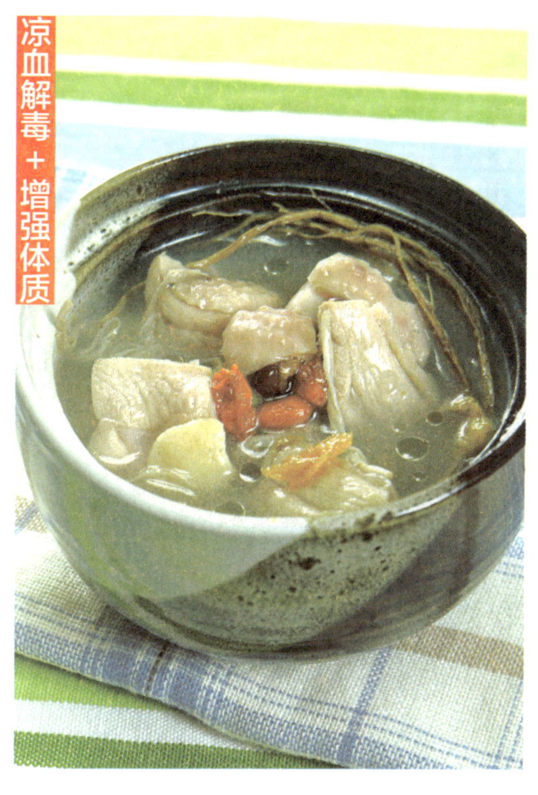

鸡腿金针菇汤

材料： 鸡腿肉300克，干金针菇20克，枸杞子10克，人参少许。

调料： 盐1小匙。

做法：

1. 将鸡腿肉洗净，切块，放入沸水中汆烫，捞出，冲洗干净，沥干水分，备用。
2. 干金针菇泡软，去老根，洗净，打结；人参洗净，沥干水分；枸杞子洗净，备用。
3. 净锅置火上，将鸡腿肉块、人参及适量水倒入锅中以大火煮开，再改用小火炖煮约20分钟。
4. 加入金针菇及枸杞子继续煮10分钟，最后加入盐调味即可。

平和体质

平和体质者阴阳气血调和，以体态适中、面色红润、精力充沛为主要特征。对自然和社会环境适应能力较强。性格随和、开朗。

食材及中药推荐

大白菜
莴笋
菠菜
胡萝卜
鲫鱼
牛肉
鸡肉
冬瓜

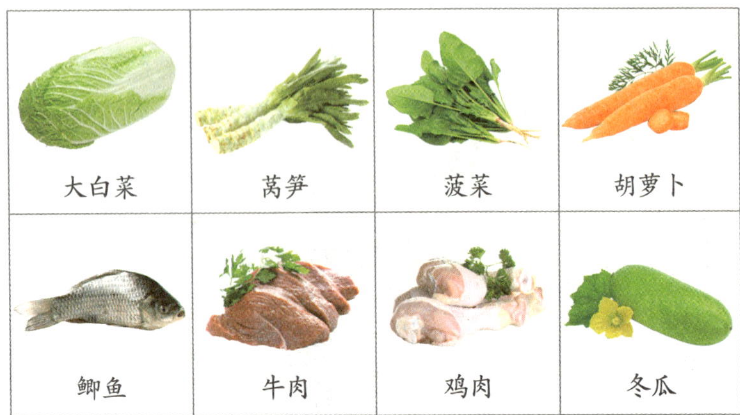

饮食护理

平和体质者最重要的是平衡膳食。不能因为自己是平和体质，就随意打破以往的饮食习惯和饮食规律。须知“五味入五脏”，“过酸伤脾、过咸伤心、过甜伤肾、过辛伤肝、过苦伤肺”。因此，不能因为一时的口腹之欲而影响身体健康。还应注意顺应四时阴阳变化，调理自己的饮食结构，选食具有缓补阴阳作用的食物，以增强体质。

黑豆牛肉汤

滋养脾胃+强筋健骨

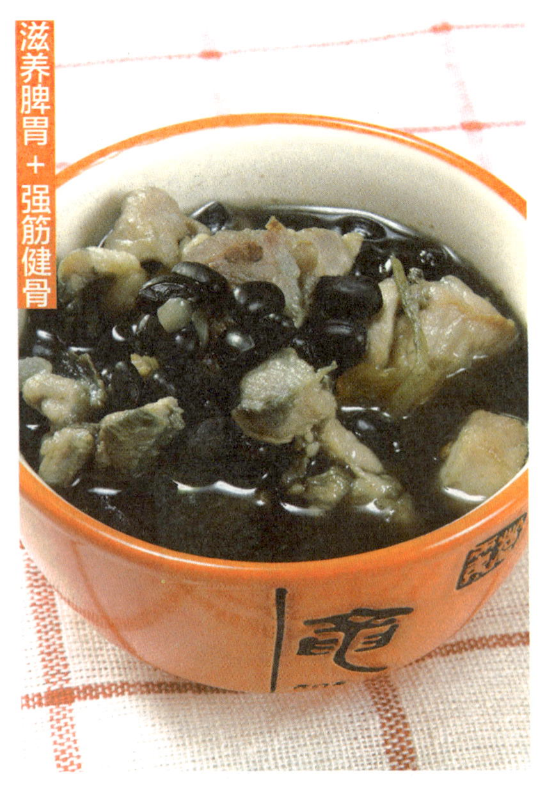

材料： 牛肉 300 克，黑豆 200 克，生姜 1 块。

调料： 盐适量。

做法：

1. 黑豆洗净，用清水浸泡 1 小时；生姜洗净，切成片。
2. 牛肉洗净，切成大块，放入沸水锅中汆烫去腥，捞起。
3. 锅中放入黑豆、牛肉块、姜片，加清水以大火煮沸，改小火慢炖 50 分钟，加盐调味即可。

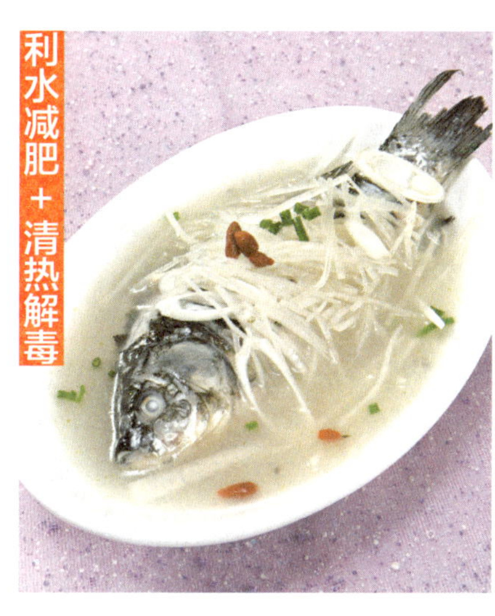

萝卜丝鲫鱼汤

材料： 鲫鱼 1 条，白萝卜 1 根，香菇丝、姜片、葱丝各适量。

调料： 盐、醪糟、胡椒粉各适量。

做法：

❶ 鲫鱼去鳞、鳃后洗净沥干；白萝卜洗净，去皮切丝。

❷ 油锅烧热，放入姜片、葱丝爆香，将鲫鱼下锅，两面稍煎黄，注入适量水，烧开后加入白萝卜丝、香菇丝，待汤滚后捞去浮油泡沫，煮至白萝卜丝软透，再加调料调味即可。

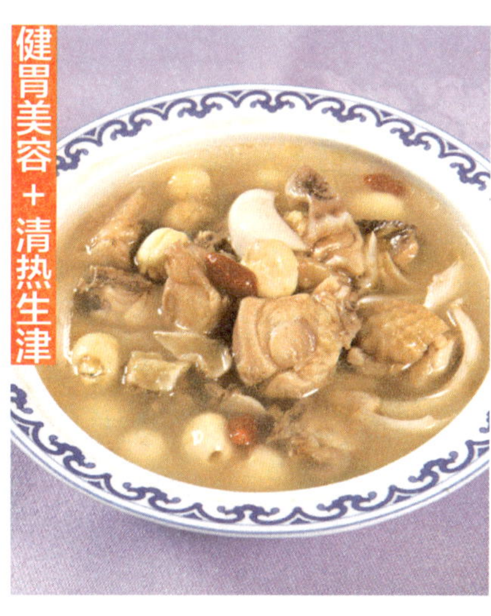

莲子百合鸡汤

材料： 土鸡块 300 克，干莲子 50 克，干百合 30 克，姜 3 片，枸杞子少许。

调料： 盐半小匙，料酒 1 小匙，鸡精适量。

做法：

❶ 先将干莲子和干百合泡水 2 小时，备用。

❷ 土鸡块放入沸水中汆烫去除血水，捞起沥干水分。

❸ 取一炖盅，加入适量水，放入莲子、百合、土鸡块、姜片，加入盐、料酒、鸡精，大火煮沸后再转小火炖约 2 小时，撒上枸杞子即可。

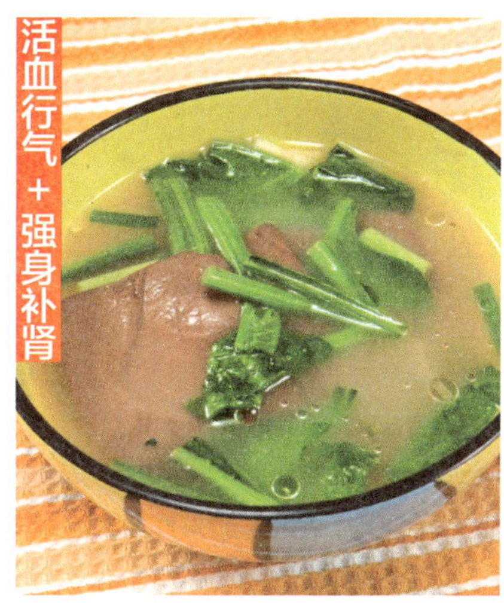

菠菜猪血汤

材料： 猪血 100 克，菠菜 250 克，葱 50 克。

调料： 盐 1 大匙，香油适量。

做法：

❶ 猪血洗净，切块；葱洗净，切段；菠菜洗净，切段。

❷ 油锅烧热，爆香葱段，倒入适量水煮沸，放入猪血块、菠菜段煮至熟烂，再加盐调味，熄火后淋入适量香油即可。

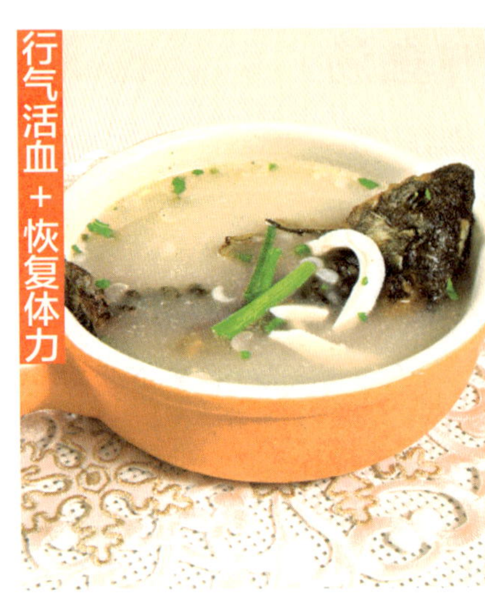

鲫鱼豆腐汤

材料： 鲫鱼 1 条，豆腐 1 块，葱段、香菜末各适量。

调料： 鸡精 1 小匙，盐 2 小匙。

做法：

❶ 豆腐洗净，切成粗条。

❷ 鲫鱼去除鱼鳞及内脏，洗净，放入热油锅中煎至两面焦黄，即可捞出。

❸ 锅中倒入适量清水，放入豆腐条烧开，再加入煎好的鲫鱼，煮 20 分钟左右至熟，加入鸡精和盐，盛入碗中，撒上葱段和香菜末即可。

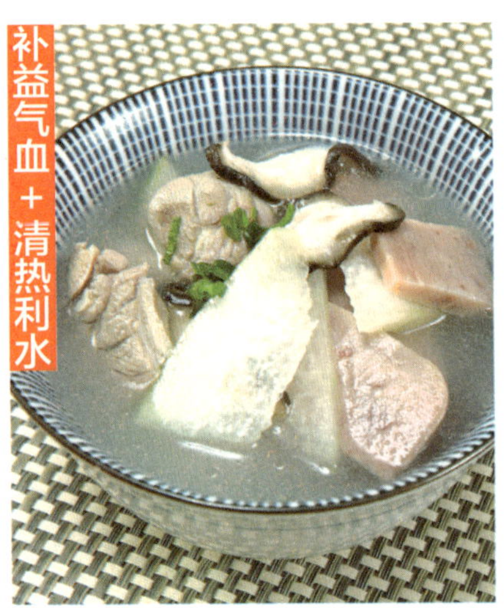

冬瓜鸡汤

材料： 冬瓜 200 克，土鸡 400 克，香菇 100 克，火腿片 70 克，姜 4 片，葱花少许。

调料： 盐 1 小匙。

做法：

❶ 土鸡洗净，切块，放入沸水中汆烫，去除浮沫及血水后捞出；冬瓜洗净，去皮及籽，切大片；香菇泡软，去蒂，洗净。

❷ 全部材料放入炖盅内，加入足量水煮沸，移入蒸锅中，隔水蒸 2 小时，最后加盐调味即可。

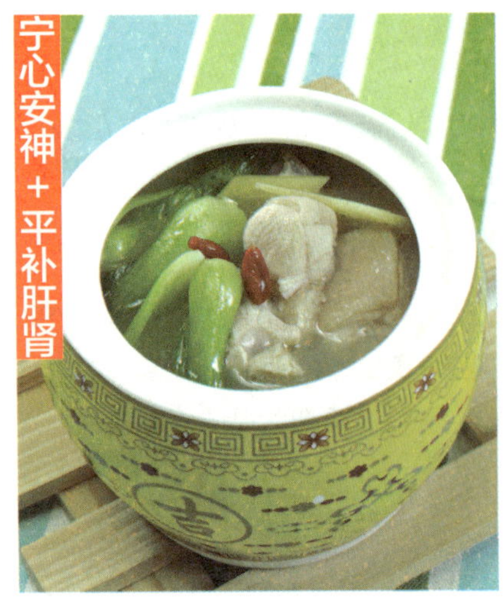

油菜鸡汤

材料： 鸡腿 300 克，油菜 150 克，姜片 20 克，沙参 15 克。

调料： 白砂糖、盐、鸡精各 1 小匙，鸡高汤 2000 毫升。

做法：

❶ 鸡腿洗净，剁块，入沸水中汆烫，去除血污，冲净后沥干；油菜洗净；沙参泡发，洗净备用。

❷ 锅中倒入鸡高汤煮沸，放入姜片、鸡腿块和沙参，大火煮沸后改小火煮 30 分钟，再加入油菜续煮 15 分钟，最后加入白砂糖、鸡精、盐调味即可。

第四章

四季补养时令汤

四季轮回，周而复始，各有特色。人的身体与自然界有着密不可分的联系，环境的改变也会影响身体的各项功能。了解各个季节的不同特点，选择适宜的营养食材，煲一锅鲜美的汤饮便是对身体最好的犒劳。

春季

春天，万物勃发，生机盎然，人体也处于新陈代谢最活跃的时期，体内阳气会顺应春阳之气向外疏发，这时候，人体肝气最足、肝火最旺，是祛病养肝的良机。

食材及中药推荐

黄豆
黑豆
韭菜
虾
牛肉
芦笋
油菜
香菇

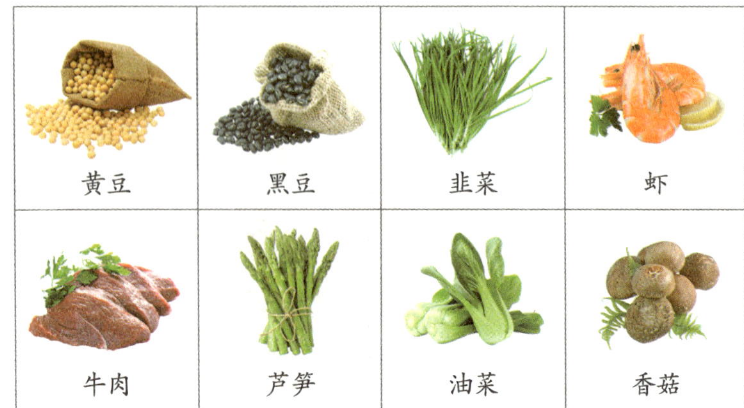

饮食护理

冬去春来，冬季的寒意尚未全部消除，人们在脱掉冬装后，应注意抵抗春季的丝丝寒意，因此春季应该多食用一些能祛寒的食物。另外，春天还是各种慢性病最容易复发的时期，因此宜适当吃富含维生素 E 的食品，如鸡肉、牛肉、虾仁、山药、红枣、薏米、香菇等，以帮助身体维持正常体温，以免外感风寒。

竹笋双菇汤

调和脾胃+消除食积

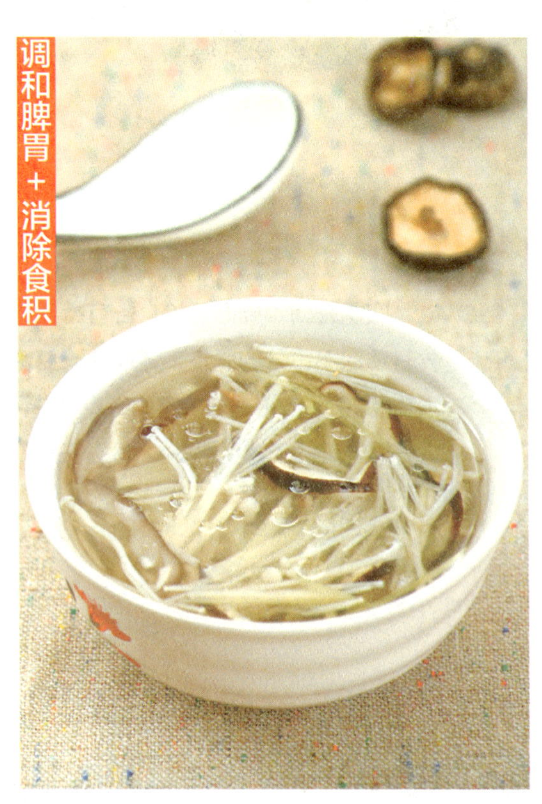

材料： 金针菇 100 克，鲜香菇 30 克，竹笋、姜各适量。

调料： 高汤 300 毫升，味精、盐各适量。

做法：

1. 金针菇去根，洗净，沥干；鲜香菇去蒂，洗净，切片；竹笋去老皮，洗净，切丝；姜洗净，切丝，备用。
2. 锅置火上，倒入高汤，加入适量清水，放入竹笋丝、姜丝，煮约 15 分钟。
3. 锅中放入金针菇、香菇片，加味精、盐调味，最后盖盖煮 3 分钟即可。

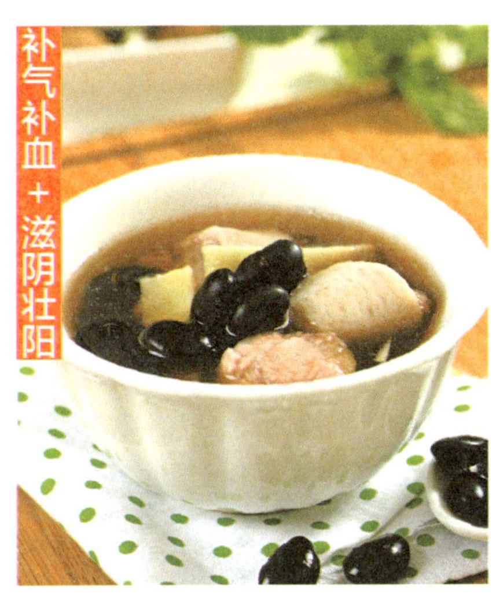

黑豆炖猪尾

材料： 猪尾 600 克，黑豆 100 克，姜 3 片。

调料： 盐半小匙，鸡精少许，醪糟 2 大匙。

做法：

1. 黑豆洗净，泡水 5 小时，备用。
2. 将猪尾洗净，放入沸水中汆烫 3 分钟捞起，再冲水洗净，沥干水分。
3. 锅洗净，放入猪尾、黑豆、醪糟、姜片和水，煮沸后改小火炖煮 1 小时，加入盐和鸡精调味即可。

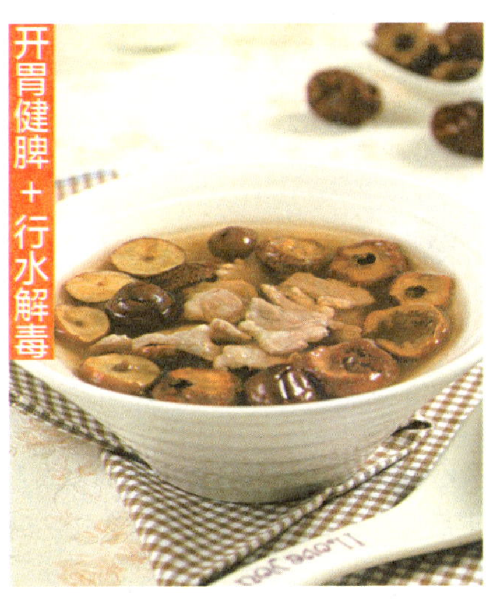

红枣山楂瘦肉汤

材料： 猪瘦肉 120 克，山楂 20 克，红枣 6 颗。

调料： 盐少许。

做法：

1. 猪瘦肉洗净，切片；红枣去核。
2. 所有材料放入锅中，再加盐和适量水煮沸，转小火续煮 30 分钟即可。

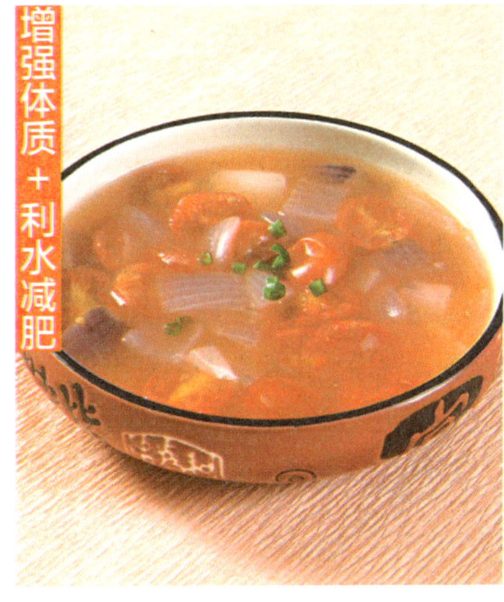

洋葱西红柿汤

材料： 西红柿 2 个，洋葱半个，大葱适量。

调料： 盐 1 大匙，高汤 1000 毫升。

做法：

1. 洋葱去皮，洗净，切片；将西红柿洗净，先用热水汆烫一下，去皮，再切块；大葱洗净，切小段。
2. 将高汤和洋葱片、西红柿块一起下锅，以大火煮沸后改小火再熬煮 30 分钟，最后撒上葱段，加盐调味即可。

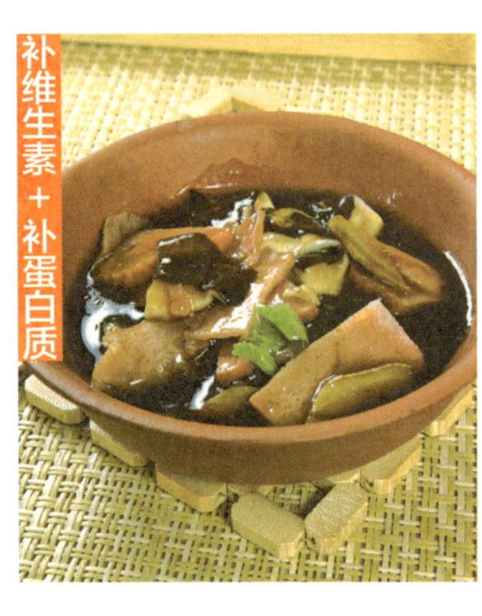

牛蒡黑豆煮

材料： 黑豆 20 克，牛蒡 300 克，香菜叶少许。

调料： 味精适量，老抽 1 小匙。

做法：

❶ 黑豆用清水浸泡约 1 小时，捞出沥干；牛蒡去皮切小段，备用。

❷ 将所有调味料放入锅中，加入黑豆和牛蒡段，以小火煮约 20 分钟后盛入碗中，再撒上香菜叶即可。

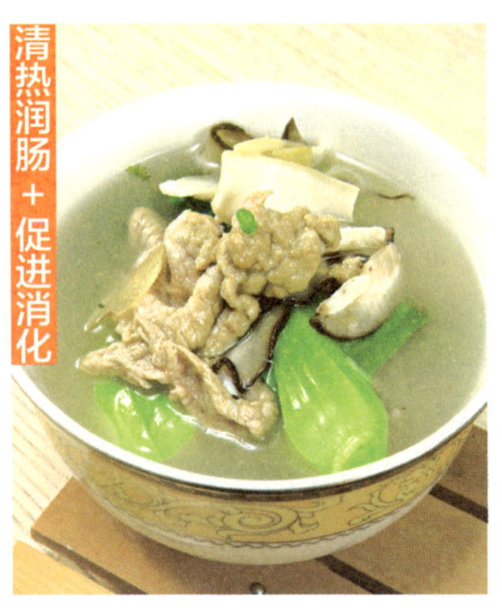

菜心香菇牛肉汤

材料： 菜心 250 克，香菇 150 克，牛肉 200 克，姜 2 片。

调料： 生抽 1 大匙，白砂糖、淀粉、盐各少许。

做法：

❶ 菜心洗净；香菇去蒂，洗净，切片；牛肉洗净，切片，加生抽、白砂糖、淀粉、适量水腌渍 15 分钟。

❷ 油锅烧热，爆香姜片和香菇片，加水煮沸，放入菜心，待水再沸后改小火，并放入牛肉片，待熟时调入盐即可。

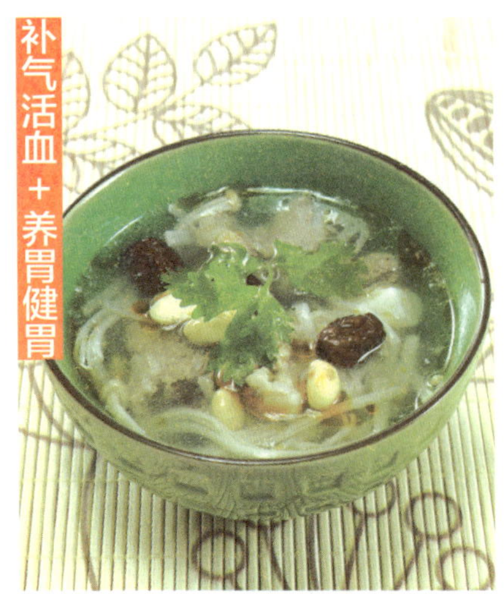

黄豆红枣排骨汤

材料： 净金针菇 50 克，排骨 100 克，黄豆 150 克，姜 3 片，去核红枣 4 颗，香菜叶少许。

调料： 盐、味精各适量。

做法：

❶ 黄豆用清水泡软，洗净；排骨洗净，剁小块，入沸水中汆烫去血水，捞出，备用。

❷ 汤锅置火上，倒入适量水烧沸，放入所有材料，以中小火煲煮至熟，起锅前加盐、味精调味，最后撒上香菜叶即可。

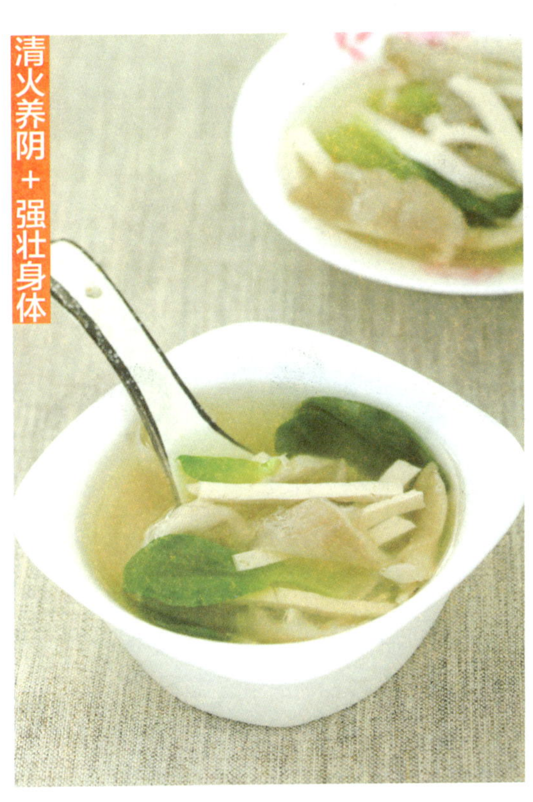

豆腐平菇汤

材料： 平菇、豆腐各150克，油菜心100克。

调料： 香油、盐、味精各适量。

做法：

1. 平菇去蒂洗净，切片；豆腐洗净，切丝；油菜心洗净，备用。
2. 锅置火上，加入适量清水，煮沸后放入平菇片、豆腐丝、油菜心，煮至材料熟透。
3. 然后用盐、味精调味，最后淋入香油即可。

营养解读

豆腐富含植物蛋白质；平菇具有改善人体新陈代谢、增强体质、调节自主神经功能等作用。二者同食，会起到舒张血管、促进血液循环的作用。

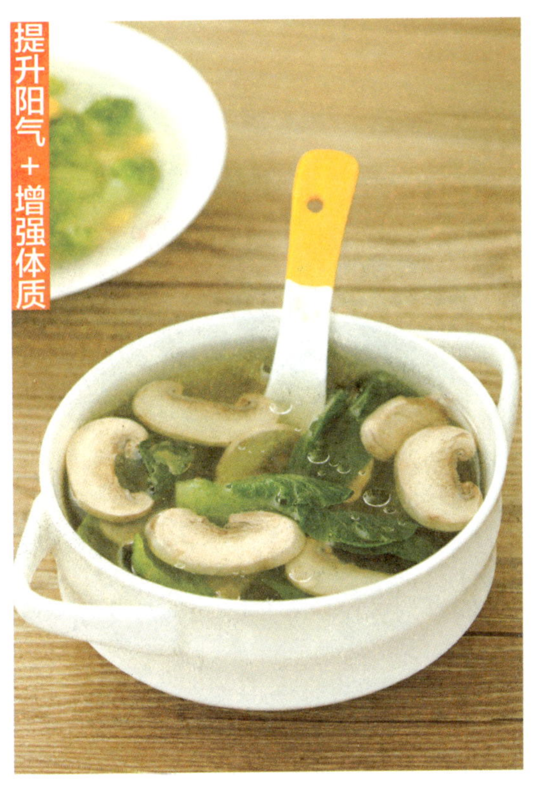

口蘑油菜汤

材料： 口蘑200克，油菜100克，姜片适量。

调料： 香油、盐、味精、高汤、料酒、口蘑汤各适量。

做法：

1. 口蘑去蒂，洗净，切片。
2. 油菜择洗净，入沸水锅中汆烫后捞出，沥干。
3. 锅置火上，加入适量高汤、口蘑汤，然后放入口蘑片、姜片、料酒、盐、味精和少许油，煮30分钟左右。
4. 放入油菜略煮，最后滴入香油即可。

夏季

炎热的夏季阳气在表、阴气伏里，是一年中人体新陈代谢最旺盛的时期，因此，养生应顺应夏『长』之势，避免食用过于伐阳的食品。

食材及中药推荐

苦瓜
黑木耳
莲藕
鸭肉
西红柿
丝瓜
绿豆
泥鳅

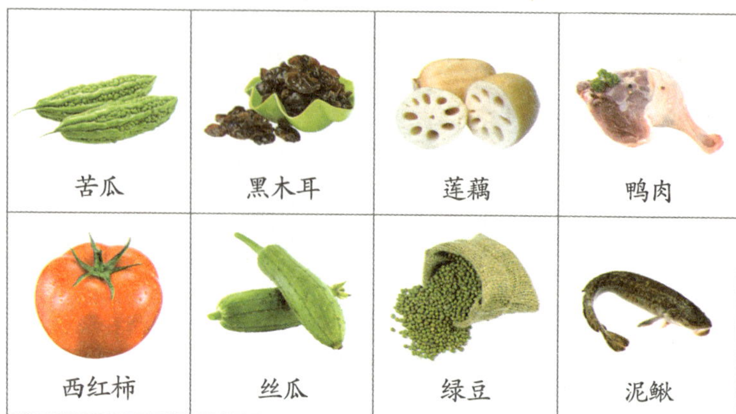

饮食护理

夏季天气炎热，宜选择一些清淡且有利于消化吸收的食品为宜。如若贪食油腻食物，很容易导致肠胃消化不良，助湿生热，伤及脾胃。夏天要在汤品中适当多加一点盐或者进食一些益阴生津的食物，以补充人体因为出汗丢失的盐分，从而保持人体电解质平衡。

苦瓜酸菜软骨汤

养阴润燥+清热除烦

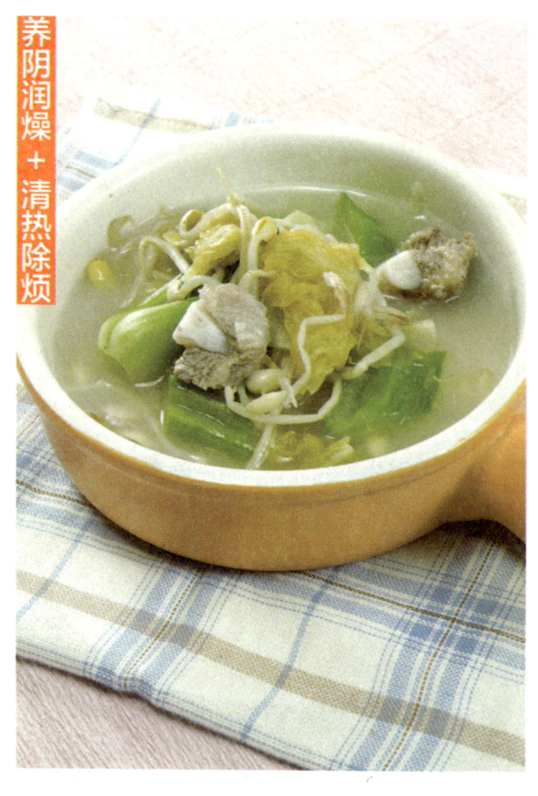

材料： 苦瓜、猪软骨各300克，酸菜100克，黄豆芽150克，油菜70克，姜片适量。

调料： 盐、白砂糖各1小匙，醪糟3大匙，大骨高汤1000毫升。

做法：

1. 猪软骨洗净，切块，放入沸水中汆烫3分钟，捞出，洗净，备用。
2. 苦瓜洗净，对半切开，去籽，切片；酸菜洗净，切段；黄豆芽、油菜均洗净，备用。
3. 煲锅中倒入大骨高汤，加入姜片、酸菜段和猪软骨块，大火煮沸后转中小火煲60分钟，再加入苦瓜片、黄豆芽、油菜煮至熟软，然后加盐、白砂糖、醪糟煮匀即可。

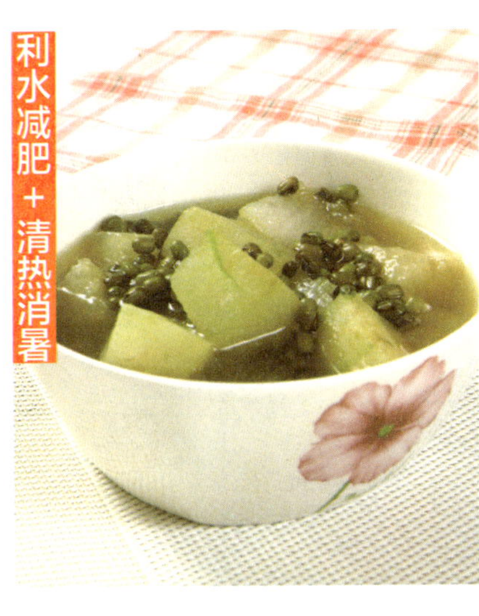

绿豆冬瓜汤

材料： 绿豆 200 克，冬瓜适量。

调料： 白砂糖适量。

做法：

❶ 绿豆洗净，入水中浸泡 2 小时，捞出；冬瓜洗净，去皮和籽，切块。

❷ 将绿豆、冬瓜块放入锅中，加适量水以大火煮沸，转小火煮至豆开花，撒入白砂糖拌匀即可。

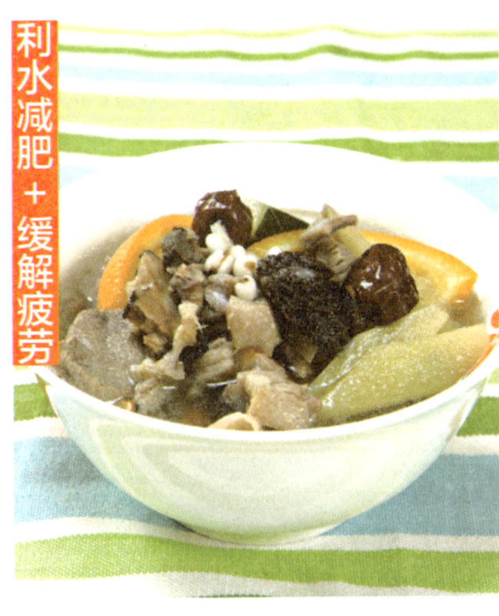

冬瓜薏米鸭肉汤

材料： 鸭肉 300 克，薏米 100 克，冬瓜 200 克，姜 3 片，红枣 2 颗，橘皮 3 片。

调料： 盐、醪糟、香油、白砂糖各适量。

做法：

❶ 薏米洗净，泡水约1小时，捞出，放入电饭锅蒸熟；冬瓜连皮洗净，去籽切块备用；鸭肉洗净，切块，放入沸水中汆烫，去除血水，捞出冲净。

❷ 锅置火上，加水和所有材料，大火煮 20 分钟后转小火再煮 30 分钟，捞出药材，加入调料调匀即可。

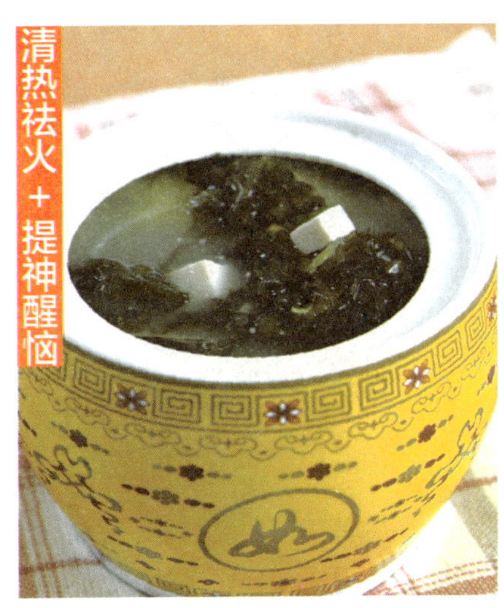

豆腐黑木耳汤

材料： 豆腐 150 克，紫菜少许，黑木耳 100 克。

调料： 盐少许，荸荠粉、高汤各适量。

做法：

❶ 豆腐洗净，切成块，入沸水中汆烫片刻，捞起备用；黑木耳洗净，撕小朵，备用。

❷ 豆腐块和黑木耳朵放入锅中，注入适量高汤煮沸，调入紫菜、荸荠粉拌匀，再加盐调味即可。

秋季

中医认为，秋主收，燥为秋之主气。阳气渐收，阴气渐长，景物萧条，主要表现为气温逐渐降低，空气干燥。饮食要省辛增酸以养肝气，同时还要润燥、养肺。

食材及中药推荐

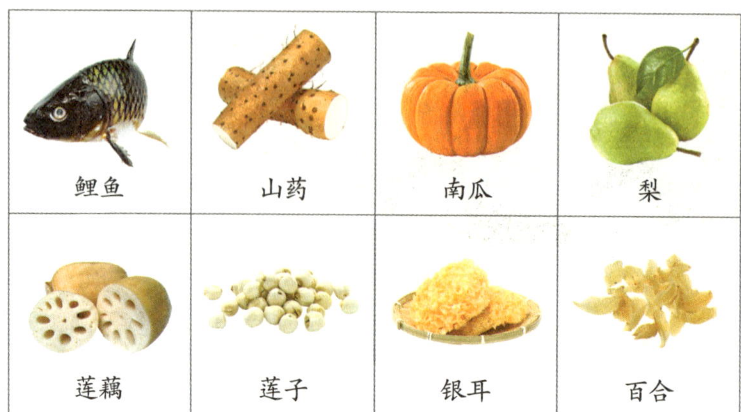

饮食护理

“少辛增酸”是中医夏季养生的一个原则。所谓“少辛”，就是要少吃一些辛味的食物，这是因为肺属金，通气于秋，肺气盛于秋。少吃辛味，是以防肺气太盛。中医认为，肝属木，金克木，如肺气太盛可损伤肝的功能。鱼、各种动物瘦肉、禽蛋以及山药、莲子等都是秋季进补的好食材。此外，奶制品、豆类及新鲜蔬果均宜食用。

水晶莲子羹

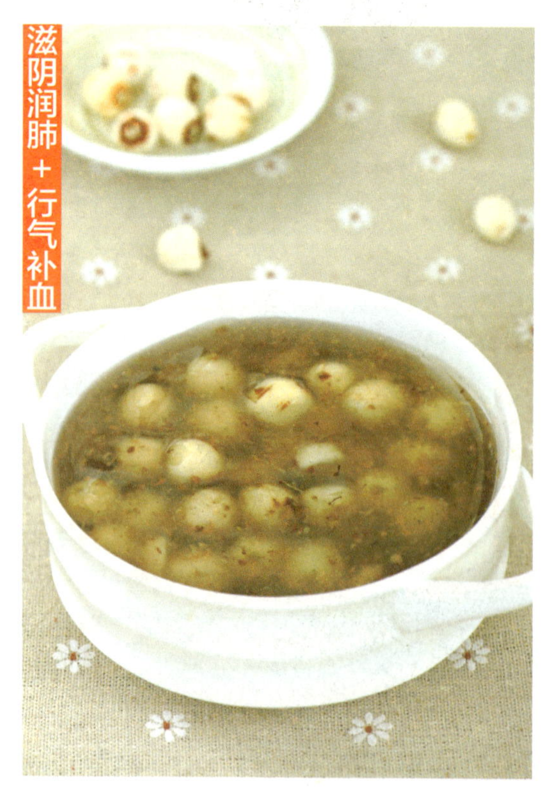

滋阴润肺＋行气补血

材料： 莲子 200 克，桂花 30 克，琼脂 80 克。

调料： 冰糖 100 克。

做法：

1. 将莲子用清水泡发 2 小时，泡好后用竹签除去莲子心，洗净，备用。
2. 锅置火上，倒入适量清水，将冰糖、桂花、琼脂一同放入锅内，大火煮沸，待冰糖、琼脂溶化后，再倒入莲子煮透。
3. 将煮好的甜品放入碗内，冷却后放入冰箱冷藏 2 小时即可食用。

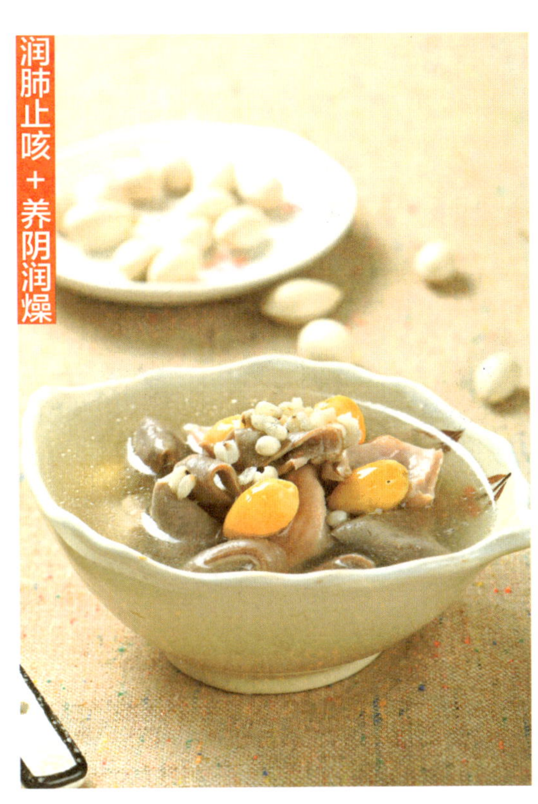

薏米白果煲猪肚

材料： 猪肚 100 克，白果、薏米各 20 克，姜 3 片。

调料： 盐、醪糟各适量。

做法：

1. 将猪肚加面粉充分搓洗干净；姜洗净，去皮切片；白果、薏米分别洗净。
2. 锅置火上，放入猪肚和适量清水，煮至半熟，捞出，待其稍放凉后切成小块，备用。
3. 将净锅置火上，放入猪肚块、姜片、薏米、白果和足量清水。
4. 先开大火煮沸，再转中火炖煮 1 小时至猪肚块完全熟透，加醪糟、盐搅匀，调味即可。

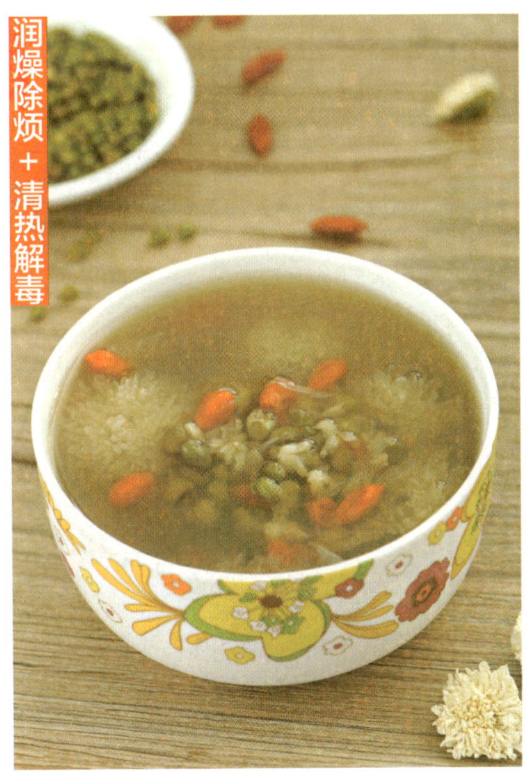

枸杞菊花绿豆汤

材料： 枸杞子 100 克，绿豆 30 克，菊花 15 克。

调料： 冰糖适量。

做法：

1. 将绿豆洗净，放入清水中浸泡 30 分钟左右；枸杞子、菊花分别洗净，备用。
2. 把绿豆放入锅内，加入适量清水，大火加热至快烧沸时倒入适量沸水，盖上盖，再次煮沸后捞去绿豆皮，转用小火煮至绿豆熟烂。
3. 加入菊花、枸杞子，搅拌均匀。
4. 放入冰糖，烧沸后继续煮 5 ~ 10 分钟即可。

冬季

冬季天气寒冷，宜多吃一些温热补益的食物来滋养五脏，扶正固本，培育元气，保证体内阳气充足，养精蓄锐，构筑来年春季防病的物质基础。

食材及中药推荐

海参	羊肉	虾	胡萝卜
山药	黑芝麻	鸡蛋	牛肉

饮食护理

冬季应适当食用些具有御寒功效的食物进行温补和调养，以达到补充热量、增强体质、促进新陈代谢、提高防寒能力、维持身体正常活动的目的。此外，还要及时补充维生素，避免因缺乏维生素给人体带来影响。冬季蔬菜品种减少，机体中维生素相对容易缺乏。

海带牛肉汤

补中益气+调和五脏

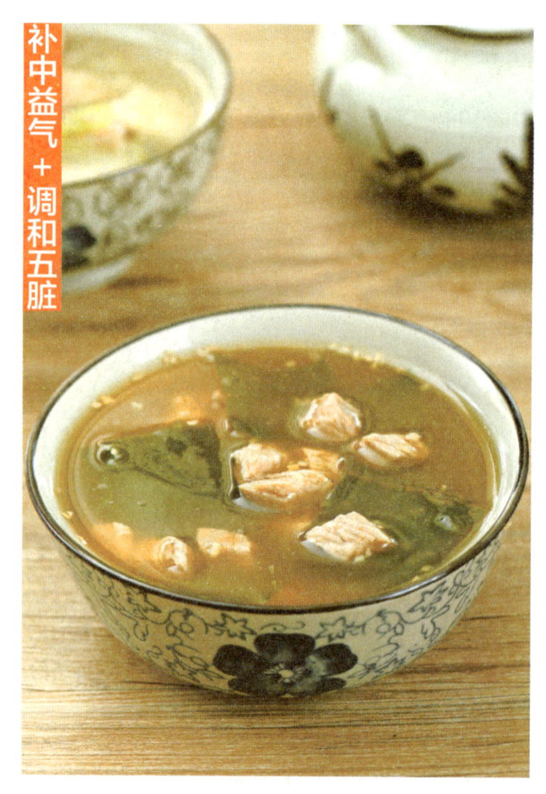

材料： 干海带 100 克，牛肉 50 克，蒜适量。

调料： 香油、老抽、盐各适量。

做法：

1. 干海带入清水中浸泡至软后洗净，捞出，沥干，切块；牛肉洗净，切块；蒜去皮，切末，备用。
2. 锅置火上，加适量清水烧沸后放入牛肉块，再加香油、老抽和少许盐调味，搅拌均匀，煮 2 分钟，然后放入海带块，一边搅拌一边煮约 1 分钟，再倒入适量清水，煮沸后放入蒜末，大火煮沸后转小火，盖盖煮 20 分钟，最后加剩余盐调味即可。

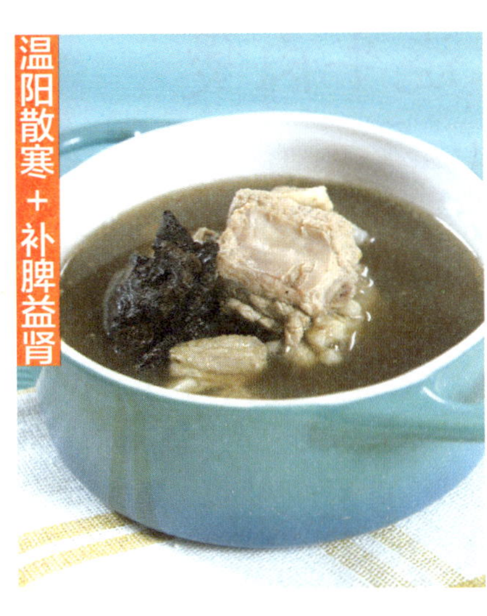

生地黑豆排骨汤

材料： 排骨 300 克，黑豆 100 克，生地黄 15 克，姜适量。

调料： 盐适量。

做法：

❶ 黑豆用清水浸泡 2 小时，备用；生地黄用清水浸泡 20 分钟，以除尽细沙；排骨洗净，切成小块。

❷ 高压锅洗净，放入排骨块和泡好的黑豆、生地黄，以及适量清水，调入适量盐，盖上锅盖，大火压至发出滋滋的响声，然后转小火焖 20 分钟关火即可。

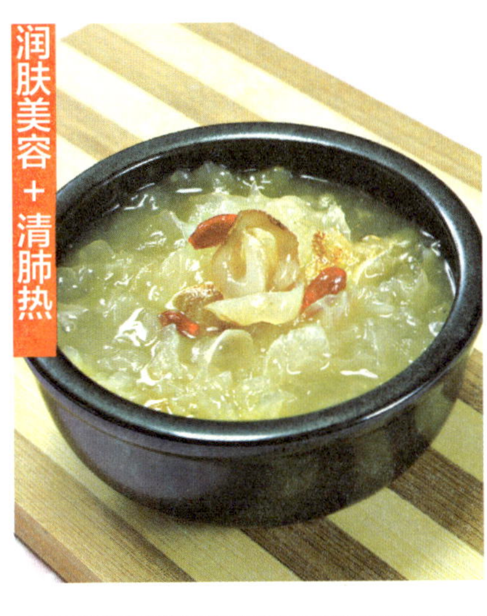

银耳海参汤

材料： 海参 200 克，银耳 20 克，枸杞子、姜片、葱段各适量。

调料： 盐、味精、料酒各少许。

做法：

❶ 银耳洗净，浸泡至透。

❷ 锅内加水烧沸，放入姜片、海参稍煮，捞起。

❸ 将海参、枸杞子、银耳、葱段、料酒放入汤煲内，加适量水煲约 2 小时，加入盐、味精调味即可。

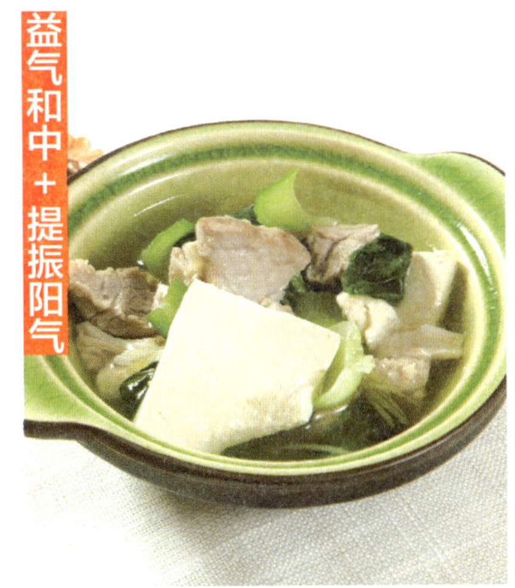

连锅羊肉汤

材料： 羊肉 500 克，净油菜、豆腐块各 150 克，蒜片、姜片各适量。

调料： 料酒、老抽各 1 大匙，盐 1 小匙，胡椒粉少许。

做法：

❶ 羊肉入沸水中汆烫、去血水。取净锅，加适量清水、料酒及姜片煮 30 分钟，捞出，切块，取汤。

❷ 另起一锅，放入豆腐块和适量清水，大火煮沸，再放入羊肉块、蒜片和羊肉汤同煮 20 分钟，待将熟时加入剩余调料和油菜，再次煮沸后即可。

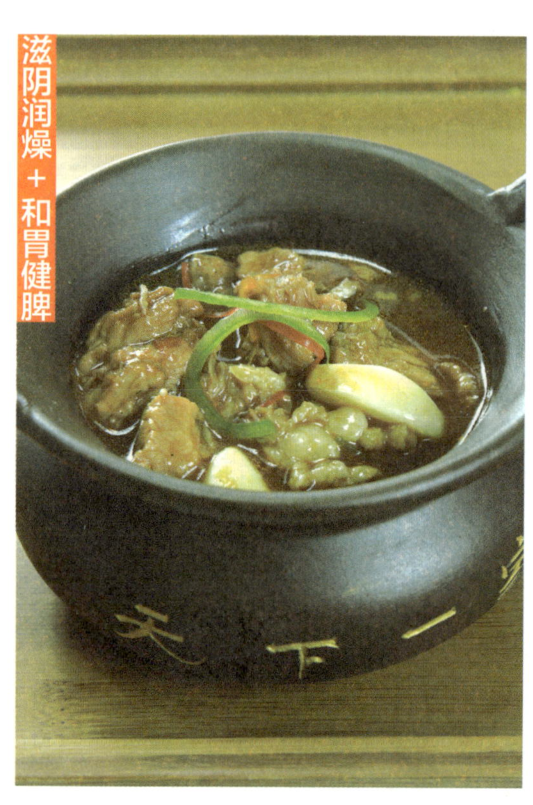

红烧牛肉煲

材料： 牛肉 500 克，蒜 6 瓣，姜片，青、红甜椒丝各适量。

调料： 高汤 400 毫升，红糖、醪糟各 1 大匙，辣豆瓣酱 5 大匙。

做法：

1. 牛肉洗净，切成块，放入沸水中氽烫以去除血水，捞出后沥干水分；姜片用刀背拍碎。
2. 油锅烧热，放入红糖，用小火炒至融化并呈焦黄色，放入牛肉块和醪糟，改中火炒均匀，再放入辣豆瓣酱炒匀。
3. 将其移入砂锅中，加入高汤、蒜瓣、姜碎、青甜椒丝、红甜椒丝，以大火煮沸后，再改小火续煮至牛肉软烂即可。

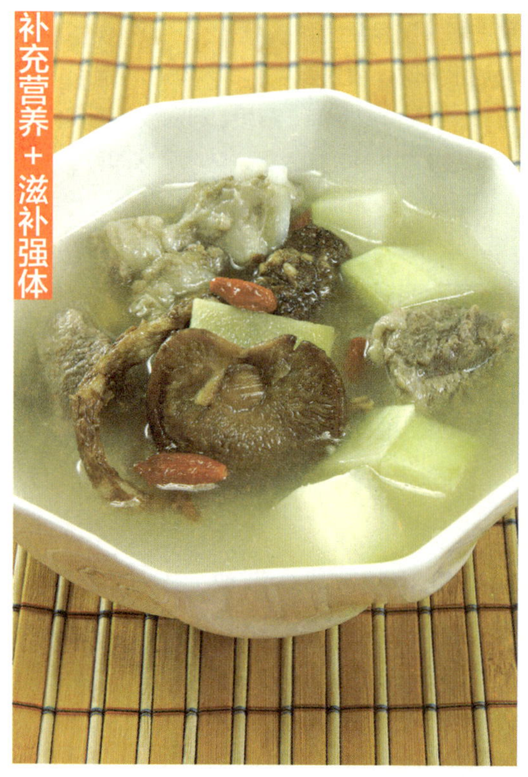

木瓜菇香排骨汤

材料： 排骨 300 克，青木瓜块 150 克，猴头菇 200 克，姜 1 块，枸杞子少许，冬虫夏草 2 根。

调料： 盐、白砂糖各 1 小匙，醪糟 2 大匙，大骨高汤 1000 毫升。

做法：

1. 排骨洗净，切块，放入沸水中氽烫，去除血水，捞出，冲净。
2. 猴头菇去蒂，泡水并洗净；姜去皮，切片；冬虫夏草、枸杞子均洗净，备用。
3. 炖盅内倒入大骨高汤并放入排骨块、青木瓜块、姜片、冬虫夏草、枸杞子，移入蒸锅炖 1 小时，熄火前加盐、白砂糖、醪糟调匀即可。

第五章

调养全身滋补汤

健康的身体是一切成功的前提和保证，汤饮的滋补功效我们已经了解了。其调养身心、增强体质的作用更多地体现在滋利脏腑、通经活络、温补阴阳等方面。因此，日常生活中我们可以通过合理的饮用汤品来强身健体。

养血补血

人体是血肉之躯，只有气血足，才显得皮肤红润，面有光泽；只有肉实，才能使肌肉发达，体形健美。若不注意补气养血，就容易导致一些疾病的发生。

食材及中药推荐

乌鸡
黑芝麻
猪肝
红枣
鹌鹑肉
猪血
牛肉
鲤鱼

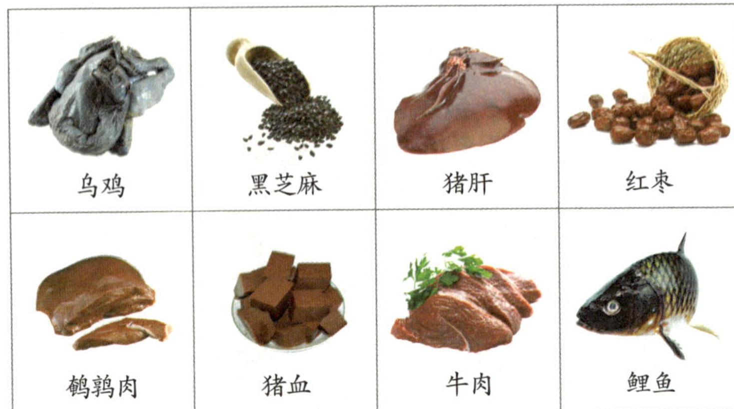

饮食护理

日常应多吃富含蛋白质和铁元素的食物。优质蛋白质和微量元素铁是造血的原料，要补血养血，就必须多食用含有这些成分的食物，像动物肝脏、动物血、鱼、虾等，都是很好的补血养血食物。对于女人来说，补血是 个永恒的话题。中医学早就指出："女性以养血为本。"对女性来说，更应该懂得养血补血。

红枣鲜鱼汤

补血养颜+润泽肌肤

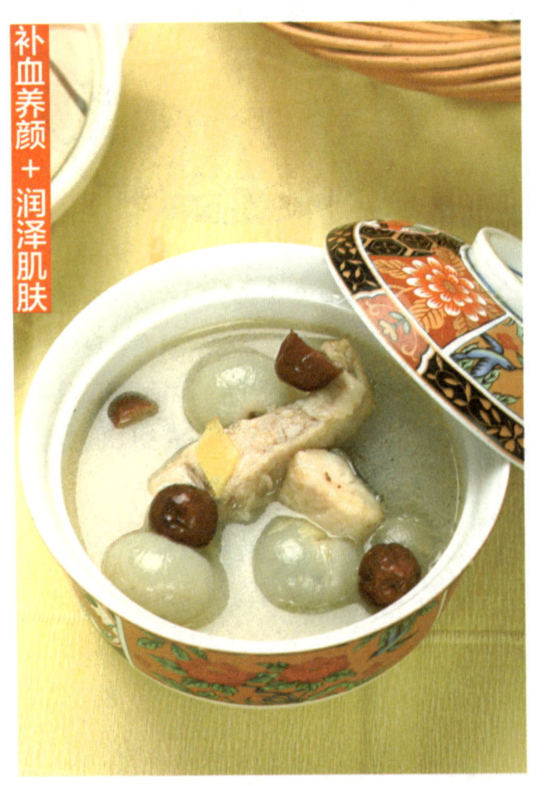

材料： 红枣10颗，鲤鱼1条（小），桂圆肉20克，姜1片。

调料： 盐半小匙。

做法：

1. 材料均洗净；桂圆肉浸水；红枣去核；鲤鱼处理干净，切块。
2. 油锅烧热，爆香姜片，放入鲤鱼块煎一下，捞出沥油，备用。
3. 锅置火上，全部材料入锅，加水大火煮沸，改小火煮1.5小时，最后加盐调匀即可。

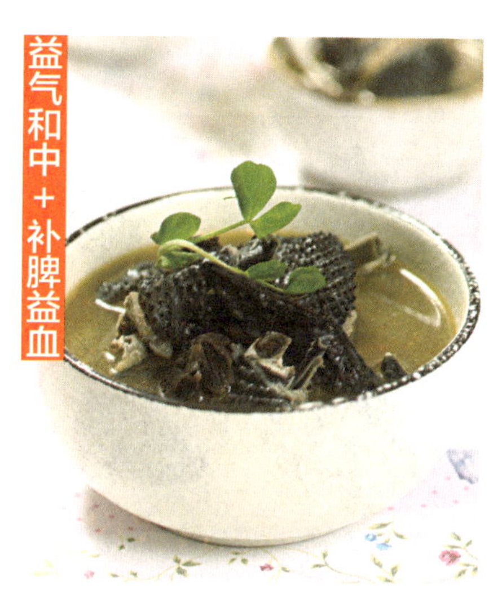

乌鸡汤

材料： 乌鸡 1 只，生地黄 20 克，豌豆苗少许。

调料： 饴糖 120 克，盐适量。

做法：

❶ 将乌鸡处理干净，切成块。

❷ 生地黄切片，拌入饴糖；将所有材料放入瓦煲内，加盐，放入锅中隔水炖熟烂，加豌豆苗点缀即可。

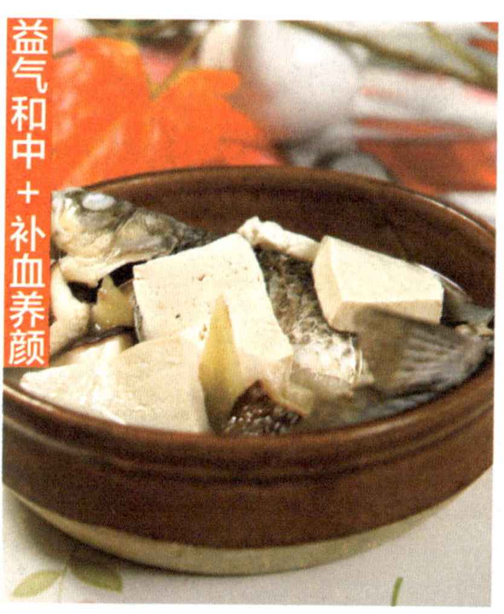

香菇鲫鱼豆腐汤

材料： 鲫鱼 2 条，水发香菇片 100 克，豆腐 200 克，葱末、姜片、蒜片各适量。

调料： 盐、鸡精、料酒、胡椒粉各适量。

做法：

❶ 豆腐洗净，切薄片，用盐水腌渍 5 分钟，备用。

❷ 鲫鱼处理干净，抹上料酒，用盐腌渍 10 分钟。

❸ 油锅烧热，将鲫鱼两面煎黄，加入葱末、姜片、蒜片、香菇片和适量水，以大火煮10分钟，加入豆腐片再煮5分钟，加盐、胡椒粉、鸡精调味即可。

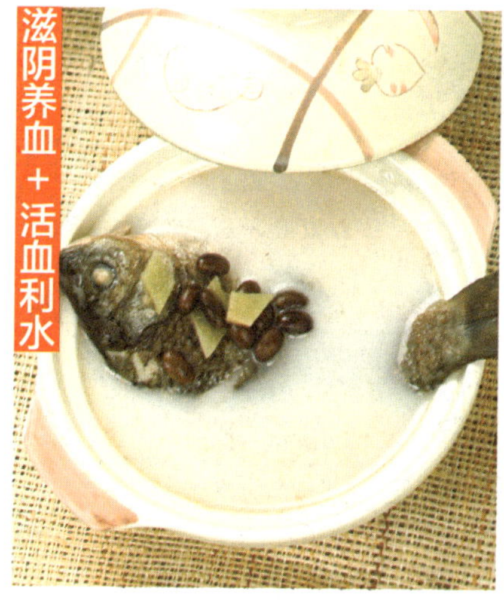

黑豆鲫鱼汤

材料： 新鲜鲫鱼 1 条，黑豆少许，姜、葱段各适量。

调料： 盐 1 小匙，鸡精半小匙，料酒 1 大匙。

做法：

❶ 黑豆泡水约 8 小时（过夜）后沥干；鲫鱼处理干净，用纸巾吸干表面水分，备用。

❷ 油锅烧热，将鲫鱼煎至两面金黄。

❸ 锅中加入所有材料、料酒，加适量温开水，大火烧开后转小火炖 1 小时，最后加盐、鸡精调味即可。

养肝明目

肝是人体最大的腺体，与身体其他器官联系紧密。肝仿佛是一个巨大的化学加工厂，被称作『将军之官』。平时宜多吃有舒肝养血作用的食物，并保持心情愉快。

食材及中药推荐

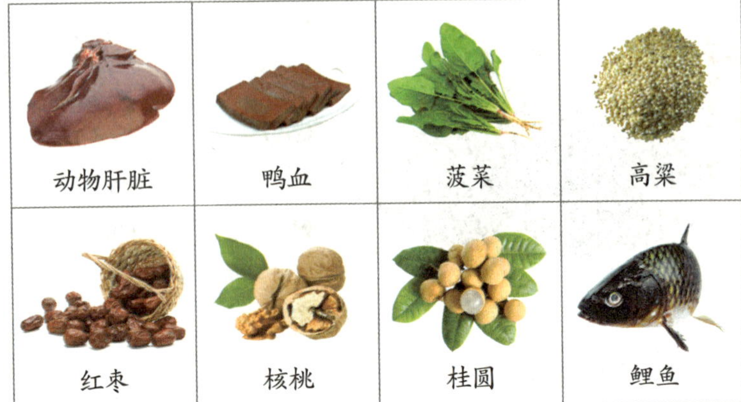

饮食护理

吃一些富含维生素 A 的食物。维生素 A 可保护眼睛，预防夜盲症及视力减退，还能预防干眼症、视网膜色素变性，对假性近视也具有一定的预防作用。此外，多吃富含铬的食物以及减少糖分的摄入。中医认为，近视的发生与肝肾不足、气血亏损有关。如果肝气不舒、肝血不足，就会导致眼睛失去滋养，发展成近视。

金针猪肝汤

补肝养血＋改善视力

材料： 金针菇 30 克，嫩姜 3 片，猪肝 150 克。

调料： 香油少许，盐 1 小匙，高汤 400 毫升，水淀粉 2 小匙。

做法：

1. 金针菇泡水 15 分钟，捞起，再用清水冲洗一次；嫩姜洗净，切丝；猪肝切片，氽烫后洗净，冷却备用。
2. 高汤倒入锅中，加盐、姜丝和金针菇，大火煮沸后，转小火续煮 2 分钟。
3. 放入猪肝片，煮沸后用水淀粉勾芡，最后淋上香油即可。

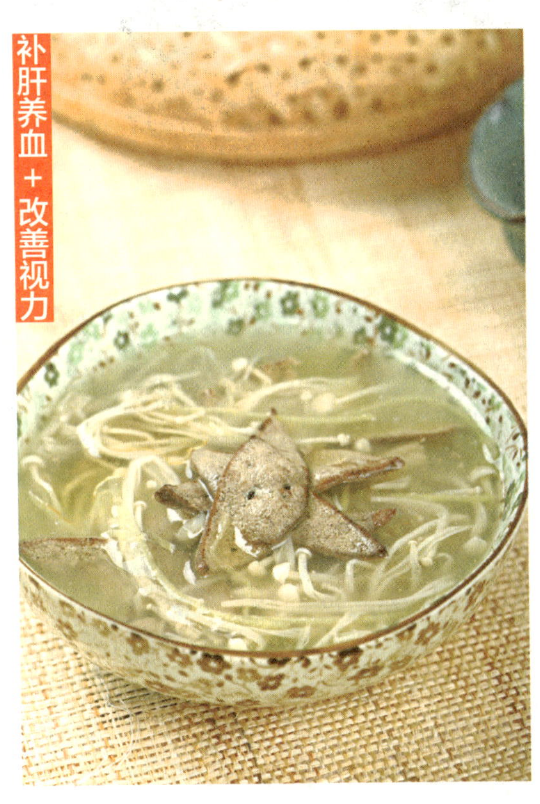

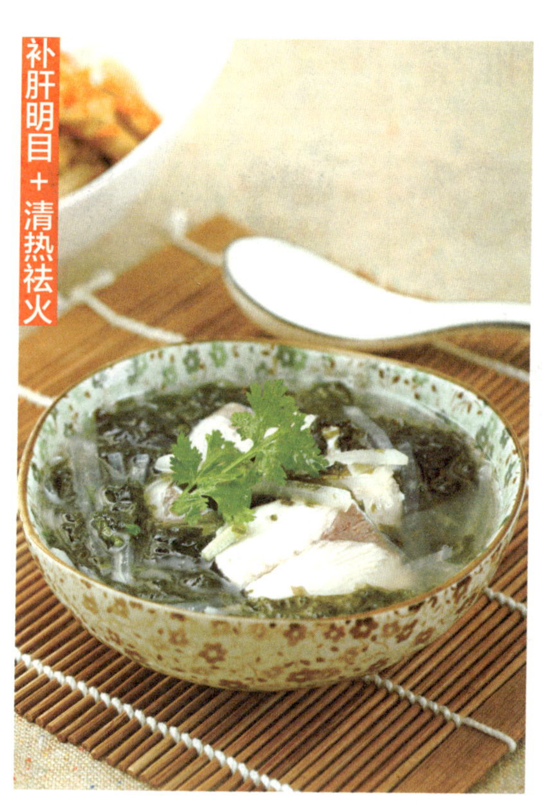

鲫鱼紫菜汤

材料： 净鲫鱼 600 克，紫菜 300 克，白萝卜 100 克，葱、姜、香菜叶各适量。

调料： 醋、盐、料酒、味精各适量。

做法：

❶ 白萝卜洗净，去皮，切丝；紫菜温水泡发，入沸水锅中汆烫后捞出，沥干；葱洗净，切段；姜洗净，部分切片，部分切末，备用。

❷ 油锅烧热，放入鲫鱼煎至两面变黄，调入料酒，放入葱段、姜片，倒入适量清水，煮沸后放入紫菜，煮至将熟，然后放入白萝卜丝，加盐、味精调味，最后放入姜末、醋煮匀，撒香菜叶即可。

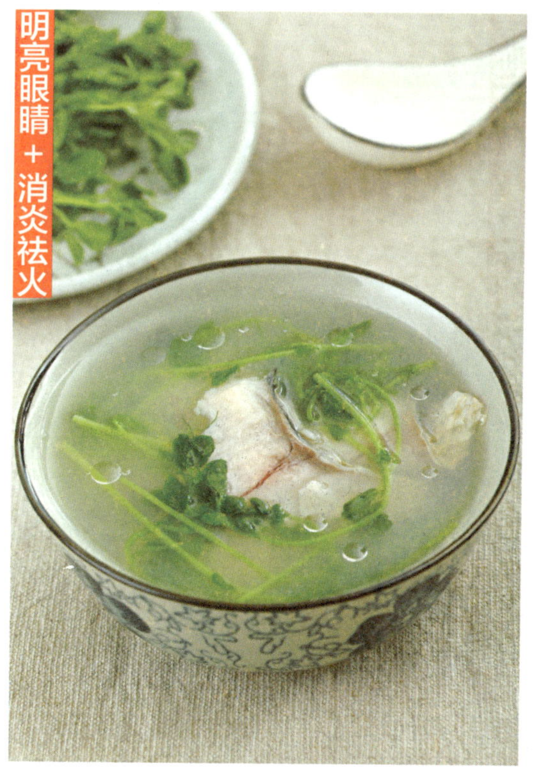

豆苗鱼片汤

材料： 草鱼中段 500 克，豆苗 200 克，鸡蛋清少许。

调料： A. 盐半小匙；B. 干淀粉、盐各 1 小匙，高汤 5 碗，胡椒粉、香油各少许。

做法：

❶ 草鱼去皮、剔骨，取净肉切片，拌入鸡蛋清和调味料 A 腌渍 10 分钟。

❷ 豆苗择除老叶，将嫩芽洗净备用。

❸ 高汤烧开，先熄火，再逐个放入鱼片，改小火煮至鱼片浮起，加入调味料 B 的其他调味料及豆苗即可。

温脾补气

中医认为，脾是人的后天之本，在五行中属土，是人体气血的『生产车间』。为了保护脾脏，日常饮食要清淡、不能过饱。此外还要保持心情舒畅、适量运动。

食材及中药推荐

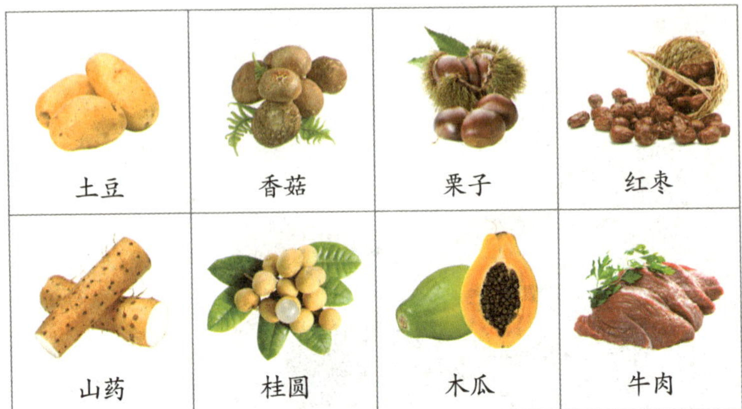

饮食护理

日常多吃清淡食物以及较精细、易消化、富有营养的食物。它们可以使人保持良好的食欲，并促进食物中的营养物质被人体更好地吸收。入睡前最好不要进食，以免给脾胃增加压力，造成消化不良，损害脾胃健康。健脾的食物有山药、莲子、大豆、香蕉及猪瘦肉、牛奶等。多喝用以上食物制成的汤饮有益脾胃。

红豆乌鸡煲

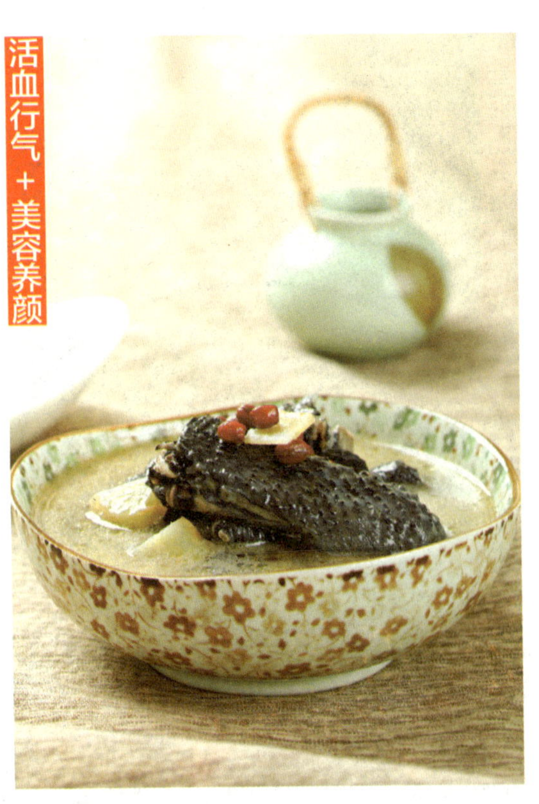

材料：乌鸡肉 500 克，红豆 100 克，姜片适量。

调料：盐 1 小匙，醪糟 3 大匙。

做法：

1. 红豆洗净后入清水中浸泡 4 小时，捞出，沥干；乌鸡肉洗净，剁成小块。
2. 将乌鸡块放入沸水中略汆烫，洗净血水后捞出，过凉，备用。
3. 锅中放入红豆、姜片和适量清水，大火煮沸，再放入乌鸡块，再次煮沸后盖上锅盖，加醪糟，转中小火焖煮 40 分钟，最后加盐调味即可。

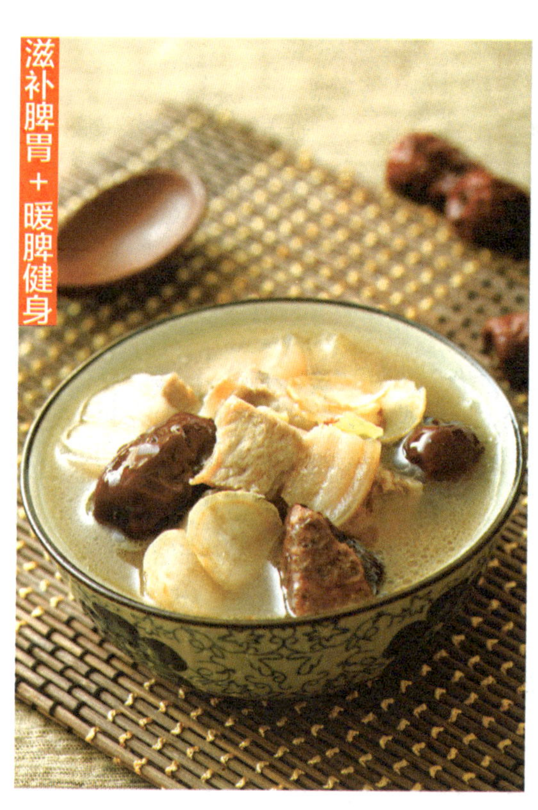

参枣猪腿肉汤

材料： 猪腿肉 200 克，红枣 100 克，制何首乌 20 克，丹参适量。

调料： 盐适量。

做法：

❶ 猪腿肉洗净，切块，汆烫备用；红枣去核洗净；制何首乌、丹参分别洗净，切片。

❷ 砂锅置火上，加入适量清水，大火煮至水沸，放入猪腿肉块、红枣、制何首乌片、丹参片再次煮沸，然后转小火煮 2 ~ 2.5 小时。

❸ 最后调入盐即可。

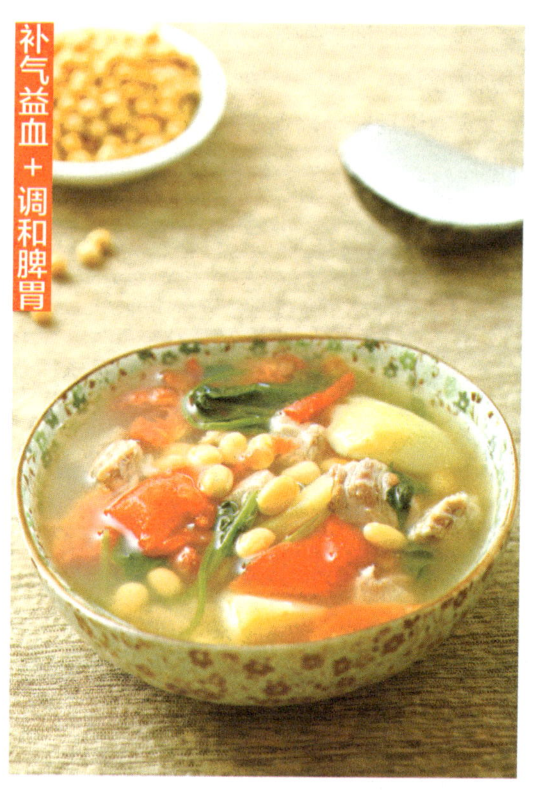

牛肉土豆汤

材料： 牛腩200克，土豆、西红柿各1个，菠菜、黄豆各 50 克。

调料： 盐适量。

做法：

❶ 牛腩洗净，切块；土豆洗净，去皮，切块；西红柿洗净，切片；菠菜择洗干净；黄豆洗净，入清水中浸泡至软，备用。

❷ 油锅烧热，炒香牛腩块，接着放入适量清水，煮沸后加土豆块、黄豆，大火煮 3 分钟后转小火煮 20 分钟，然后放入菠菜、西红柿片，再次煮沸后加盐，煮至入味即可。

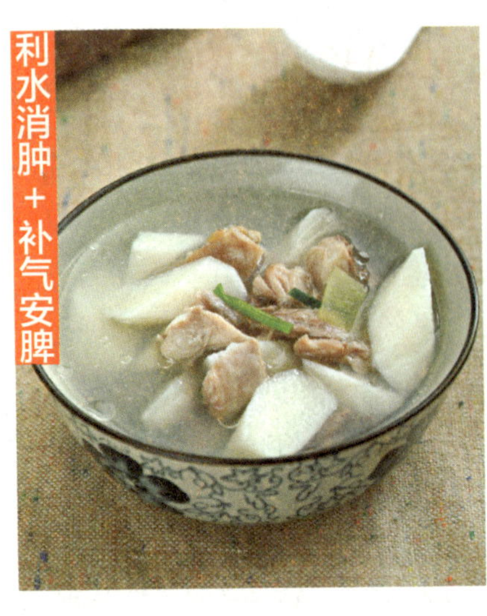

兔肉山药汤

材料： 山药、兔肉各 150 克，葱、姜各适量。

调料： 五香粉、料酒、盐、味精各适量。

做法：

❶ 山药洗净，去皮，切块；兔肉洗净，切块；葱洗净，切段；姜洗净，切片，备用。

❷ 油锅烧热，放入兔肉块以大火煸炒至变色，然后放入山药块、葱段、姜片煸炒片刻，再加入适量清水，调入料酒、五香粉，小火煮至材料熟烂，最后调入盐、味精，出锅装盘即可。

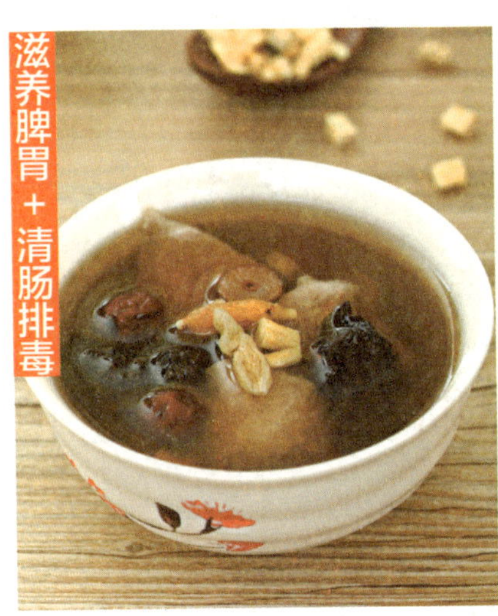

健脾瘦肉汤

材料： 猪瘦肉块 400 克，麦冬 25 克，净红枣适量，党参 15 克，生地黄 10 克。

调料： 盐适量。

做法：

❶ 麦冬、党参、生地黄分别洗净。

❷ 锅中加适量清水，下猪瘦肉块、麦冬、党参、生地黄、红枣，大火煮沸后转小火煮 1 ~ 1.5 小时，最后加盐调味即可。

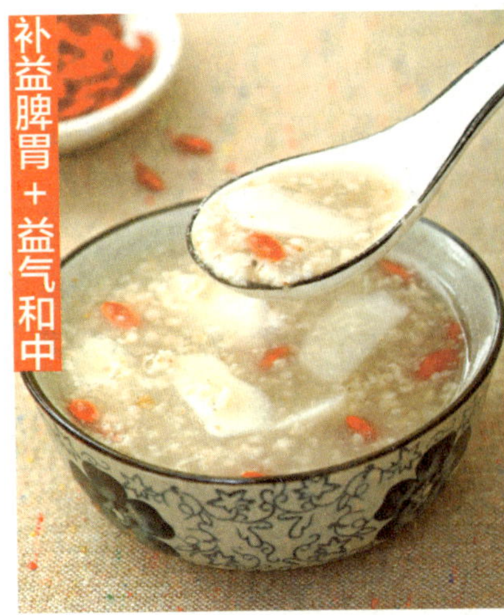

燕麦山药羹

材料： 山药块 100 克，薏米 30 克，燕麦、枸杞子各适量。

调料： 冰糖适量。

做法：

❶ 薏米洗净，入清水中浸泡 2.5 小时。

❷ 锅中加入适量清水，放入薏米、山药块，大火煮沸后，放入冰糖、燕麦拌匀，放入枸杞子略煮即可。

健脾升阳＋补益气血

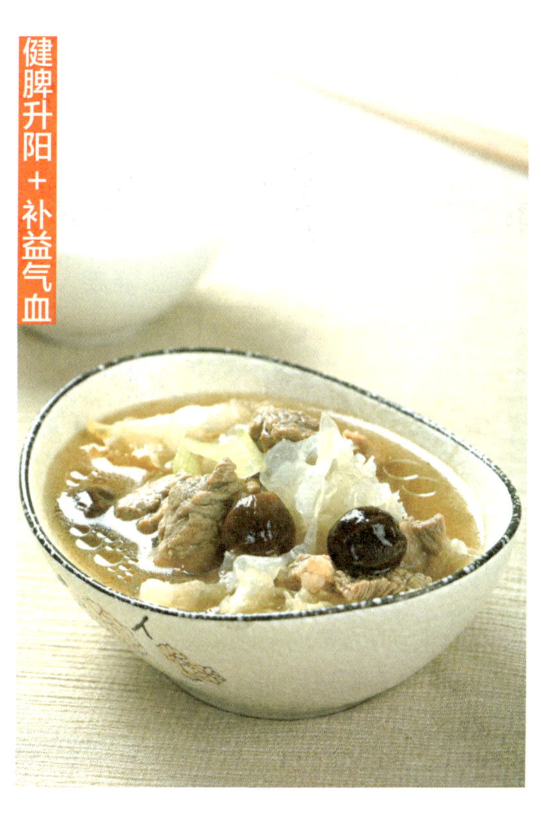

银耳桂圆牛肉煲

材料： 牛腱 600 克，银耳、桂圆各适量，姜片、葱段各 30 克。

调料： 料酒 3 大匙，盐 1 小匙。

做法：

❶ 牛腱洗净，切块；桂圆去核；银耳充分泡软后捞出，择净，沥干水分。

❷ 将牛腱块放入沸水锅中，加料酒汆烫 3 分钟至变色后捞出，沥干水分。

❸ 油锅烧热，炒香姜片、葱段，再放入银耳、桂圆肉和牛腱块略炒。

❹ 然后加入适量清水，大火烧沸，盖上锅盖，转小火炖煮约 1 小时至熟透，加盐调味即可。

补气补血＋温中补虚

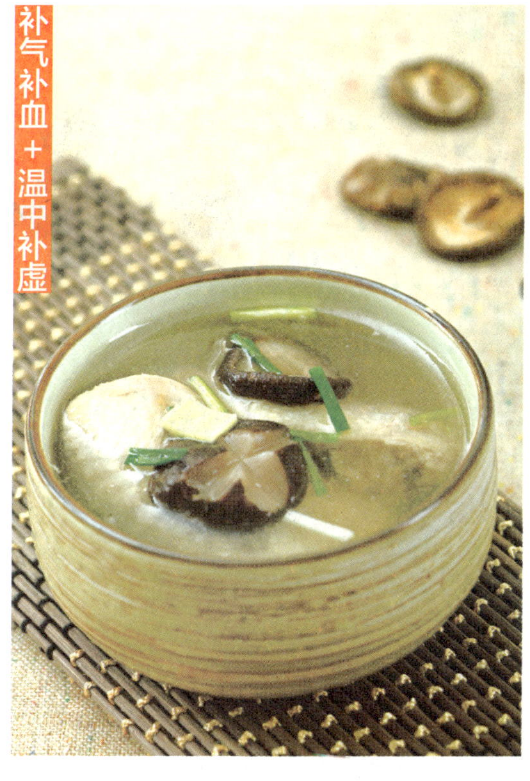

鸡翅香菇汤

材料： 鸡翅 400 克，香菇 200 克，葱段、姜片各适量。

调料： 胡椒粉、大料各少许，盐、料酒各适量。

做法：

❶ 鸡翅洗净，备用。

❷ 香菇去蒂洗净，在菇面剞十字刀，备用。

❸ 鸡翅入加有少许姜片的沸水中汆烫后捞出，备用。

❹ 锅置火上，倒入适量清水，放入鸡翅、香菇、葱段、姜片、所有调料，大火煮沸后，再转小火，煮 25 分钟即可。

补肾强身

肾为『先天之本』，是人体贮藏精气的重要脏器，补肾和壮阳是息息相关的。当人体阳气不足，肾的功能失常时，往往会出现肾虚、肾阳不振等症。

食材及中药推荐

海参
虾
韭菜
羊腰
黑豆
银耳
决明子
枸杞子

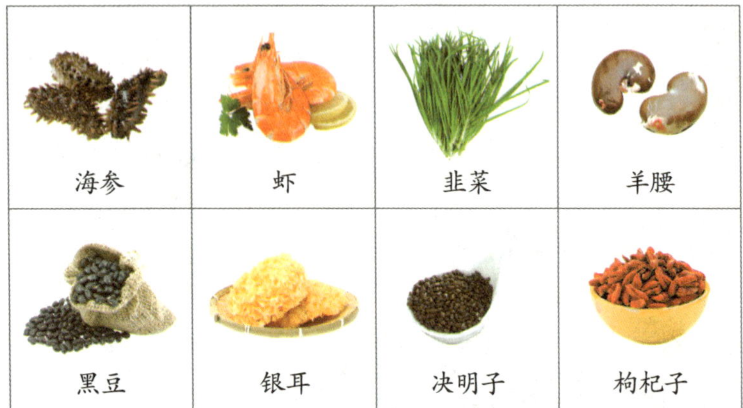

饮食护理

多吃富含优质蛋白质的食物。蛋白质含有人体活动所需要的多种氨基酸，它们参与包括性器官、生殖细胞在内的人体组织细胞的构成，且有提高性功能和缓解疲劳的作用。此外，还要及时补充维生素。可吃一些具有扶阳、补肾、固精作用的食物，如枸杞子、核桃、熟地黄、狗肉、杜仲等。

补肾固精鸭肉汤

充盈肾气+扶正补虚

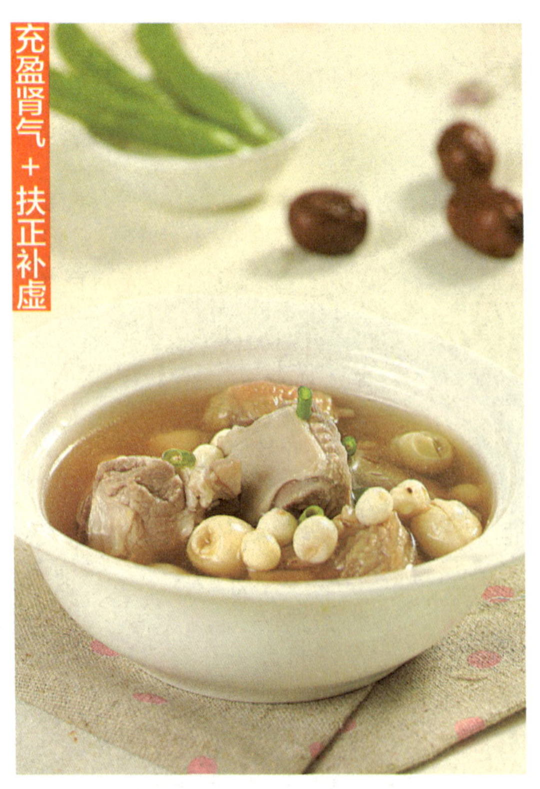

材料： 鸭肉 600 克，龙骨、牡蛎、蒺藜子各 10 克，芡实 15 克，莲须、鲜莲子各 20 克。

调料： 盐 1 小匙。

做法：

❶ 蒺藜子、莲须、龙骨、牡蛎放入棉布袋，装妥扎紧；鸭肉洗净汆烫，去除血水；莲子、芡实冲净，沥干。

❷ 将所有材料放入煮锅中，加适量水至盖过所有的材料。

❸ 以大火煮沸，再转小火续炖 40 分钟左右，加盐调味即可。

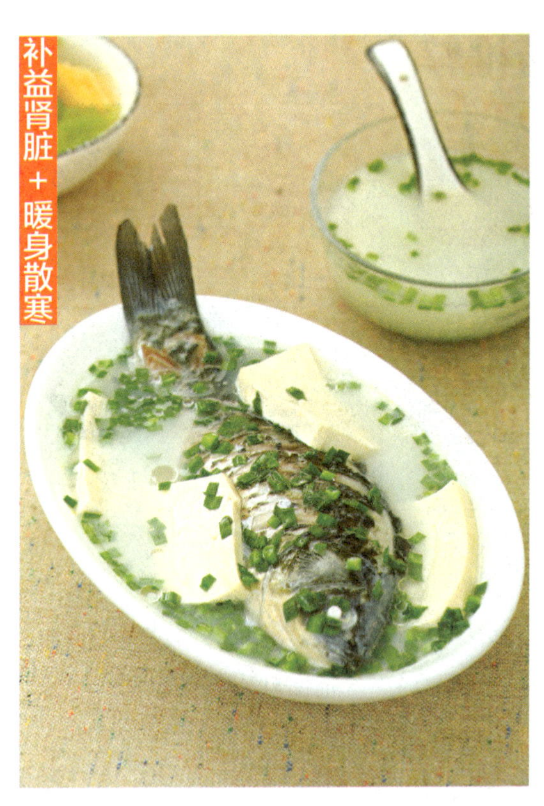

清香鲫鱼汤

材料： 净鲫鱼400克，豆腐300克，韭菜、葱、姜、蒜各适量。

调料： 盐、料酒、味精、高汤各适量。

做法：

❶ 鲫鱼洗净，在鱼身剞十字花刀；豆腐去老皮，切块；入沸水中汆烫后捞出，沥干；韭菜洗净，切末；葱、姜分别切末；蒜去皮，切片，备用。

❷ 油锅烧热，爆香葱末、姜末、蒜片，接着放入鲫鱼，烹入料酒，煎至两面金黄后倒入高汤，煮沸，再放入豆腐块，然后加盐调味，大火炖至入味，最后放入韭菜末、味精即可。

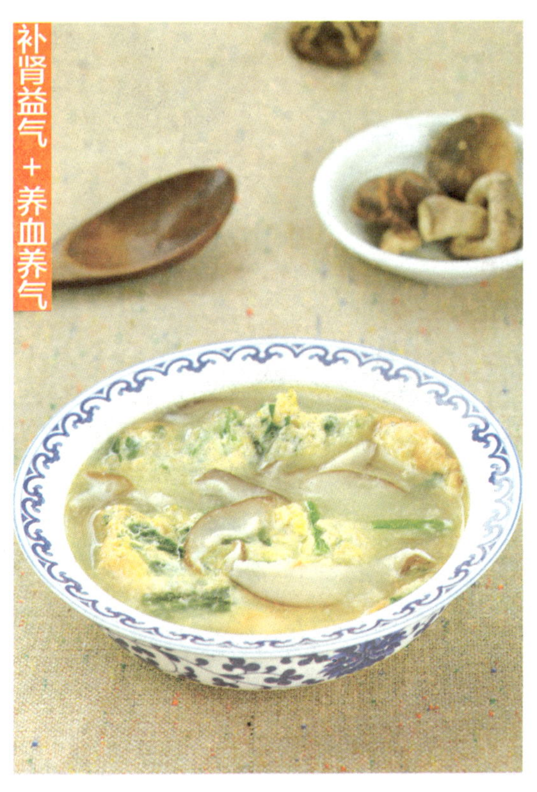

鸡蛋香菇韭菜汤

材料： 韭菜60克，鸡蛋2个，香菇适量。

调料： 盐、味精各适量，高汤500毫升。

做法：

❶ 韭菜择洗干净，切段，入沸水锅中汆烫至熟后捞出，放入碗中；鸡蛋磕入碗中，打散；香菇去蒂洗净，切丝，入沸水锅中汆烫至熟，捞出，放入碗中。

❷ 油锅烧热，倒入蛋液，小火煎炸至熟，盛出，也放入碗中。

❸ 净锅置火上，倒入高汤，调入盐，煮沸后加味精调味，最后倒入汤碗内即可。

健胃消食

胃是食物的收购站，对人体每天摄入的食物进行收纳、消化和吸收。中医将胃称之为『水谷之海』。为了保护胃，平时宜吃一些清淡易消化的食物，每餐不能过饱。

食材及中药推荐

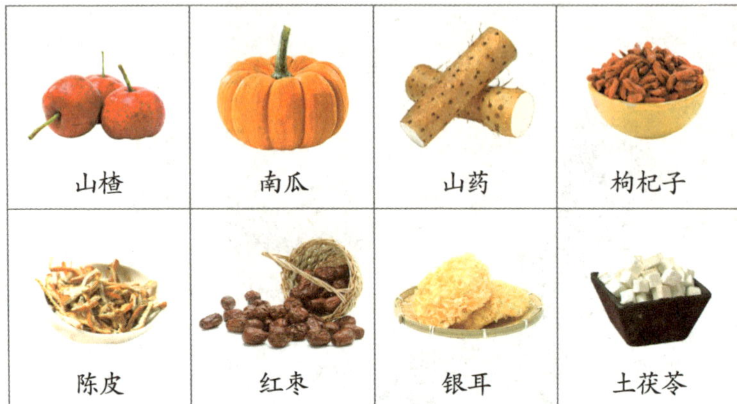

饮食护理

消化不良多是由胃动力异常所引起的，经常吃蔬菜，使胃保持正常的张弛变化，使人具备正常的饥饿感和饱腹感，让自己拥有一个动力十足、消化力强健的胃。此外，吃饭时还要细嚼慢咽，入睡前最好不要进食。尤其不要吃硬的、纤维类的东西，以免给脾胃增加压力，造成消化不良，损害脾胃健康。

陈皮酸梅汤

调养肠胃+助消化

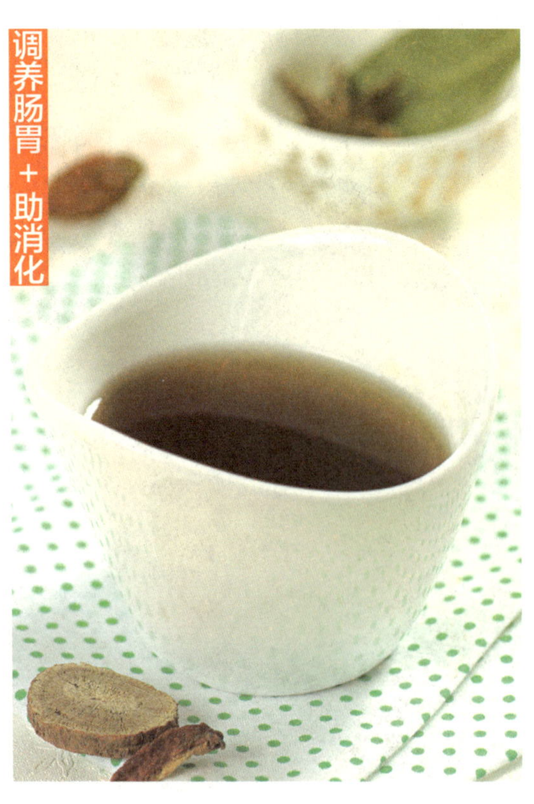

材料： 陈皮 15 克，干山楂 25 克，甘草 3 克，乌梅干 20 克。

调料： 冰糖适量。

做法：

1. 乌梅干、陈皮、干山楂、甘草一起用水淘洗干净，加入 2 升凉水浸泡 40 分钟。
2. 将泡好的材料连同水一起倒入煮锅中，大火烧沸后，转小火熬煮 40 分钟，加入冰糖再煮 5 分钟后关火。
3. 熬好的酸梅汤滤去汤渣，放凉后装入密封容器中，放入冰箱冷藏后即可饮用。

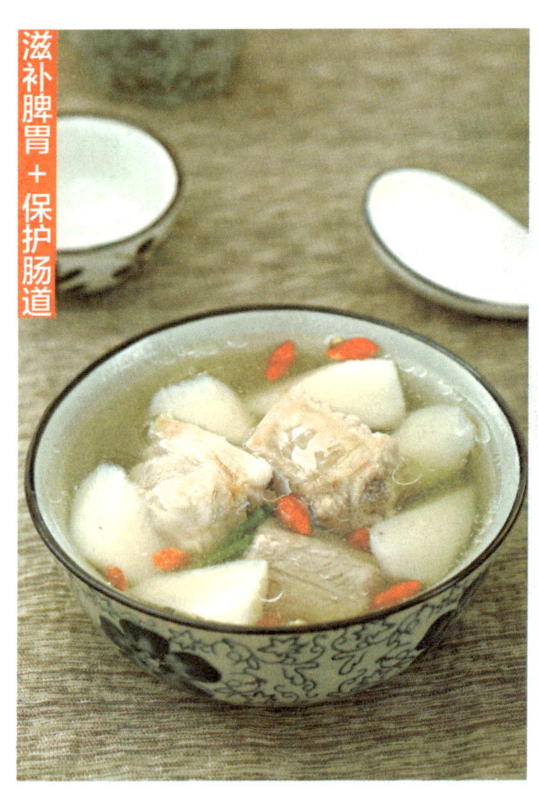

滋补脾胃+保护肠道

山药猪排骨煲

材料： 猪排骨 250 克，山药 150 克，枸杞子 10 克，葱段、姜片各适量。

调料： 清汤 1000 毫升，料酒、盐、味精各适量。

做法：

❶ 山药去皮，洗净，切成块，入沸水锅中汆烫片刻。

❷ 排骨洗净，剁成块，入沸水锅中汆烫去血水后捞出洗净。

❸ 砂锅中加入清汤、排骨块、葱段、姜片、料酒，煮沸后撇去浮沫，加盖大火煮至排骨熟烂。

❹ 放入山药块，加入盐、味精煮至山药入味，加入枸杞子即可。

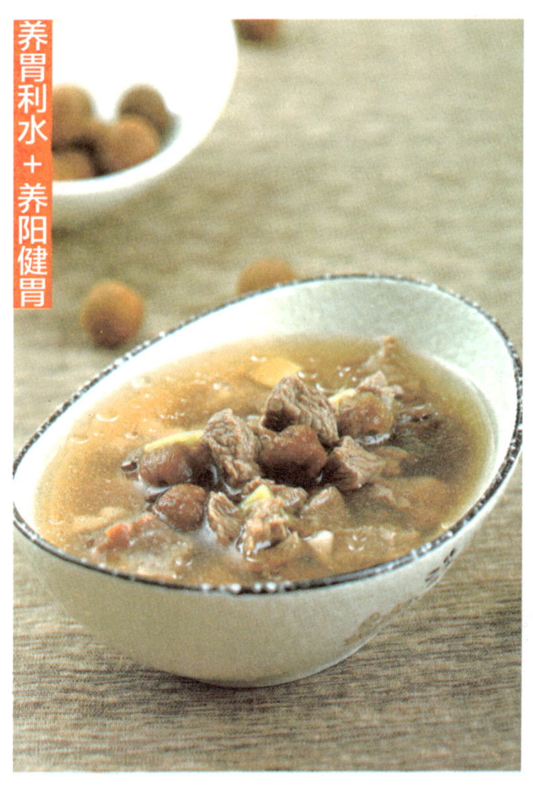

养胃利水+养阳健胃

养胃羊肉汤

材料： 羊肉 500 克，桂圆肉、姜各 30 克，葱适量。

调料： 料酒、盐各适量。

做法：

❶ 羊肉洗净，切块，入沸水中汆烫去除血水捞出，冲洗干净。

❷ 姜洗净，拍散；葱洗净，切段，备用。

❸ 砂锅置火上，加入适量清水，放入羊肉块、桂圆肉、姜、葱段，调入料酒。

❹ 大火煮沸后转小火，煮至羊肉熟烂，最后加盐煮至入味即可。

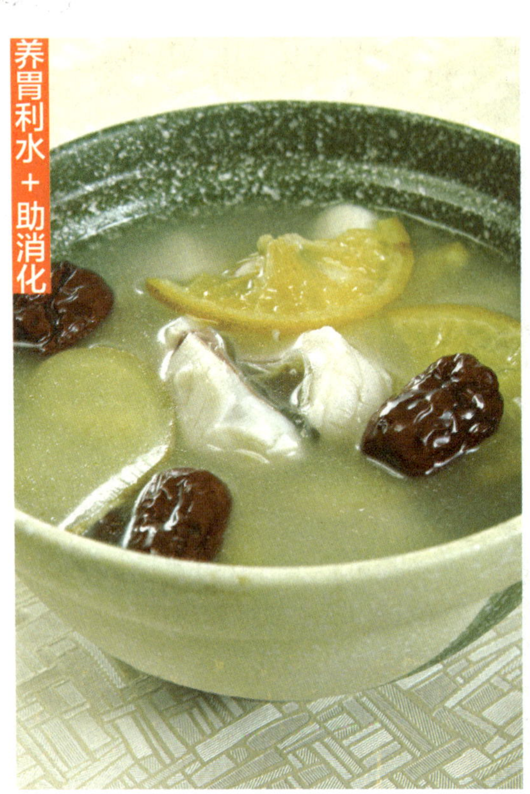

柠檬红枣鲈鱼汤

材料： 鲈鱼500克，红枣3颗，柠檬1个，姜2片。

调料： 盐适量。

做法：

❶ 鲈鱼洗净，去鳞、鳃、内脏，切块备用。

❷ 红枣浸水泡软，去核；柠檬切片。

❸ 汤锅内倒入适量水，加入红枣、姜片、柠檬片，以大火煲至水沸，放入鲈鱼块改中火继续煲30分钟至鲈鱼熟透，加盐调味即可。

营养解读

鲈鱼可健脾胃，补肝肾；红枣可滋养阴血，补益脾胃，与鲈鱼搭配做汤，健脾养胃的功效更好。

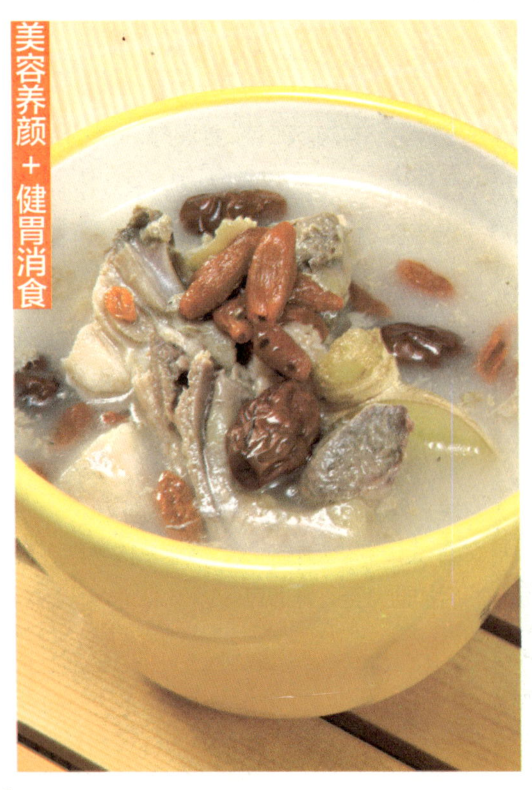

花旗参煲鸡汤

材料： 净土鸡腿块500克，枸杞子10克，红枣20克，花旗参25克，姜4片。

调料： 鸡高汤2500毫升，醪糟50毫升，盐、白砂糖各1小匙。

做法：

❶ 红枣、枸杞子均洗净，泡发。

❷ 锅中倒入鸡高汤、醪糟、白砂糖，加入花旗参、红枣、姜片煮至水沸，再加入鸡腿块大火煮5分钟左右，转小火煮约20分钟，最后加入枸杞子再煮约10分钟，加盐调味即可。

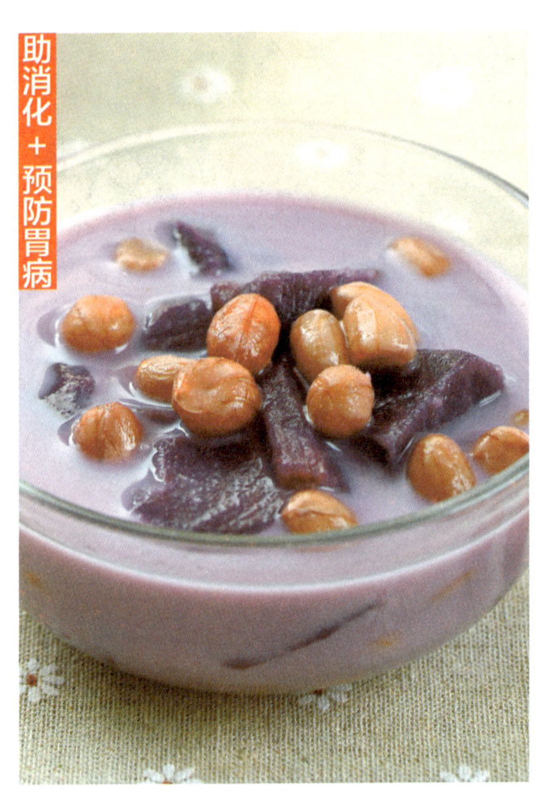

牛奶山药汤

材料： 紫山药400克，花生米适量。

调料： 牛奶适量。

做法：

❶ 紫山药洗净，去皮，切块；花生米放入水中浸泡1小时，备用。

❷ 锅置火上，倒入牛奶，放入花生、紫山药块，煮至材料熟烂即可。

营养解读

山药可增强脾胃消化吸收功能，是一味平补脾胃的药食两用之品，不论脾阳亏或胃阴虚，皆可食用。花生含丰富的脂肪和蛋白质，并含有多种维生素，矿物质含量也很丰富，特别是含有多种人体必需的氨基酸，还能促进脑细胞发育、增强记忆力。

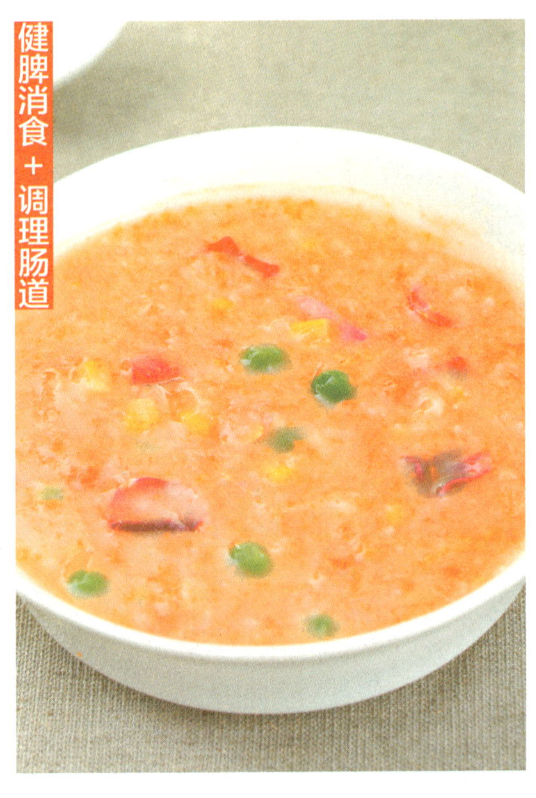

玫瑰南瓜汤

材料： 南瓜块、胡萝卜块、熟玉米粒、熟豌豆、什香草、玫瑰花瓣各适量。

调料： 黄油、盐、白砂糖、面粉各适量。

做法：

❶ 锅中加适量清水烧沸，放入南瓜块、胡萝卜块略煮片刻，捞出沥干。

❷ 南瓜块、胡萝卜块入搅拌机搅成糊。

❸ 净锅置火上，加入黄油烧至溶化后，加面粉炒成糊糊，然后放入南瓜胡萝卜糊，煮沸后，放入熟玉米粒、熟豌豆、盐、什香草、白砂糖调味，煮匀，撒上玫瑰花瓣拌匀即可。

养心安神

睡眠是一种节律性的生理活动，绝大部分人白天活动，夜晚睡眠，但是进入老年期以后，就会出现失眠、多梦等睡眠问题。人若要健康长寿，就要养心。

食材及中药推荐

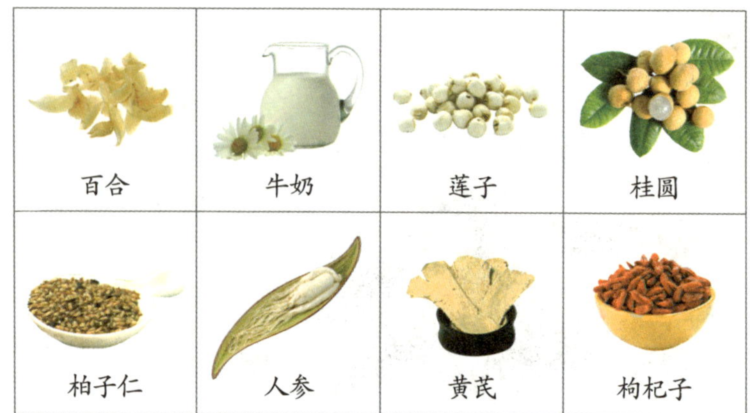

饮食护理

吃一些富含松果体素的食物可以改善睡眠。因为人的睡眠质量与大脑中一种叫松果体素的物质密切相关。中老年人可以通过补充富含松果体素的食物来促进睡眠。此外，睡前喝温牛奶也有助于睡眠。上床前半小时宜吃一些淀粉类食物，如土豆、面包或苹果，可以促使大脑正常分泌有镇静作用的物质。

蔬菜安神汤

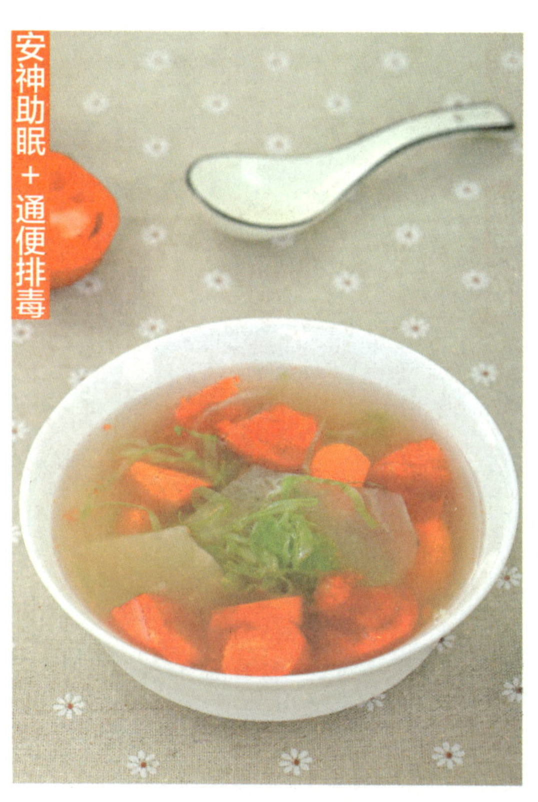

材料： 西红柿、圆白菜各 150 克，胡萝卜、土豆各 75 克。

调料： 盐适量。

做法：

1. 西红柿洗净，切小块；圆白菜洗净，切丝；胡萝卜洗净，切块；土豆洗净，切片，备用。
2. 油锅烧热，然后放入西红柿块，翻炒至出汁，加入盐调味。
3. 加入胡萝卜块和土豆块翻炒均匀，再加适量水，煮沸后放入圆白菜丝，煮至菜熟即可。

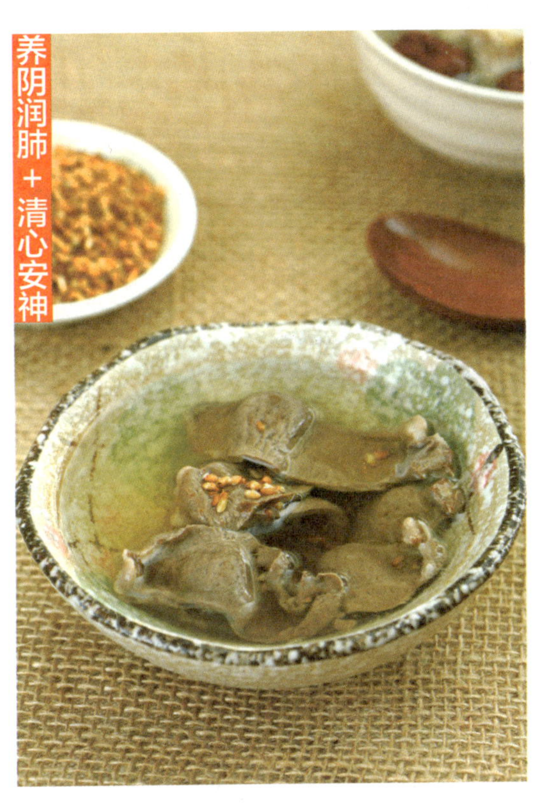

柏子仁猪心汤

材料： 猪心 1 个，柏子仁 10 克。

调料： 盐、鸡精、料酒各适量。

做法：

❶ 猪心洗净后切片，入沸水中汆烫后捞出；柏子仁浸泡后沥干。

❷ 将汆烫好的猪心片放入砂锅内，加适量水烧沸，倒入柏子仁，稍煮片刻后调入适量盐。

❸ 烹入料酒，然后放入鸡精调味即可。

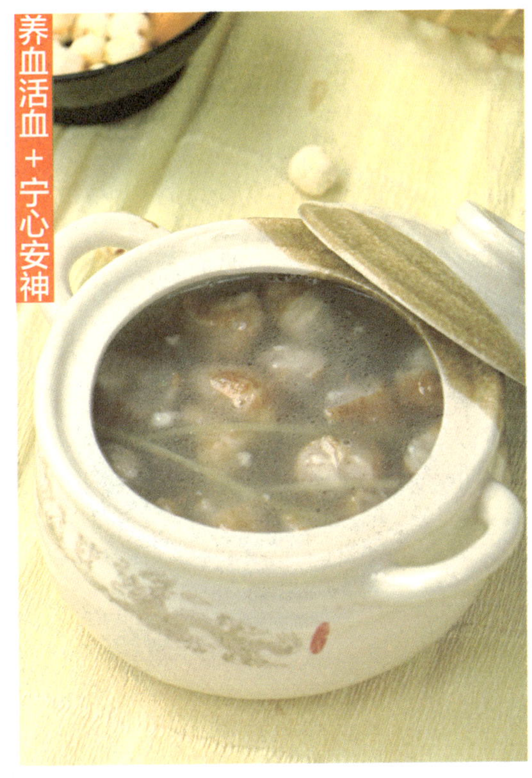

莲子猪肠汤

材料： 猪小肠 150 克，嫩姜 2 片，莲子 50 克。

调料： 醪糟 1 小匙，盐少许。

做法：

❶ 莲子洗净；猪小肠去肥油，切段；姜片切丝。

❷ 猪小肠段和姜丝放入砂锅内，加适量清水大火煮沸后转小火，续煮 20 分钟。

❸ 加莲子再煮 20 分钟，再加入调料煮沸即可。

清热解毒

清热是指清解里热，主要包括清热泻火、清肝明目、清热凉血、清虚热。患热证者往往食欲不振、发热，所以饮食要清淡、易消化，切忌油腻。

食材及中药推荐

绿豆	雪梨	莲子	苦瓜
黄瓜	枸杞子	金银花	银耳

饮食护理

清热汤饮多性质寒凉，多服久服易损伤阳气，故阳气不足或脾胃虚弱者须慎用，如遇真寒假热的症候，当忌用。体质虚弱的患者食用本类汤饮时，当考虑扶助正气，必要时可与扶正药物配伍应用。不过，热证的总体治疗方法，还应该以清热解毒为主要方向。

枸杞子炖乌鸡

明目解暑＋清热祛火

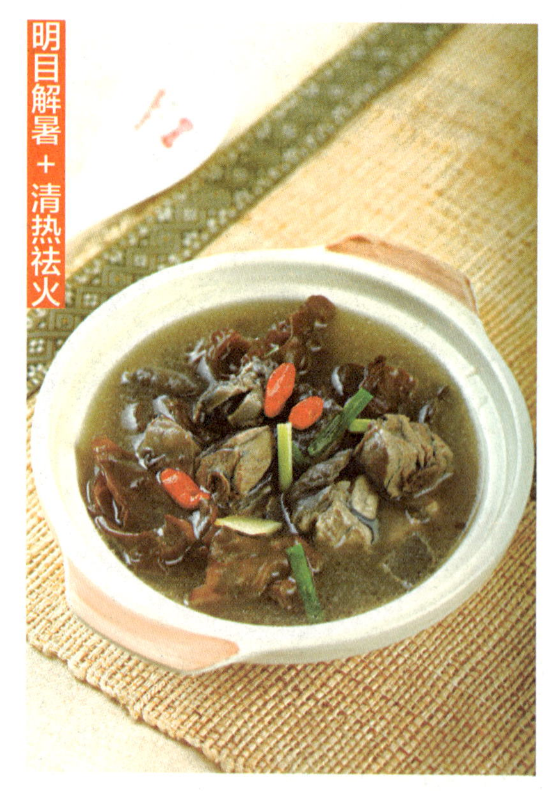

材料： 净乌鸡 500 克，枸杞子、黑木耳各 30 克，葱段、姜片各适量。

调料： 盐、料酒各适量。

做法：

❶ 枸杞子洗净；黑木耳泡发，洗净，撕成小块；乌鸡汆烫，捞出沥干，备用。

❷ 将黑木耳块、枸杞子、葱段、姜片塞入乌鸡腹中，放入煲内，加入适量的水，大火烧沸后转小火，炖 30 分钟，放入盐、料酒，再炖 15 分钟即可。

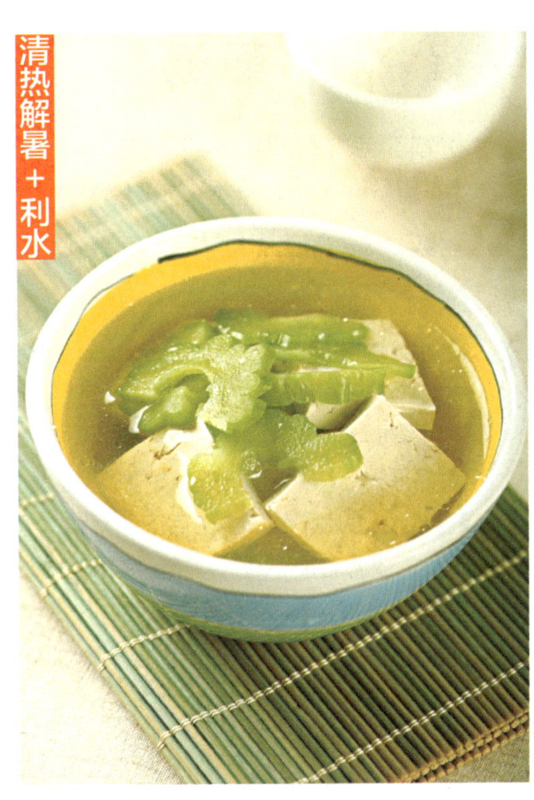

苦瓜豆腐汤

材料： 苦瓜 200 克，豆腐 300 克。

调料： 料酒、老抽、香油、盐、味精、水淀粉各适量。

做法：

❶ 将苦瓜清洗干净，沥干水分，切片；豆腐切小块。

❷ 油锅烧热，放入苦瓜片迅速翻炒，然后加适量开水，并放入豆腐块。

❸ 用大火将汤煮沸，然后改用小火煮 10 分钟左右，用料酒、老抽、盐调味，最后用水淀粉勾芡，出锅时撒上味精，淋入香油即可。

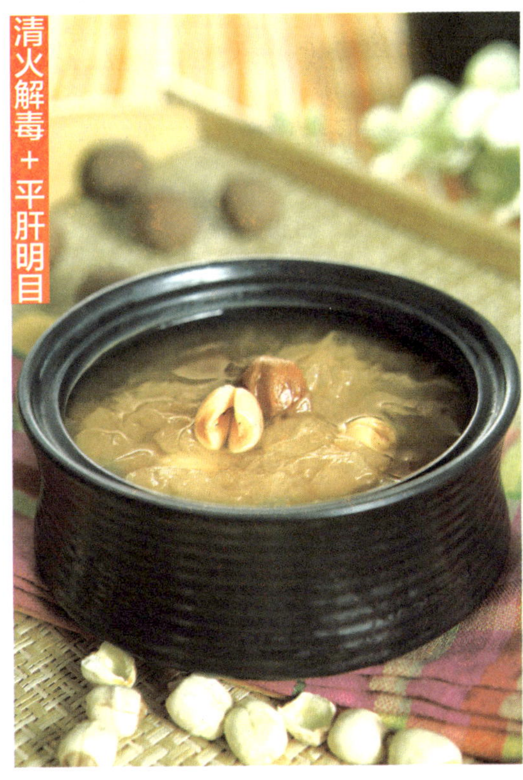

银耳莲子桂圆汤

材料： 银耳 25 克，桂圆 10 克，莲子 50 克。

调料： 冰糖适量。

做法：

❶ 将莲子洗净，泡发；桂圆去壳、去核；银耳用清水泡发，洗去杂质，撕成小朵，备用。

❷ 将银耳朵、莲子、桂圆倒入锅中，加适量水煮沸，然后改小火炖煮。

❸ 待银耳炖至呈透明胶质状时，放入适量冰糖调味即可。

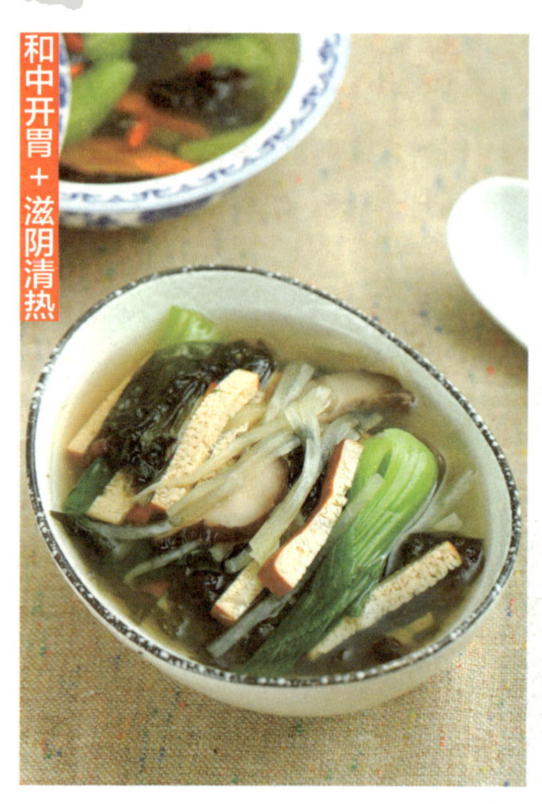

营养紫菜汤

材料： 豆腐干2块，紫菜25克，莴笋、水发香菇各30克，姜末、绿菜心各适量。

调料： 盐、鸡精、老抽、清汤、香油各适量。

做法：

1. 紫菜洗净，撕碎；莴笋去皮，洗净，切成细丝；水发香菇洗净，切成细丝；豆腐干切成细丝，备用。
2. 锅置火上，加入清汤煮沸，放入香菇丝、莴笋丝、豆腐干丝，烧沸后下入紫菜、绿菜心，放入老抽、盐、鸡精、姜末调味，煮沸后撇去浮沫，淋入香油即可。

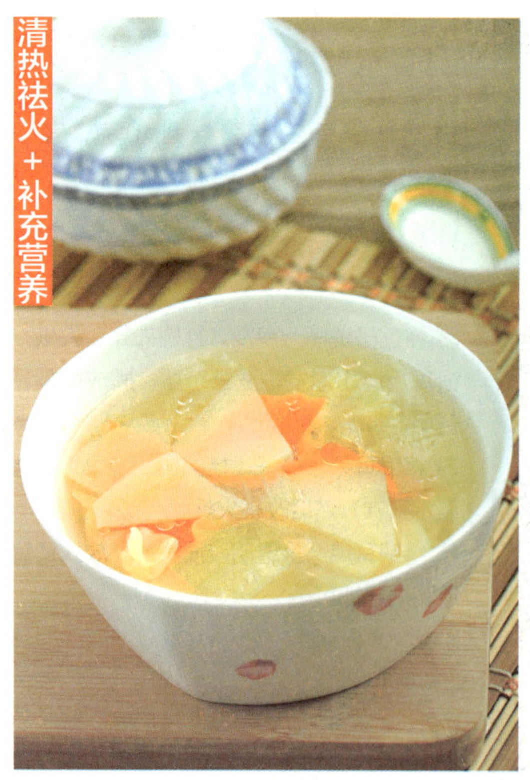

洋葱白菜土豆汤

材料： 白菜150克，洋葱半个，土豆1个，胡萝卜半根。

调料： 盐、香油各适量。

做法：

1. 将洋葱除去外皮，逐片剥下，切大块。
2. 土豆与胡萝卜分别洗净，去皮，切片；白菜洗净，切大块。
3. 锅内加水（多半锅），将所有材料放入其中，大火烧沸后用小火煮20分钟，加盐调味后淋入香油即可。

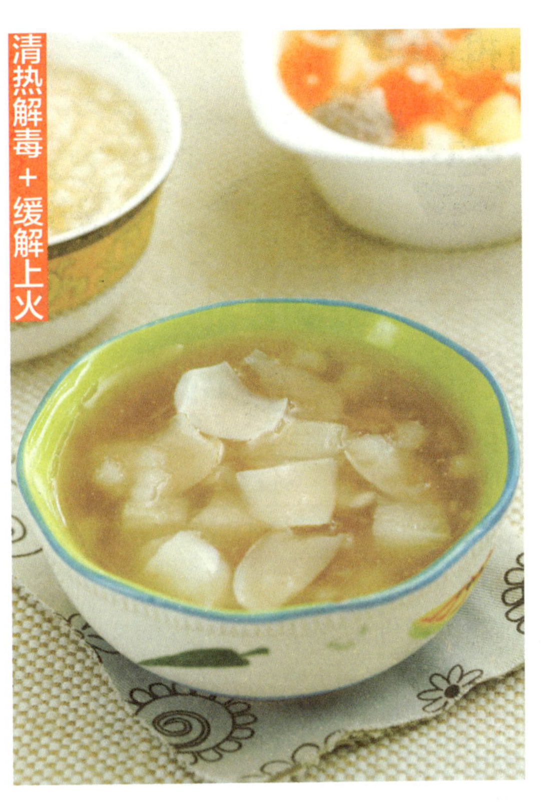

百合荸荠雪梨羹

材料： 百合、荸荠各30克，雪梨1个。

调料： 冰糖、藕粉汁各适量。

做法：

1. 百合清洗干净，撕小片；荸荠洗净，捣碎；雪梨洗净，去核，切小块。
2. 锅置火上，加入适量清水烧沸后，放入雪梨块大火煮沸。
3. 然后放入荸荠碎和百合片，转小火慢炖20分钟。
4. 放入冰糖调味，待冰糖融化后放入藕粉汁搅拌均匀即可。

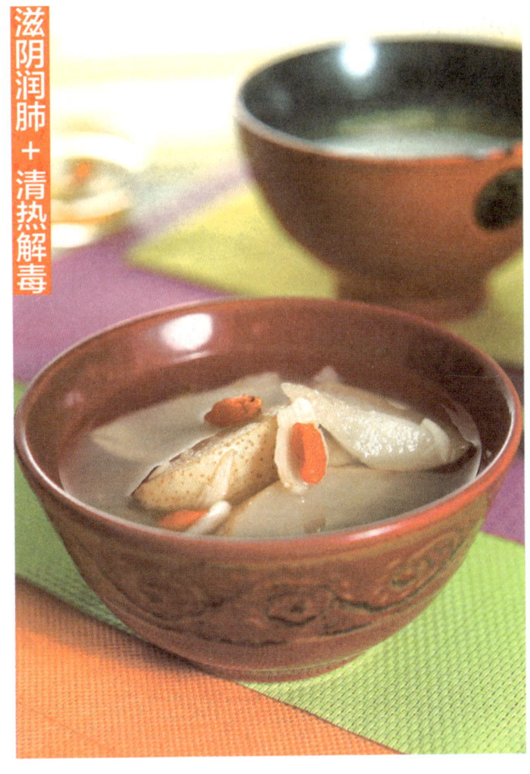

雪梨百合汤

材料： 雪梨1个，百合10克，枸杞子适量。

调料： 蜂蜜适量。

做法：

1. 将雪梨洗净，带皮切成小块；百合洗净，用清水稍浸泡，捞出，沥干水分。
2. 锅置火上，放入雪梨块和百合，倒入适量清水，大火煮沸。
3. 然后盖上锅盖（留一条小缝），改小火炖煮20分钟左右，开盖，放入洗净的枸杞子再煮片刻。
4. 待雪梨块变透明后关火，冷却10分钟左右，加入蜂蜜搅匀即可。

补脑益智

很多人认为，大脑的发育应该在婴幼儿时期就已经完成。其实不然，在青少年时期仍在继续发育，要想使大脑功能处于最佳的状态，就必须为大脑补给充足的营养。

食材及中药推荐

核桃	花生	淡水鱼	薏米
黑芝麻	枸杞子	杏仁	牛奶

饮食护理

维生素 D 能够保护大脑中的细胞，是大脑组织活动的“得力助手”。它可影响大脑中合成有关学习、记忆、运动控制和社会行为的蛋白质，对大脑有积极的影响。若要补充维生素 D，可多食用一些动物类食物等。对于处于发育期的孩子而言，常吃含锌的食物可以促进智力的发育，提高大脑的记忆力和反应力。

浓汁鲤鱼汤

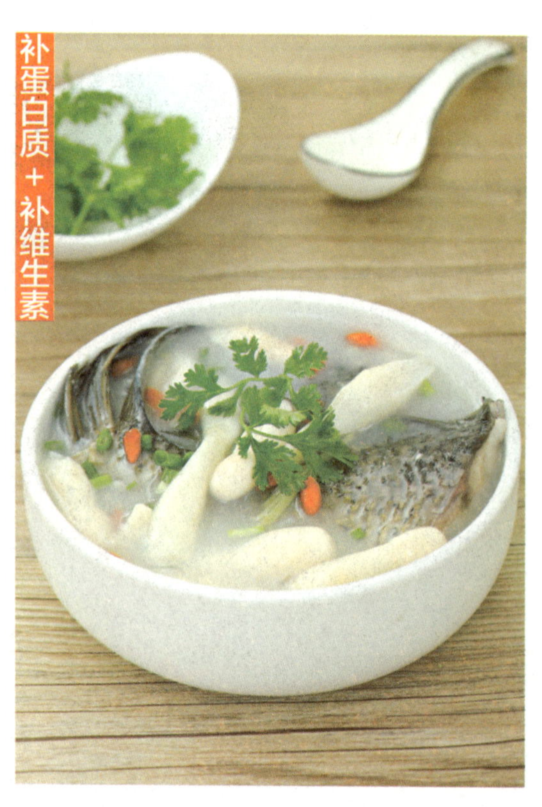

材料： 鲤鱼 400 克，鸡腿菇 50 克，枸杞子、葱、姜各适量。

调料： 牛奶 100 毫升，盐、料酒、胡椒粉、蘑菇精各适量。

做法：

1. 鲤鱼处理干净，切两段；鸡腿菇洗净，对切；枸杞子洗净；葱切段；姜切丝，备用。
2. 油锅烧热，放入鲤鱼段煎至两面变黄。
3. 烹入料酒，放入姜丝和适量清水，中火煮沸，煮至汤汁变白，接着放入鸡腿菇、葱段、枸杞子。
4. 最后加盐、胡椒粉、牛奶、蘑菇精调味，煮至汤浓即可。

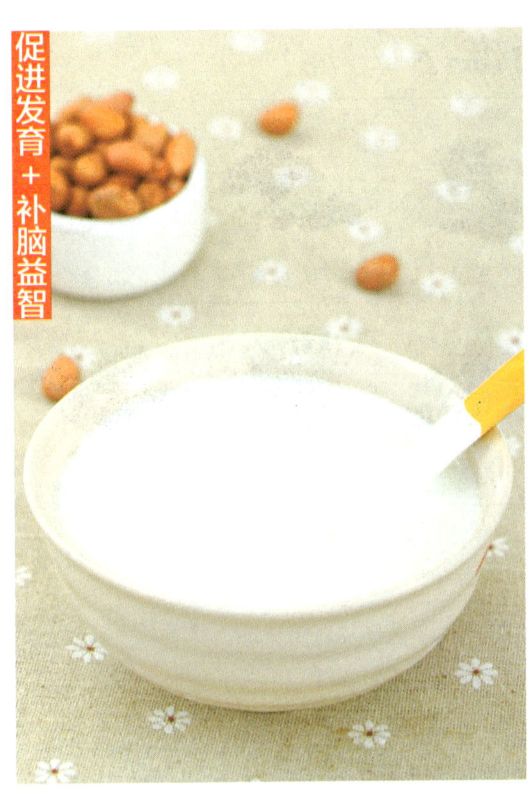

重庆花生奶露

材料： 花生米 80 克。

调料： 白砂糖适量，牛奶 200 毫升。

做法：

❶ 花生米入沸水中煮开，捞出，剥皮。

❷ 将花生米和牛奶一同搅打成浆。

❸ 将做好的花生奶浆过筛，把剩下的花生渣再次放入搅拌机中，倒入适量清水，继续搅拌之后，再过筛。

❹ 将两次的花生浆混合，放入锅中煮沸，加入白砂糖即可倒出饮用。

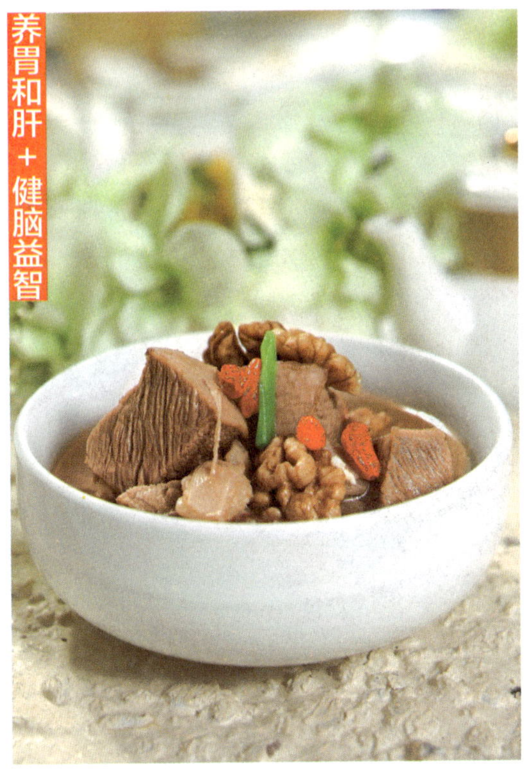

滋补羊肉汤

材料： 羊肉 400 克，核桃仁 30 克，枸杞子 10 克，山楂 3 个，葱段、姜片各适量。

调料： 盐、料酒各适量。

做法：

❶ 将羊肉放入清水中浸泡 1 小时，泡去血水，洗净，切块，控干水分；枸杞子放入清水中泡发，备用。

❷ 砂锅中加入适量清水，放入羊肉块，以大火烧沸，撇去浮沫。

❸ 放入葱段、姜片、料酒，放入枸杞子、山楂、核桃仁。

❹ 用小火炖至羊肉熟烂，加入少许盐调味即可食用。

通经活络

中医认为，经脉是气血运行的主要通道。通经活络的目的就是打通体内瘀阻部位，确保血液畅通运行，及时为脏腑部位运送养分，保证身体各项功能正常运行。

食材及中药推荐

黄豆
黑豆
黑木耳
山楂
芦笋
油菜
韭菜
海参

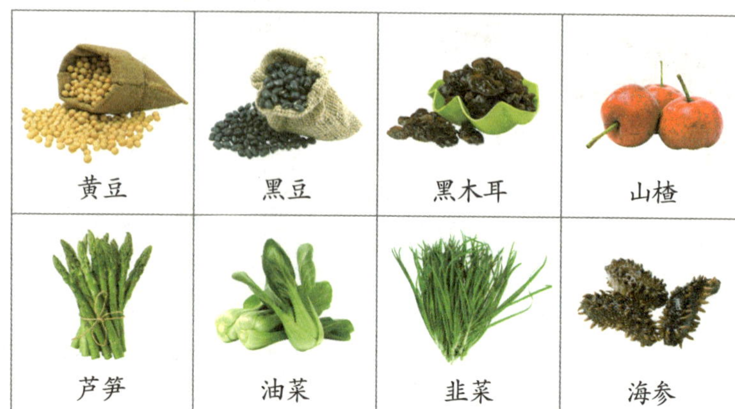

饮食护理

可食用富含蛋白质、维生素的食物。可促进血液循环及新陈代谢，具有补血养颜、活血驱寒、通经活络的作用，能有效抵御寒冷刺激，预防感冒。由于肝藏血，主疏泄，下注血海而为经，故养肝疏肝对于维持女性月经的正常也有重要作用。特别是经历过孕产和哺乳的中年女性。

芦笋浓汤

材料： 芦笋罐头 1 罐，新鲜香菇 6 朵，豆腐 1 块，青豆仁 30 克，鸡蛋（取蛋清）2 个。

调料： 盐、高汤、水淀粉各适量。

做法：

1. 芦笋切小段；香菇切片；豆腐切小块。
2. 锅中加适量水，放入高汤烧沸后将芦笋段、香菇片、豆腐块、青豆仁放入锅中，烧沸后用水淀粉勾芡，将加水的鸡蛋清徐徐倒入，加盐调味，趁热食用。

活血养血+缓解疲劳

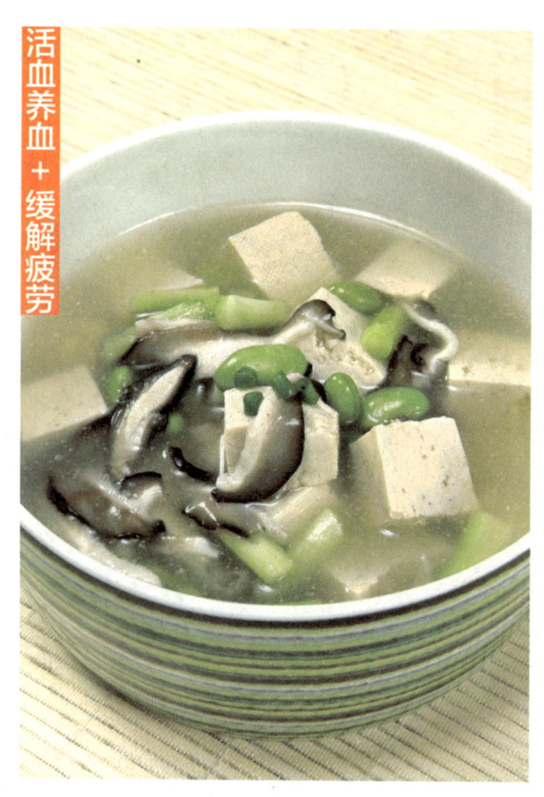

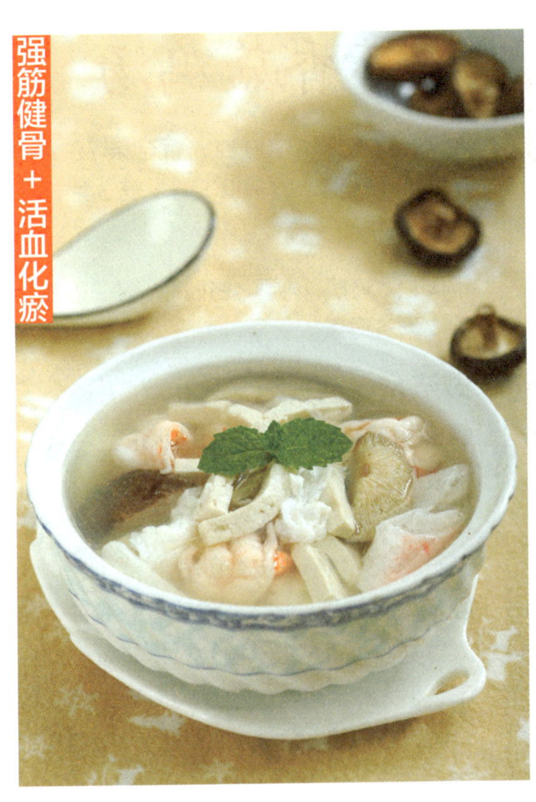

豆腐笋肉汤

材料： 豆腐50克，笋肉、鸡蛋清、水发香菇、虾仁、蟹棒、香菜叶、姜丝各适量，薄荷叶少许。

调料： 醋、胡椒粉、料酒、盐、味精、水淀粉、鲜汤各少许。

做法：

1. 笋肉洗净，切片；水发香菇洗净，去蒂，切片；豆腐入沸水中汆烫后，切丝。
2. 油锅烧热，放入蟹棒、笋肉、水发香菇、虾仁、料酒，加鲜汤烧沸，放入豆腐丝煮熟。
3. 加入盐、味精、胡椒粉搅匀，淋入水淀粉勾芡，再将蛋清淋入。
4. 醋入锅，搅匀后，撒上香菜叶，盛盘后用薄荷叶装饰即可。

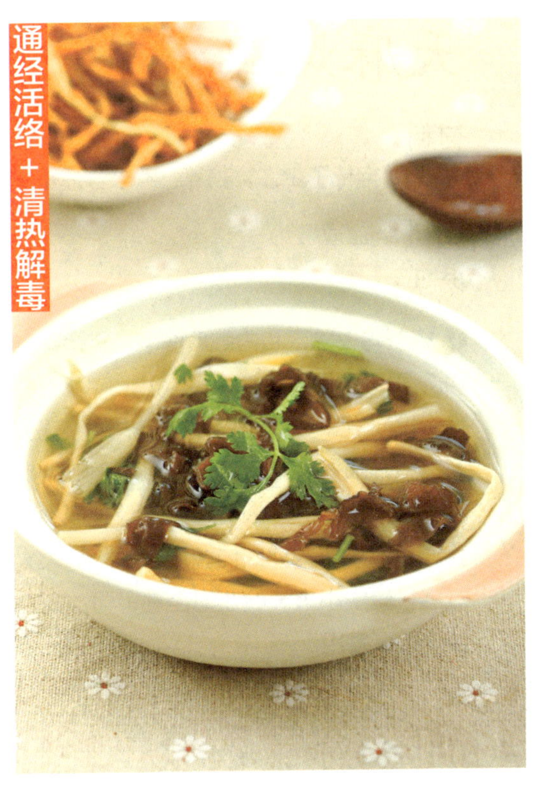

木耳黄花汤

材料： 干黄花菜、干黑木耳各 100 克，香菜、葱、姜、蒜各适量。

调料： 高汤、盐、味精、鸡精各适量。

做法：

1. 干黄花菜、干黑木耳分别在清水中泡发后去蒂洗净，黑木耳切丝；香菜洗净，切末；葱、姜分别切末；蒜去皮，切末，备用。
2. 干黄花菜入沸水中汆烫后捞出，沥干，备用。
3. 油锅烧热，爆香葱末、姜末、蒜末后，倒入高汤，然后放入黄花菜、黑木耳丝，调入鸡精、味精、盐，煮沸后撇去浮沫，最后放入香菜末即可。

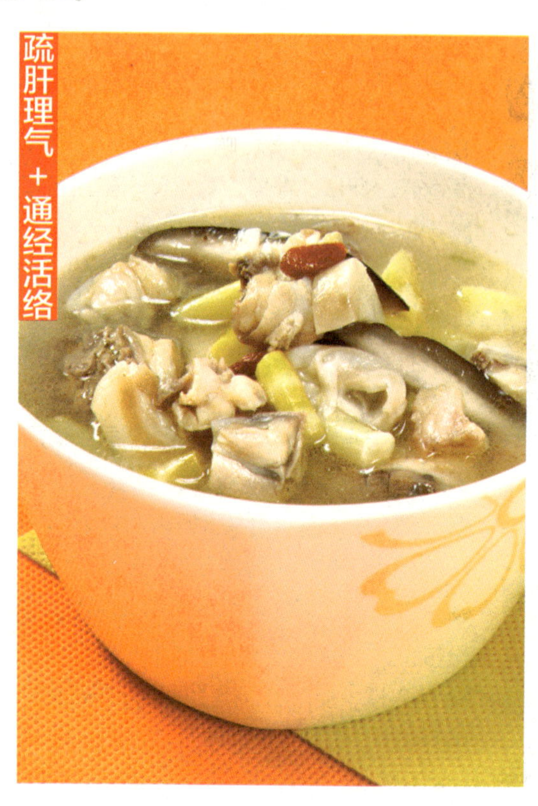

竹荪香菇鸡汤

材料： 鸡肉块 300 克，香菇条 70 克，干竹荪 20 克，竹笋 30 克，姜 3 片，枸杞子少许。

调料： 鸡精、料酒、白砂糖、盐、香油、鸡高汤各适量。

做法：

❶ 干竹荪泡软，洗净，入沸水汆烫，捞出，切段。

❷ 鸡肉块洗净，放入沸水中汆烫去除血水，捞出冲净；竹笋去皮，切段。

❸ 鸡高汤煮沸，放入鸡肉块煮 5 分钟，加入竹荪段、香菇条、姜片、竹笋段和枸杞子，小火煮至鸡肉块熟透，依序加入鸡精、料酒、白砂糖、盐调味，淋上香油即可。

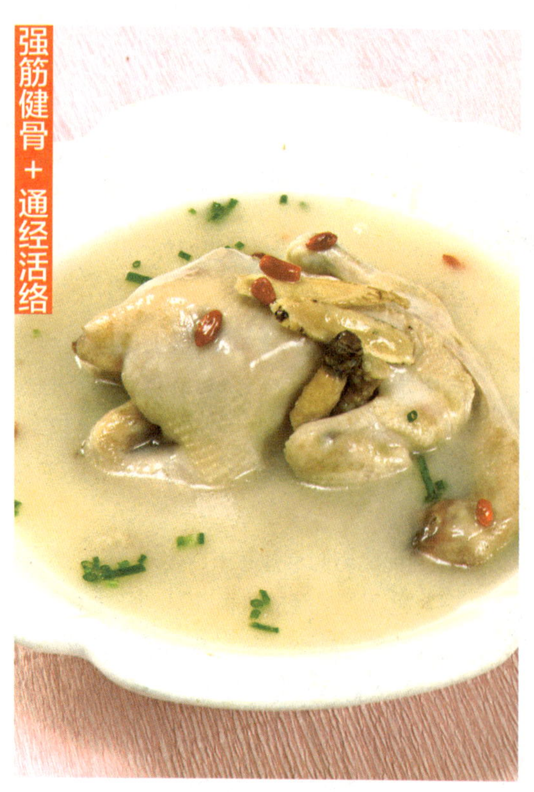

天麻炖鸡汤

材料： 整鸡 1 只，天麻、玉竹、沙参各 10 克，枸杞子少许，姜片、葱末各适量。

调料： 盐适量。

做法：

❶ 将整鸡去除毛和内脏后洗净；其余材料均洗净，备用。

❷ 锅置火上，倒入适量水煮沸，将整鸡放入锅中，汆烫以去血污，捞出，用水冲净。

❸ 将天麻、整鸡、枸杞子、玉竹、沙参、姜片、葱末放入炖盅内，加适量水，大火煮沸，转中小火炖 2 小时至熟，再放入盐调味即可食用。

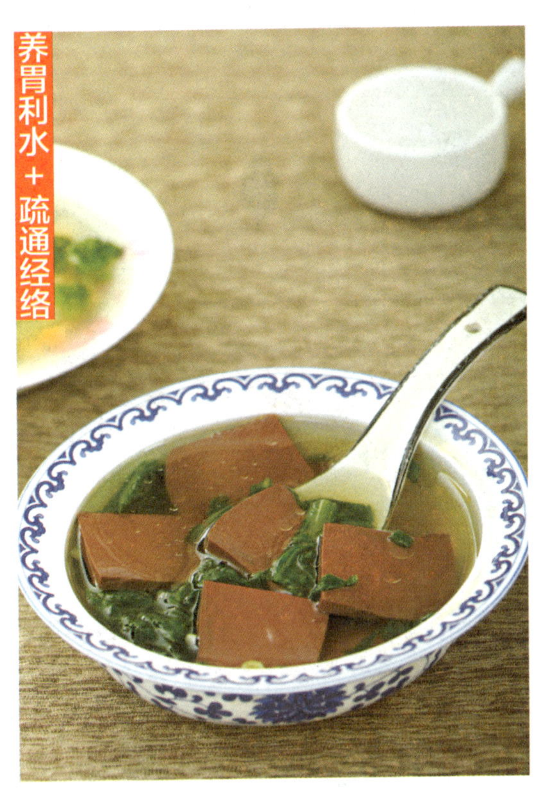

鸭血油菜汤

材料： 油菜250克，鸭血50克，葱适量。

调料： 香油、盐各适量。

做法：

❶ 油菜择洗干净，切段；鸭血洗净，切片；葱洗净，切末，备用。

❷ 油锅烧热，炒香葱末，然后倒入适量清水，煮沸后放入鸭血片，再次煮沸后转小火煮12分钟，接着放入油菜段，调入盐，小火煮6分钟，最后淋入香油即可。

营养解读

油菜含有大量胡萝卜素和维生素C，有助于增强机体免疫力；而鸭血是最理想的补血佳品之一。

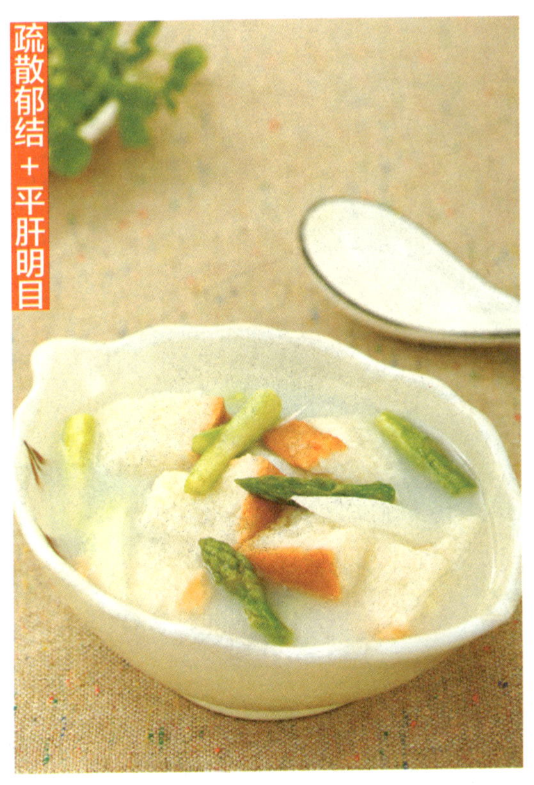

西式芦笋汤

材料： 芦笋段350克，面包块、洋葱条、蒜末各适量。

调料： 盐、鸡精、胡椒粉、面粉、牛奶、奶油各适量。

做法：

❶ 芦笋段入沸水中汆烫熟，捞出，装碗，水留用。

❷ 油锅烧热，炒香蒜末、洋葱条，接着放入面粉、盐、胡椒粉、鸡精，倒入汆烫芦笋用的水，煮沸后倒入砂锅中，倒入牛奶、奶油搅拌煮熟，倒入芦笋碗中。

❸ 另起油锅烧热，放入面包块略炸，捞出，放入汤碗中搅匀即可。

润肺化燥

中医认为，肺是主管体内『气』的生成和输送的器官，能为脏腑『挡风遮雨』。肺还是身体内外气息的交换场所，只有肺部滋润，才能保证身体健康。

食材及中药推荐

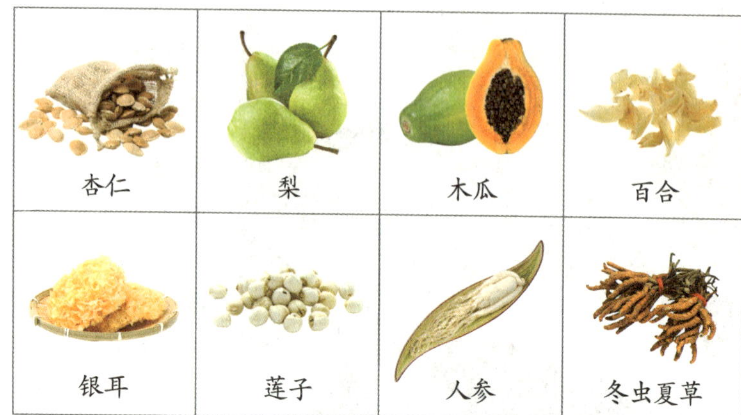

饮食护理

保持饮食清淡，避免刺激呼吸道。避免食用过于辛辣的食物，以免再度刺激已发炎的呼吸道。进食食物的温度以常温为主，避免太冷或太热。应戒烟限酒，以免加重肺的负担，对其造成伤害。当咽喉肿痛时，可以改食用流质或半流质的食物，以减少固体食物在通过食道时对咽喉的刺激，加重症状。

海参木瓜煲

止咳清火＋宁心安眠

材料： 海参 200 克，猪瘦肉片 100 克，木瓜块、姜片各适量。

调料： 盐适量。

做法：

1. 海参入清水中浸泡至发，洗净，切块，备用。
2. 猪瘦肉洗净，切片，入沸水中汆烫后捞出，备用。
3. 砂锅置火上，加入适量清水，放入猪瘦肉片、海参块、木瓜块、姜片，大火煮沸后转小火煮 1.5 小时，最后加盐调味，续煮 30 分钟即可。

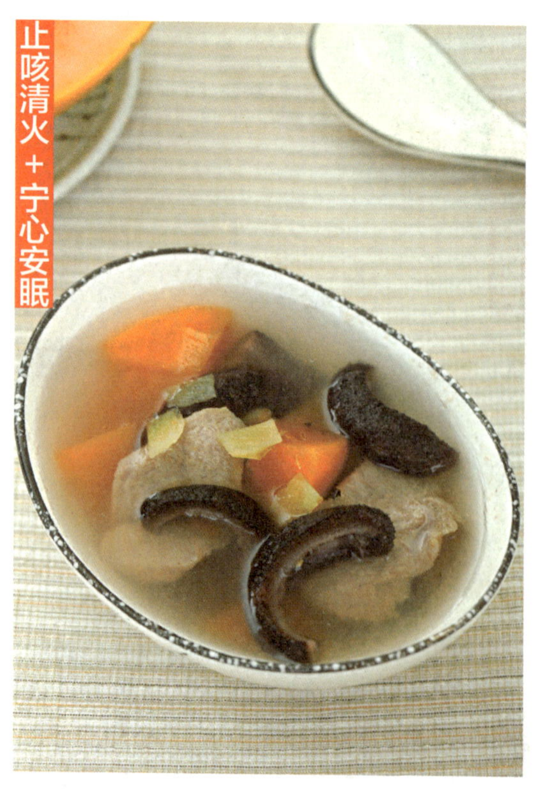

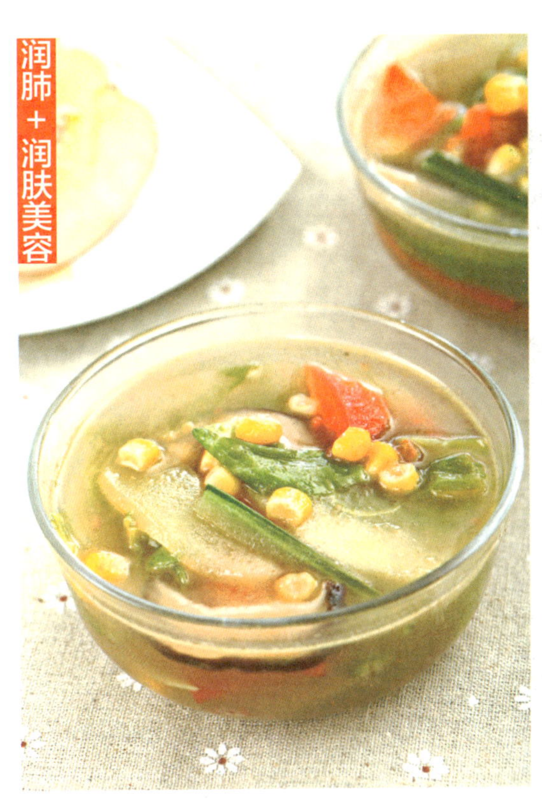

苹果鲜蔬汤

材料： 苹果、玉米粒、西红柿、圆白菜、胡萝卜各 50 克，香菇 3 朵，芹菜少许，姜丝适量。

调料： 盐、胡椒粉各适量。

做法：

❶ 苹果去皮、去核后切厚片；胡萝卜洗净后去皮，切厚片；西红柿洗净后切小块；圆白菜洗净，用手撕成小块；香菇洗净，切片；芹菜去皮及筋后切段。

❷ 油锅烧热，爆香姜丝，放入胡萝卜片、香菇片炒香，再加入适量清水，开大火将其煮沸。

❸ 再将准备好的其他材料全部放入锅中同煮，煮至所有材料熟软，放入盐、胡椒粉调味即可。

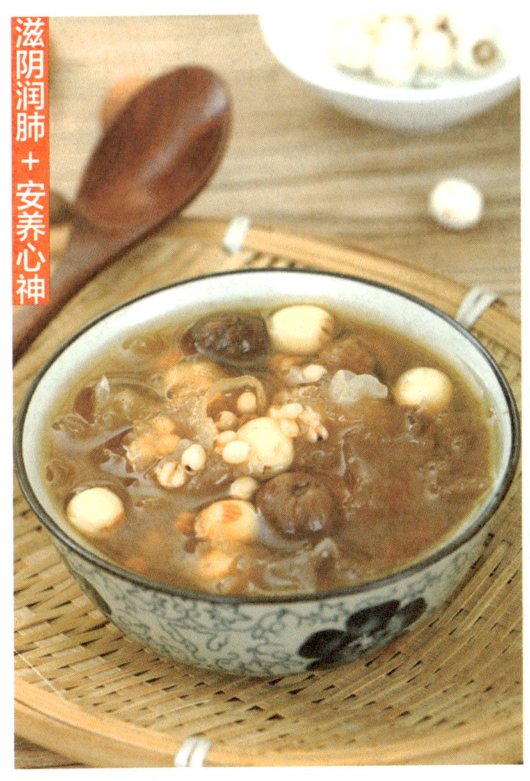

美味五果汤羹

材料： 桂圆 80 克，薏米 50 克，莲子、银耳、百合各适量。

调料： 冰糖适量。

做法：

❶ 可将薏米、莲子前一天晚上用水浸泡；银耳泡发后撕成小朵，洗净；桂圆剥壳取肉；百合掰开洗净。

❷ 锅置火上，倒入 1000 毫升清水，将薏米、莲子放入锅内，大火煮沸后改小火慢煮 2 小时。

❸ 当薏米和莲子煮软后，加入银耳朵和百合，再煮 30 分钟。最后放入桂圆肉，当薏米和莲子开花，便可以放入冰糖搅匀盛出食用。

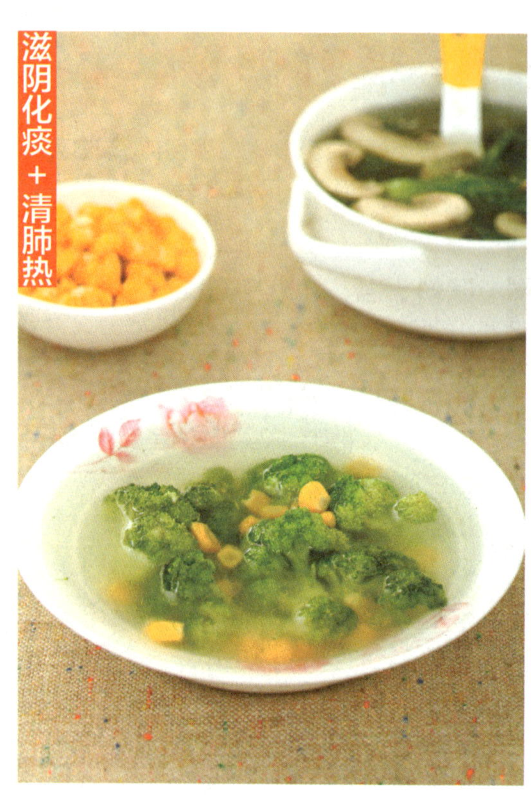

西蓝花玉米汤

材料： 西蓝花块200克，熟玉米粒50克。

调料： 盐适量。

做法：

1. 西蓝花洗净，切块备用。
2. 将西蓝花块放入沸水中汆烫至熟，捞出，备用。
3. 锅中加适量清水煮沸，放入西蓝花块、熟玉米粒煮至熟，加入盐调味，搅拌均匀即可食用。

营养解读

玉米可调中开胃、益肺宁心、清湿热；西蓝花含有大量的膳食纤维。二者搭配食用，有益增强体质。

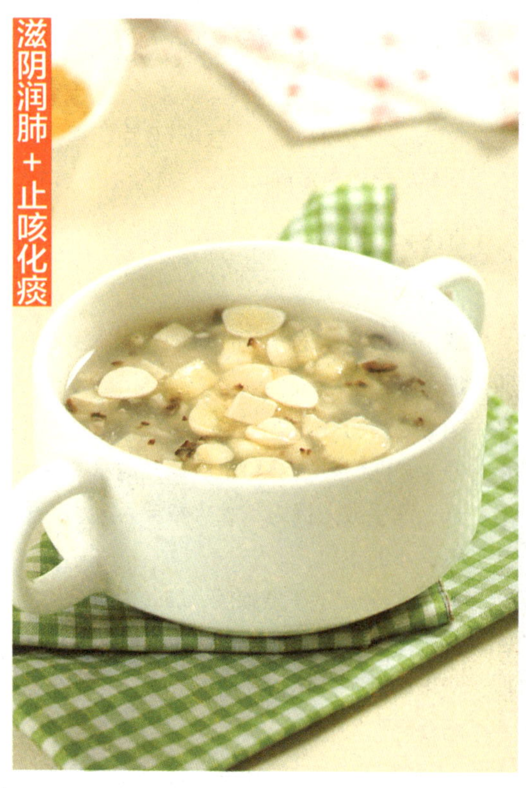

杏仁苹果豆腐羹

材料： 豆腐3块，杏仁24粒，苹果粒50克，冬菇4朵。

调料： 盐、白砂糖、水淀粉各适量。

做法：

1. 豆腐切块，置水中泡一下捞出。
2. 冬菇泡发洗净，切碎，搅成蓉，和豆腐块、水一起入锅煮至滚沸，加上盐、植物油、白砂糖调味，再淋入水淀粉调成芡汁，制成豆腐羹。
3. 豆腐羹冷却后，加上杏仁、苹果粒拌匀即可。

第六章

居家保健必备汤

汤饮的食疗功效我们已经认识到，其抗衰延寿、补虚壮体、益智健脑、排毒轻身的作用，更让我们想为全家人煲一锅美味的汤品。不仅可以满足孩子的需要，还可以强健老人的身体，温补男性身体，滋养女性容颜，真可谓是全家受益。

儿童

专家认为，儿童保健必须讲求科学性，给孩子胡乱补充营养，不但起不到保健、养生的作用，还可能适得其反。因此，对孩子的补养要注意方式和方法。

食材及中药推荐

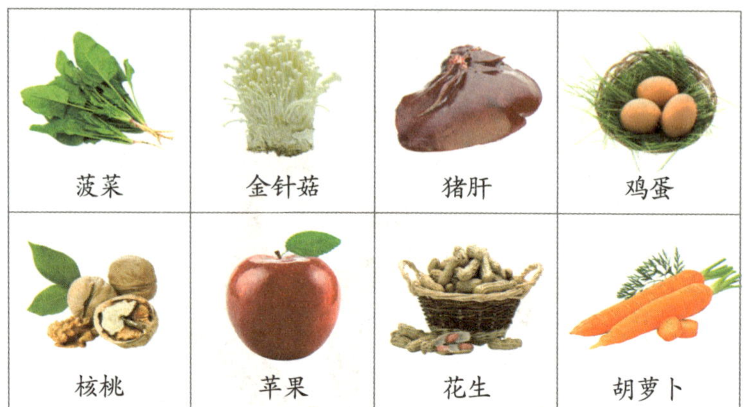

饮食护理

不要总是给孩子吃某些特定食物，这样容易造成营养不良。很多家长以为让孩子吃好就是多吃鱼类、肉类，却忽视了蔬菜、水果的及时补充，导致孩子存在某种营养素的摄入不足，从而造成免疫力低下。对于处于发育期的孩子而言，常吃含锌的食物可以促进智力的发育，提高大脑的记忆力和反应力。

火腿鸡蛋汤

材料：火腿 100 克，鲜香菇 50 克，鸡蛋 2 个，葱适量。

调料：盐、水淀粉、香油、鸡精各适量。

做法：

❶ 火腿切成薄片；香菇去蒂，洗净，切丁；鸡蛋磕入碗中，打散；葱洗净，切末，备用。

❷ 油锅烧热，炒香葱末、火腿片后，倒入适量清水，然后放入香菇丁，煮沸后转小火煮 15 分钟，接着淋入蛋液，煮成蛋花。

养肝和胃+促进发育

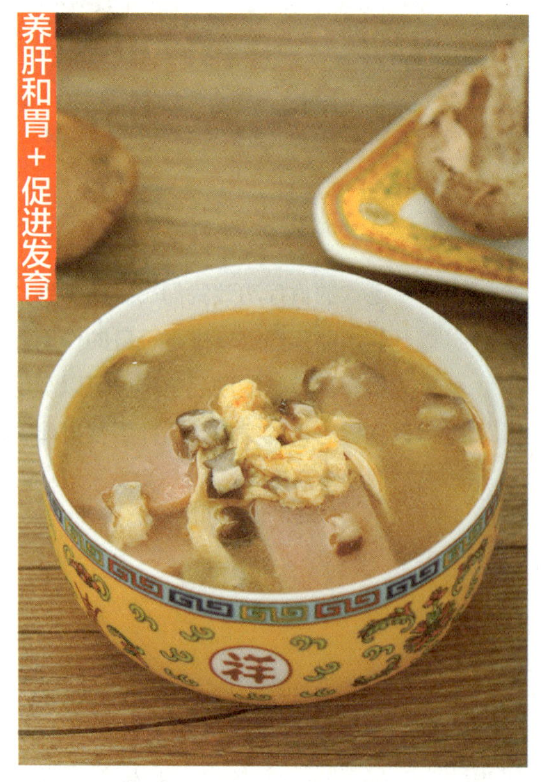

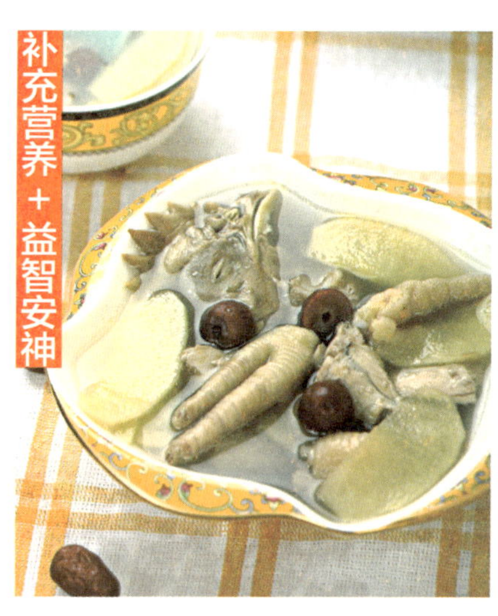

苹果红枣炖仔鸡

材料： 鸡肉块150克，苹果1个，姜3片，红枣4颗。

调料： 盐半小匙，糖少许。

做法：

❶ 先将鸡肉块放入沸水中汆烫，去血水及脏污，捞起洗净，苹果去皮，切块，备用。

❷ 取一锅，锅内倒入水，放入姜片、鸡肉块、苹果片和红枣，再加入调料拌匀，煮沸后以小火炖约1小时即可。

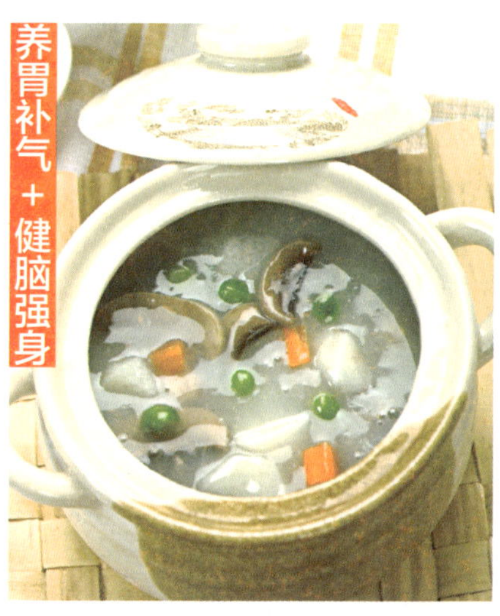

山药奶油浓汤

材料： 山药块 200 克，蘑菇片 30 克，胡萝卜丁 20 克，豌豆 15 克。

调料： 盐半小匙，奶油 2 大匙，低脂鲜奶 100 毫升，水淀粉适量。

做法：

❶ 将蘑菇片、胡萝卜丁和豌豆入锅加水煮沸，再转小火加鲜奶煮 5 分钟。

❷ 加水淀粉，放奶油和山药块，边煮边搅动，最后加盐拌匀即可。

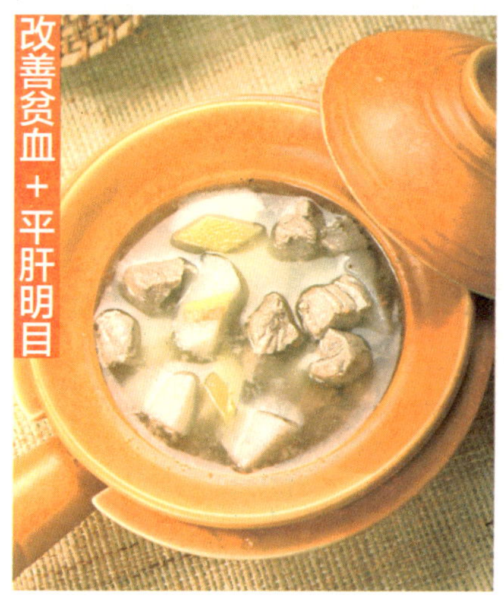

山药煲瘦肉

材料： 猪瘦肉 450 克，山药 30 克。

调料： 盐 1 小匙。

做法：

❶ 先将猪瘦肉放入沸水中汆烫，去除血水，再切成小块。

❷ 将适量清水放入砂锅内，加入全部材料，待大火煮沸后，改小火煲 1 ~ 2 小时，然后加盐调味起锅。

女性

拥有健康美丽的身体，是每一位女性的追求，饮食与健康之间存在着千丝万缕的联系。营养学家强调，女性经常食用富含膳食纤维的食物，对排毒养颜非常有效。

食材及中药推荐

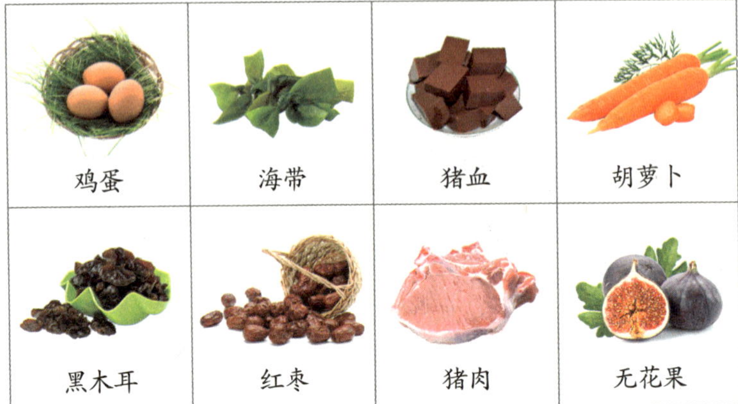

饮食护理

女性往往喜爱吃一些零食，殊不知，零食中的食品添加剂往往就会变成体内瘀积的“毒素”。因此，应该减少“毒素”食物的摄入，宜多食用绿色天然食品。多喝水，保证充足睡眠，都是美容养颜的秘方。水是最好的排毒载体，可以稀释毒素，并随着体液循环把毒素带走。女性朋友尤应注意补水。

虾米白菜汤

补虚益血＋美白润肤

材料： 白菜200克，虾米、姜片、葱段、水发香菇、胡萝卜、枸杞子各少许。

调料： 水淀粉1小匙，盐、花椒粉、香油、老抽、鸡精各少许。

做法：

1. 白菜洗净，切片，入烧热油的锅中滑炒，捞出，控油；水发香菇、胡萝卜洗净，均切片；虾米泡洗干净。
2. 油锅烧热，放入葱段、姜片炒香，再加入剩余材料及清水烧沸，并调入盐、老抽、花椒粉、鸡精烧熟入味，用水淀粉勾芡，淋入香油即可。

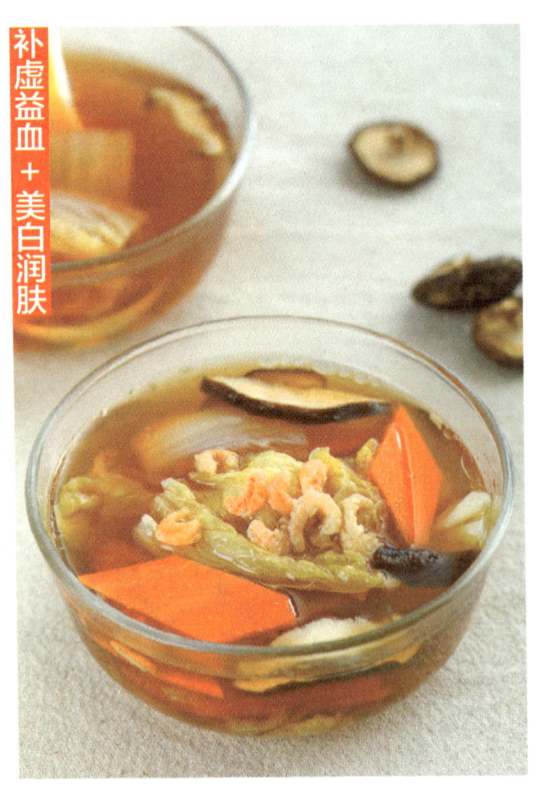

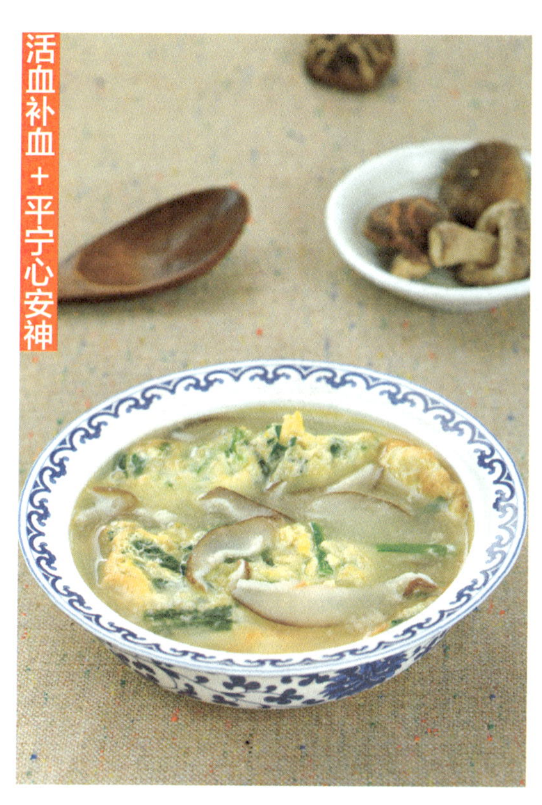

鸡蛋香菇韭菜汤

材料： 韭菜60克，鸡蛋2个，香菇适量。

调料： 盐、味精各适量，高汤500毫升。

做法：

❶ 韭菜择洗干净，切段，入沸水锅中汆烫至熟后捞出，放入碗中；鸡蛋磕入碗中，打散；香菇去蒂洗净，切丝，入沸水锅中汆烫至熟，捞出，放入碗中，备用。

❷ 油锅烧热，倒入蛋液，小火煎炸至熟，盛出，放入碗中，备用。

❸ 将处理过的韭菜、香菇、鸡蛋放入汤碗中。净锅置火上，倒入高汤，调入盐，煮沸后，加味精调味，最后倒入汤碗内即可。

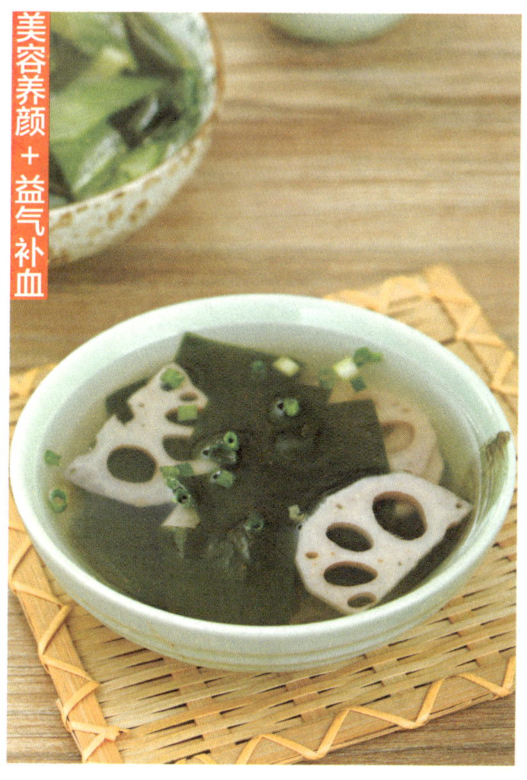

莲藕海带汤

材料： 莲藕300克，海带100克，葱、姜各适量。

调料： 盐适量。

做法：

❶ 莲藕洗净，去皮、结，切片；海带放入清水中浸泡3小时，洗净，切块；葱洗净，切末；姜洗净，切片，备用。

❷ 油锅烧热，爆香姜片，接着放入适量清水，煮沸。

❸ 然后放入莲藕片，煮约20分钟，再放入海带块煮15分钟后，放入葱末，最后放入盐搅拌均匀即可。

男性

随着社会竞争的日益加剧，作为家庭顶梁柱的男性明显感觉到自身背负的压力越来越大。但是通过一些科学的方法，完全可以缓解身心负荷，将压力释放出去。

食材及中药推荐

排骨
香蕉
乳鸽
茶树菇
羊腰
虾
韭菜
枸杞子

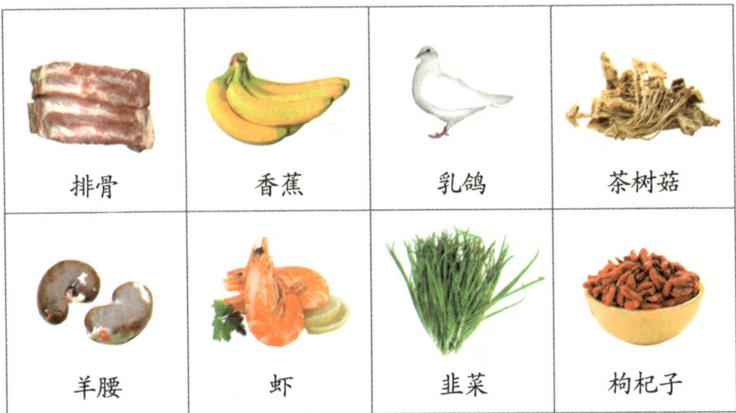

饮食护理

维生素B_1具有维持神经系统健康、稳定精神状态的作用。工作、学习压力大的人适当补充维生素B_1可减轻疲劳、改善情绪、增加幸福感，同时还能增强肠胃的活动能力，消除便秘，而且还能保持神经系统、肌肉和心脏功能的正常运转。男性可适量吃动物内脏，因为动物内脏含有较多的胆固醇，而胆固醇是合成性激素的重要配方。

鸡翅栗子炖汤

材料： 鸡翅 300 克，栗子 50 克，红枣 5 颗，红甜椒 20 克，葱适量。

调料： 盐、味精各适量。

做法：

1. 将鸡翅洗净，入沸水中汆烫一下，捞出，沥干水分；栗子去壳，洗净；红甜椒去蒂和籽，洗净，切片；葱洗净，切段。
2. 锅置火上，放入适量清水、鸡翅和栗子大火煮沸，再放入红甜椒片、葱段一起炖煮 50 分钟至熟透。
3. 出锅前加入盐和味精调味即可。

滋补强体＋益肾补虚

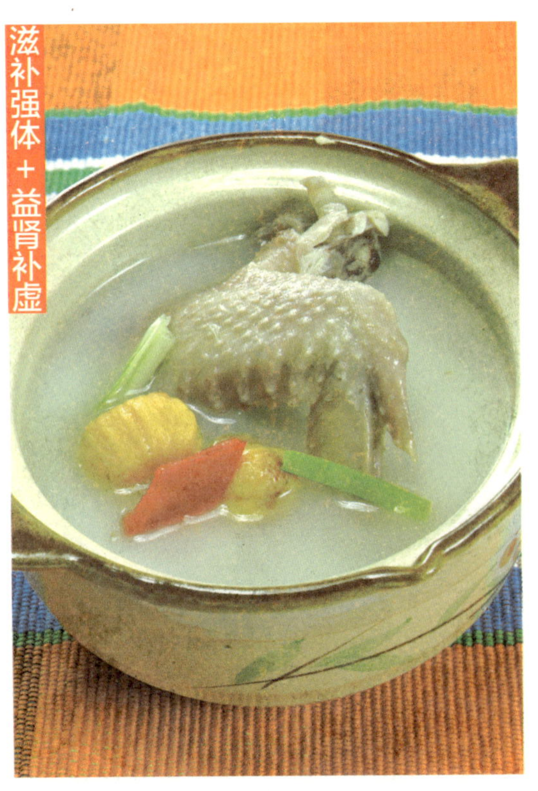

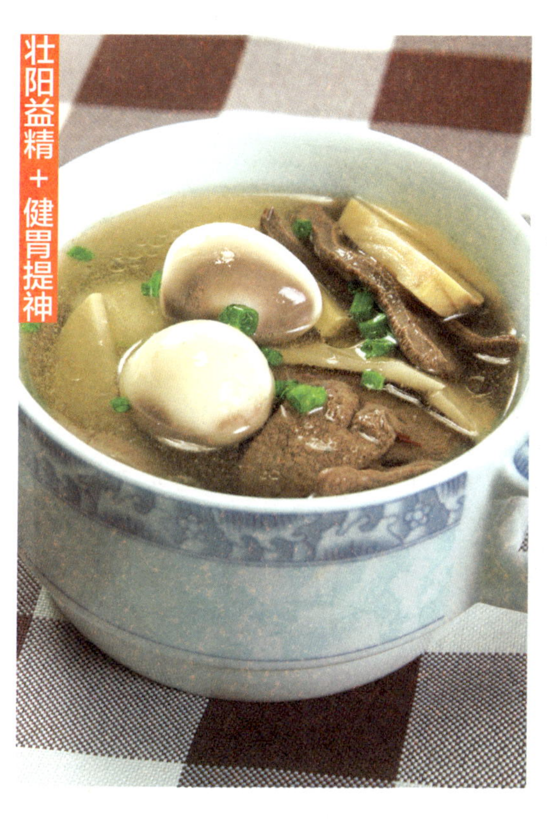

鸽蛋猪肝汤

材料： 猪肝100克，熟鸽蛋、冬笋、葱花、姜末各适量。

调料： 盐、味精、花椒、川椒粉、胡椒粉、醋、香油、鸡精、淀粉各适量。

做法：

① 将熟鸽蛋剥去壳，洗净；冬笋去皮后洗净，切片，入沸水中略汆烫后捞出；猪肝洗净，切片，加入淀粉抓匀，备用。

② 油锅烧热，放入猪肝片炒熟后盛出，备用。

③ 锅内留底油烧热，放入花椒、姜末爆香，捞出花椒，再放入猪肝片、熟鸽蛋、冬笋片翻炒片刻，倒入适量清水，调入盐、味精、胡椒粉、醋、鸡精、川椒粉烧至入味，出锅前淋入香油、撒上葱花即可。

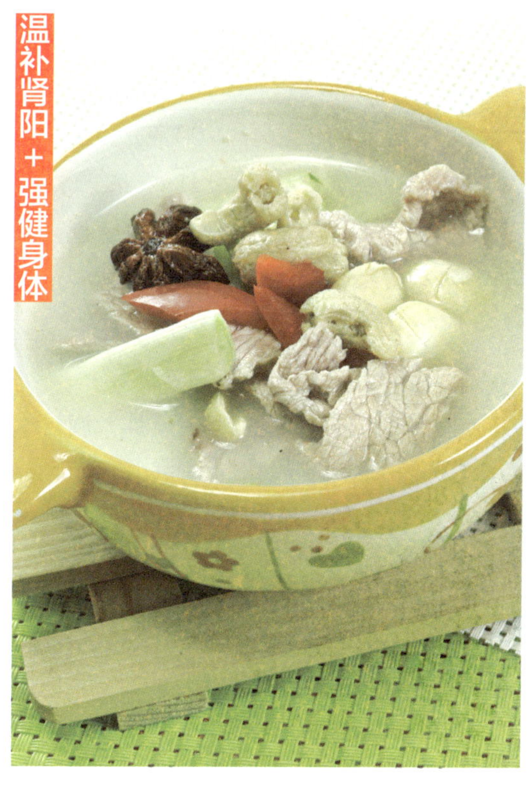

腰果牛腱汤

材料： 牛腱肉400克，腰果50克，葱段、姜片、蒜片、红尖椒块各适量。

调料： 老抽、白砂糖各1大匙，醪糟100毫升，盐1小匙，大料适量，牛骨高汤1000毫升。

做法：

① 牛腱肉洗净，整块入沸水中汆烫除去血水，再放入清水中浸泡20分钟，捞起，切厚片；腰果放入水中浸泡1小时，备用。

② 油锅烧热，爆香葱段、姜片、蒜片和红尖椒块，再放入牛肉片、大料略炒一下，然后加入牛骨高汤和腰果，大火煮沸后再转小火煮1小时，加剩余调料调味即可。

温补肾阳+滋阴养血

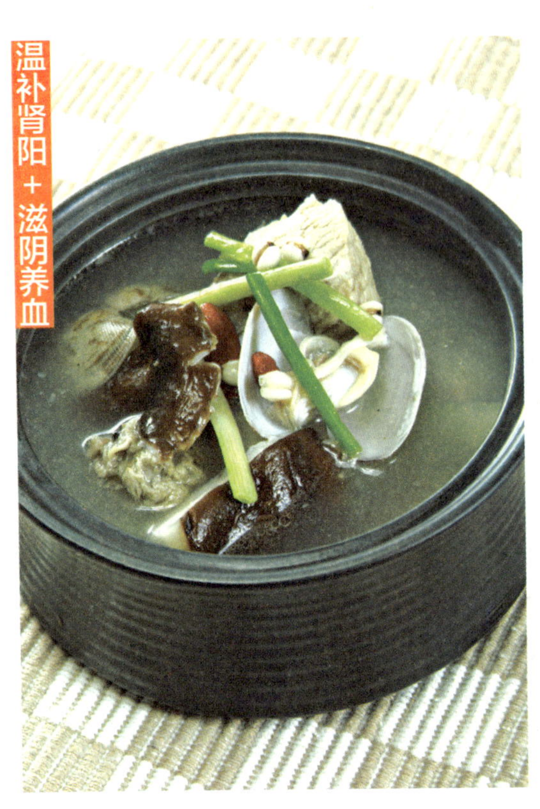

香菇蛤蜊排骨汤

材料： 猪小排350克，净香菇片、蛤蜊各60克，姜片、葱段各适量，枸杞子10克。

调料： 醪糟3大匙，盐、白砂糖各1小匙，大骨高汤900毫升。

做法：

1. 猪小排洗净，切块，放入沸水中汆烫，去除血水后捞出，冲净备用。
2. 枸杞子泡水；蛤蜊浸泡清水中30分钟吐净泥沙，捞出，洗净，备用。
3. 锅中倒入大骨高汤煮沸，放入猪小排块、姜片、香菇片、葱段，大火煮沸改小火煮30分钟，加入枸杞子续煮10分钟，再加入蛤蜊和醪糟、盐、白砂糖煮至蛤蜊开口即可盛出。

调养脾胃+平肝明目

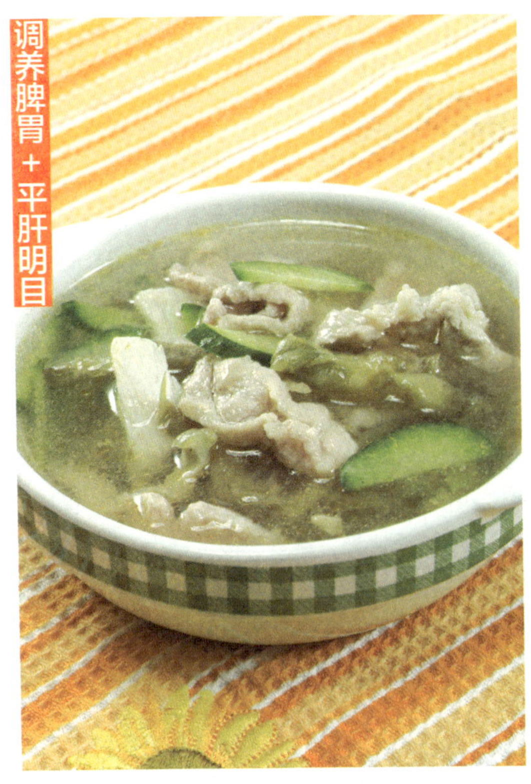

川三片汤

材料： 猪肉、鱼肉各200克，猪腰150克，小黄瓜1根，榨菜少许。

调料： A. 料酒1小匙，淀粉1大匙，盐适量；B. 高汤1000毫升，盐1小匙，胡椒粉、香油各少许。

做法：

1. 将猪肉、鱼肉分别切片，拌入调料A略腌渍；猪腰洗净，切片，用沸水汆烫一下。
2. 小黄瓜洗净，切菱形片；榨菜洗净，切片后用冷水洗净。
3. 高汤烧沸，先放入榨菜片、猪肉片，再加入小黄瓜片，煮沸后改小火慢熬约30分钟，放入鱼片及猪腰片，煮至熟烂后加调料B调匀即可熄火。

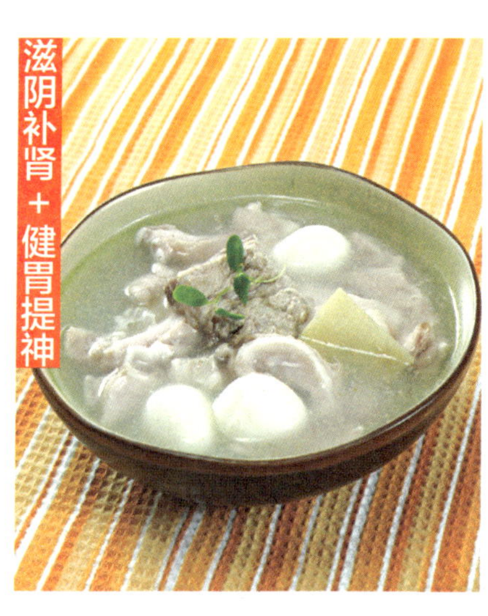

鹌鹑蛋猪肚汤

材料： 鹌鹑蛋12个，猪肚1个，猪骨250克，猪瘦肉300克，姜少许。

调料： 水淀粉、盐、鸡精、白胡椒粒各适量。

做法：

❶ 先将猪骨、猪瘦肉剁块；猪肚用水淀粉洗净（多洗几次，确保干净），切块；鹌鹑蛋煮熟后剥壳；姜切片。

❷ 瓦煲内加水烧沸，放入猪骨块、猪瘦肉块、猪肚块、鹌鹑蛋及姜片同煮至熟，再调入剩余调料即可。

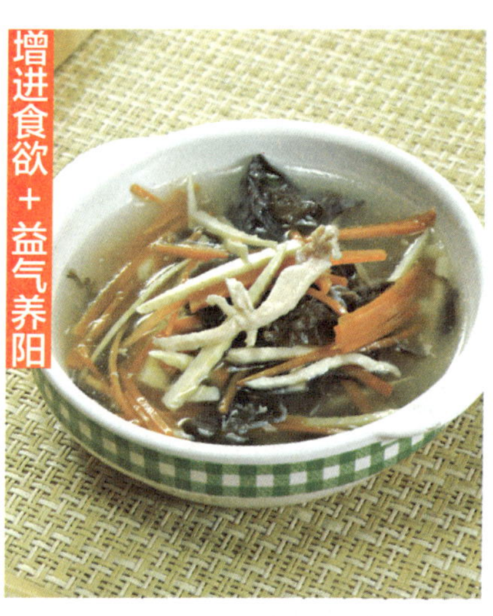

山药羊肉汤

材料： 山药50克，羊肉100克，胡萝卜20克，黑木耳、党参、玉竹、姜片各适量。

调料： 盐、鸡精各少许。

做法：

❶ 将羊肉洗净后切丝，并入沸水中汆烫备用；山药、胡萝卜去皮后均切丝；黑木耳泡水后切片。

❷ 锅中加水煮沸，将羊肉丝、党参、玉竹、黑木耳片、姜片一起放入锅中煮约3小时，再加胡萝卜丝、山药丝继续煮熟，调入盐、鸡精即可。

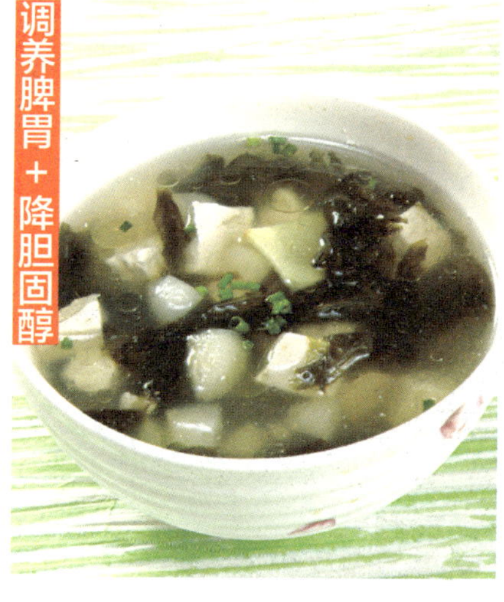

紫菜荸荠豆腐汤

材料： 紫菜100克，荸荠10粒，豆腐1块，姜2片，葱花1小匙。

调料： 高汤、盐各适量。

做法：

❶ 紫菜放入清水中浸泡，洗净，挤干水分；荸荠去皮，洗净，切块；豆腐洗净，切小块。

❷ 锅中倒入适量高汤，加入姜片，先以大火煮沸，放入除葱花外其他所有材料，改用中火煮20分钟，熄火前加盐调味，撒入葱花即可。

孕妇

怀孕是女性大都要经历的一个阶段，健康对怀孕女性来说非常重要。女性在妊娠期间最容易受病毒侵害，从而妨碍胎儿的正常发育，因此要特别注意自身健康。

食材及中药推荐

菠菜
红枣
鱼肉
鸡肉
莲子
枸杞子
虾
西蓝花

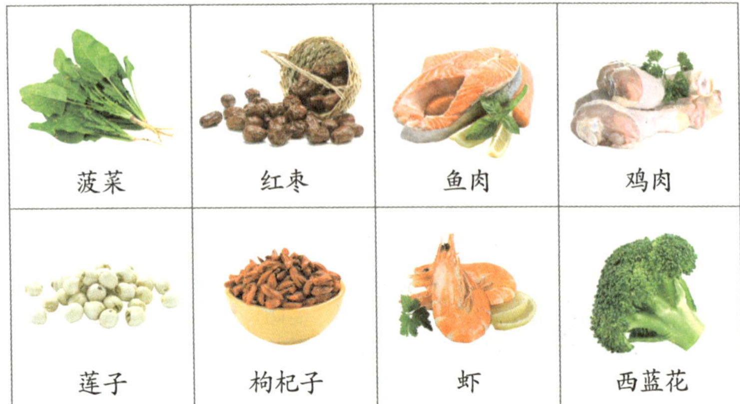

饮食护理

女性在怀孕时，不宜食用含有药物成分的食物，汤水是最理想的补充营养的方式。不过，不能经常饮用以水果为主的汤品，因为水果含糖量较高，容易诱发糖尿病。此外，还要控制食量、合理补钙、不偏食，以确保宝宝的健康。不要忘了喝白开水，孕妇每天最好保证喝 600 ~ 800 毫升水。

西红柿土豆小排汤

补钙开胃+增强体质

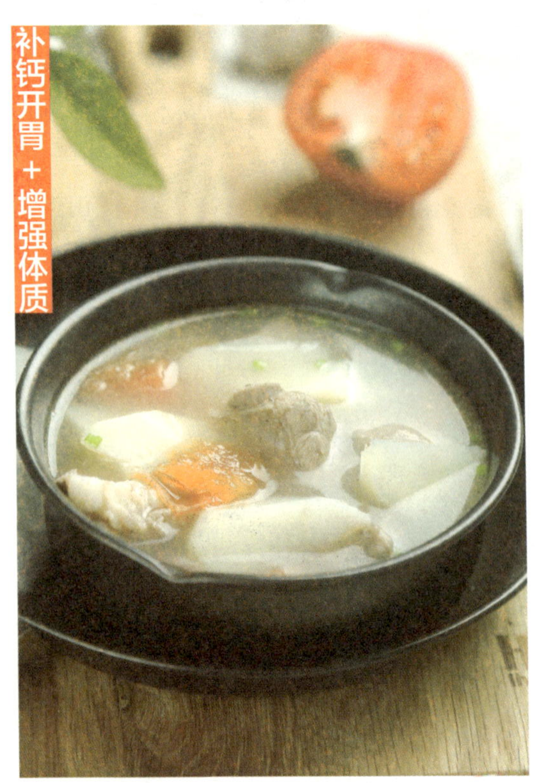

材料： 猪小排骨 250 克，西红柿 150 克，土豆 100 克，葱花少许。

调料： 盐、鸡精各少许。

做法：

1. 西红柿用开水汆烫一下，去皮切小块；土豆去皮，洗净切块；猪小排入开水汆烫，捞出洗净。
2. 油锅烧热，倒入西红柿略煸炒，盛起。
3. 砂锅内放入 1500 毫升清水，放入土豆块、猪小排，用大火烧开，转小火煲 2 小时，放入西红柿块，加入盐、鸡精，撒上葱花即成。

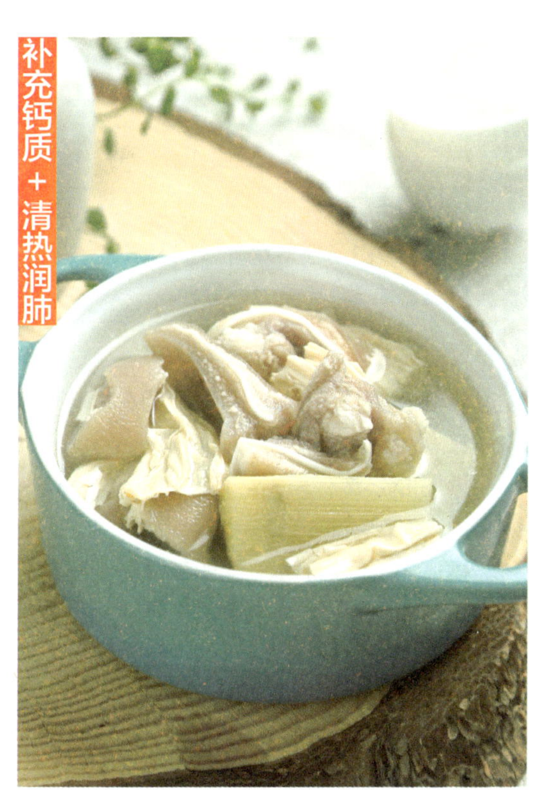

腐竹甘蔗煲猪耳

材料： 净猪耳1副，腐竹100克，甘蔗3节，姜50克，葱适量。

调料： 盐、鸡精各适量。

做法：

1. 猪耳入开水汆烫一下捞出；葱洗净切段；姜洗净切片。
2. 腐竹用冷水浸泡开，洗净，切寸长段；甘蔗去根节，劈块，切寸长。
3. 煲内加入清水1500毫升，放入猪耳、甘蔗段、葱段、姜片，烧开后转小火煲3小时，再放入腐竹继续煮10分钟，加盐、鸡精调味即成。

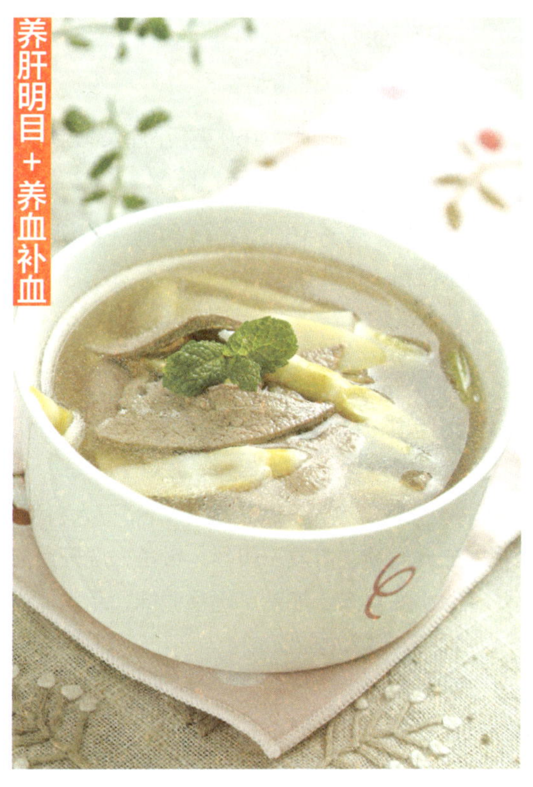

猪肝鲜笋汤

材料： 猪肝250克，竹笋100克，姜片、葱段各少许。

调料： 高汤1000毫升，盐、鸡精、料酒各少许。

做法：

1. 竹笋切小片，放入开水汆烫，捞出沥干。
2. 猪肝洗净，剔去白筋，切成片，放入开水中汆烫，捞出沥干。
3. 砂锅置大火上，加入高汤、盐、料酒烧开，放入竹笋片、猪肝片、姜片、葱段，待猪肝熟后，加入鸡精即成。

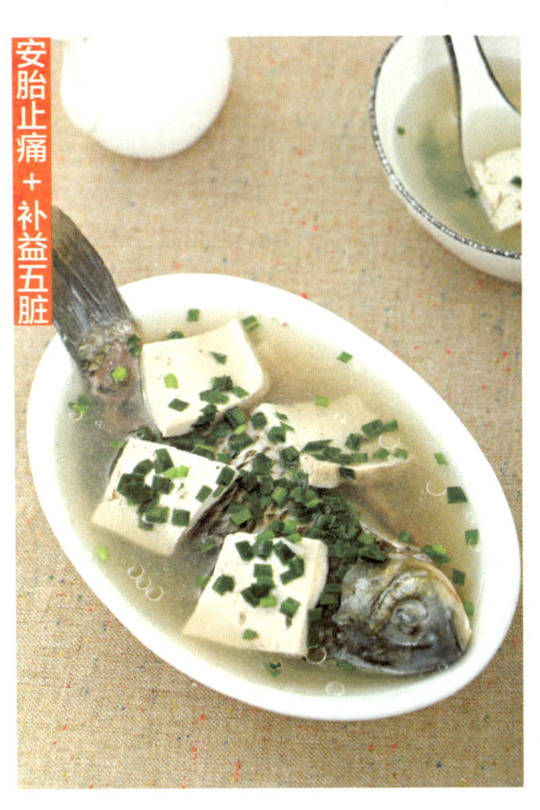

奶汤鲫鱼

材料： 鲫鱼1条，豆腐4片，笋片15克，葱花、姜片各适量。

调料： 白汤500毫升，盐、橄榄油、鸡精、料酒各适量。

做法：

1. 鲫鱼处理干净，洗净，用刀在鱼背两侧每隔1厘米剞人字形刀纹。
2. 油锅烧热，下适量葱花、姜片炸出香味，放入鱼，两面略煎，烹入料酒稍焖，加白汤、橄榄油及适量清水，盖盖煮3分钟左右，见汤汁白浓，转中火煮3分钟，焖至鱼眼凸出。
3. 放入豆腐、笋片，加盐、鸡精，转大火煮至汤浓呈乳白色，去掉葱、姜，出锅撒葱花即可。

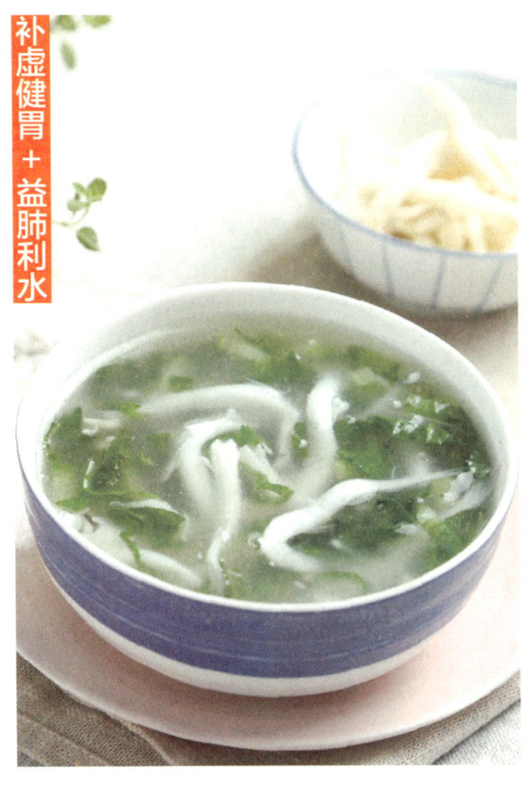

翡翠银鱼煲

材料： 太湖银鱼150克，小油菜250克，水发干贝15克，姜末少许。

调料： 清汤1500毫升，料酒、盐、鸡精、水淀粉、香油各少许。

做法：

1. 小油菜入开水锅中汆烫，捞出浸入凉水，再捞出，挤干水分，切成细末；水发干贝捏成细丝；银鱼洗净。
2. 油锅烧热，下姜末煸炒一下，烹入料酒，加入清汤、水发干贝丝、银鱼，烧开后放入小油菜末，加盐、鸡精调味，用水淀粉勾芡，淋入香油即成。

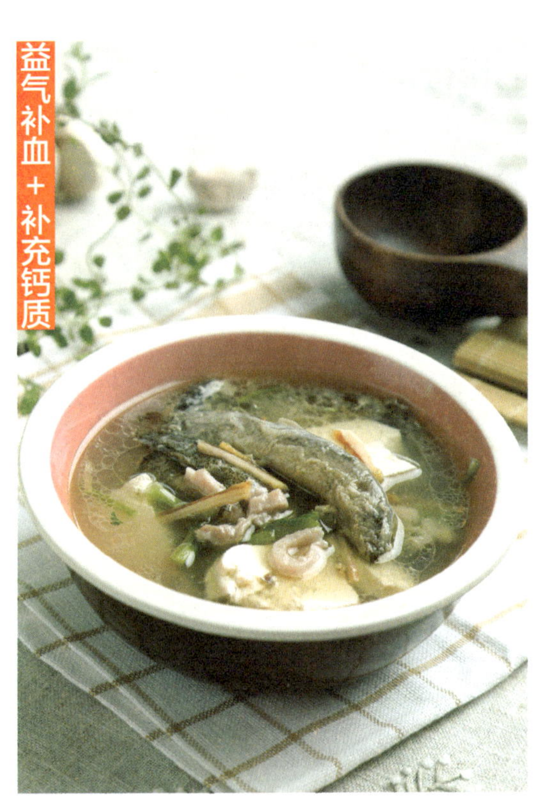

泥鳅豆腐汤

材料： 泥鳅 250 克，豆腐半盒，熟肥瘦肉丝、熟火腿丝各 15 克，咸菜梗 25 克，姜 5 片，葱 3 根。

调料： 清汤 1500 毫升，猪油、黄酒、盐、鸡精各少许。

做法：

1. 泥鳅宰杀洗净，入开水锅氽烫一下捞出，用凉水洗净表面黏液；咸菜梗切粒。
2. 锅入猪油烧热，放入泥鳅两面煎一下，烹入黄酒，加入清汤、肉丝、火腿丝、咸菜梗粒，烧滚后放入豆腐块，继续烧 15 分钟，加盐、味精、胡椒粉调味即成。

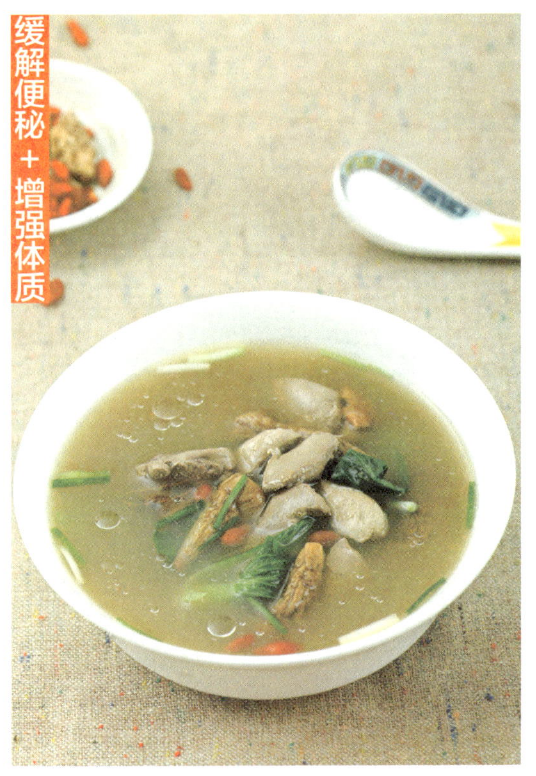

鸡肝菌汤煲

材料： 干口蘑 6 朵，鸡肝 5 个，油菜、枸杞子、葱段、姜片各适量。

调料： 高汤 1000 毫升，熟猪油、料酒、香油、盐、胡椒粉、味精、鸡精各适量。

做法：

1. 将所有材料洗净；鸡肝切块。
2. 鸡肝块入沸水中稍氽烫后捞出，洗净，备用。
3. 锅中倒入高汤，再放入鸡肝块、盐、味精、鸡精、熟猪油、胡椒粉、料酒、姜片、葱段、干口蘑，大火煮沸后转小火煮 45 分钟，煮至材料熟烂，然后放入油菜、枸杞子，最后滴入香油即可。

产妇

刚刚产下婴儿的女性，身体比较虚弱，心肺、肠胃、泌尿生殖等系统都会发生变化。如果能好好调养休息，可使原有的一些顽固疾病消失不见。

食材及中药推荐

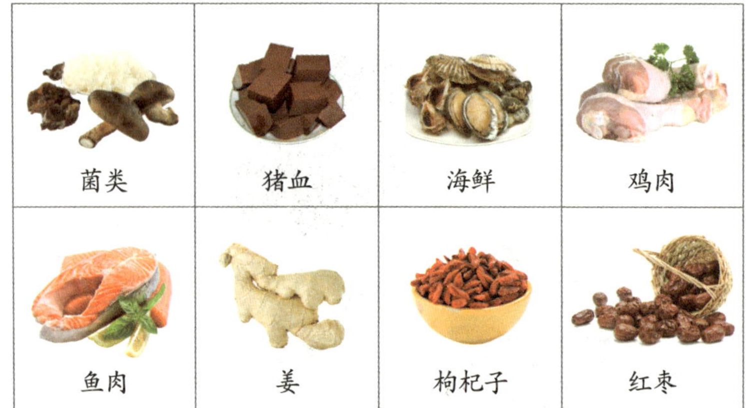

饮食护理

传统观念认为，汤是女性坐月子不能缺少的补品。不过还要注意一些细节：汤品含糖量不能过高；最好不要喝太过油腻的汤品；忌饮生冷性汤品；忌饮含麦芽糖以及相关成分的汤品；忌饮含酒精的汤品。适当增加蔬菜、水果，还可适时加入美容养颜的食材。如莲子、山药等食材，对改善产妇的体质有很好的作用。

乌鸡肉片南瓜汤

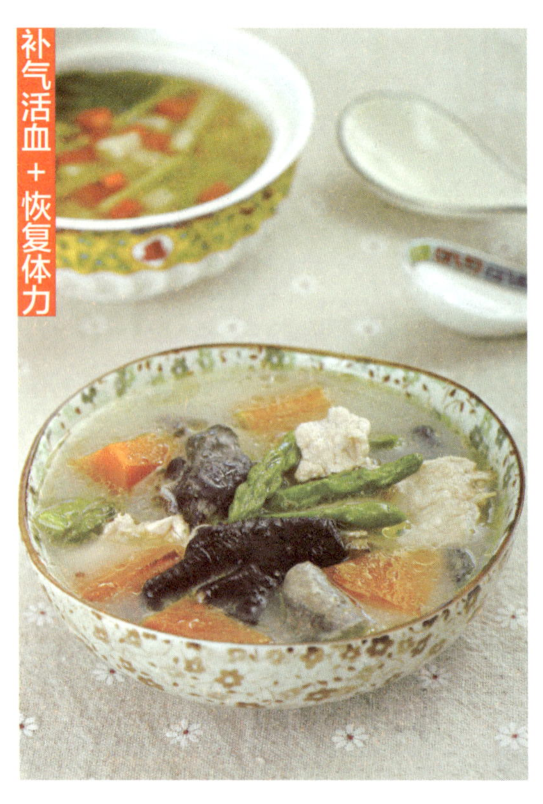

材料： 乌鸡500克，猪瘦肉150克，芦笋80克，南瓜100克，葱花、姜片各适量。

调料： 盐、鸡精、花椒、月桂叶各适量。

做法：

① 将乌鸡处理干净，斩大块，入沸水中汆烫，捞出；猪瘦肉洗净，切片。

② 芦笋洗净，切段；南瓜去皮及瓤，洗净，切块。

③ 油锅烧热，放入葱花、姜片炒出香味，再放入猪瘦肉片、南瓜块翻炒数下，加水煮沸，最后入乌鸡块、芦笋段、剩余的调料炖熟，出锅前，拣出月桂叶即可。

滋阴养血+滋补美容

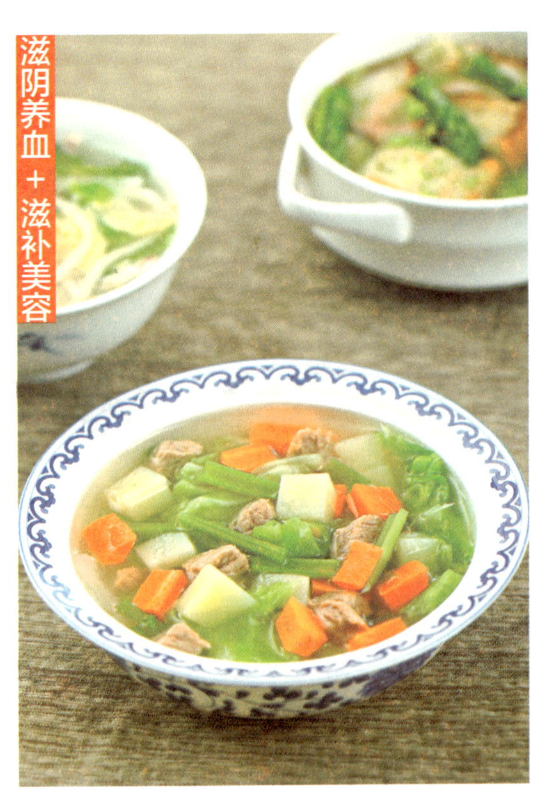

美味牛肉汤

材料： 熟牛肉200克，圆白菜、土豆、胡萝卜、洋葱、芹菜各55克。

调料： 盐、胡椒粉、高汤、味精各适量。

做法：

1. 熟牛肉切丁；圆白菜洗净，切块；土豆、胡萝卜分别洗净，去皮，切丁；洋葱去老皮，切末；芹菜择洗干净，切小段，备用。
2. 油锅烧热，放入洋葱末、胡萝卜丁翻炒出香味后，放入高汤煮沸，然后放入牛肉丁、圆白菜块、土豆丁、芹菜段。
3. 煮至材料熟烂，最后加胡椒粉、盐、味精调味即可。

安神益肾+清热解毒

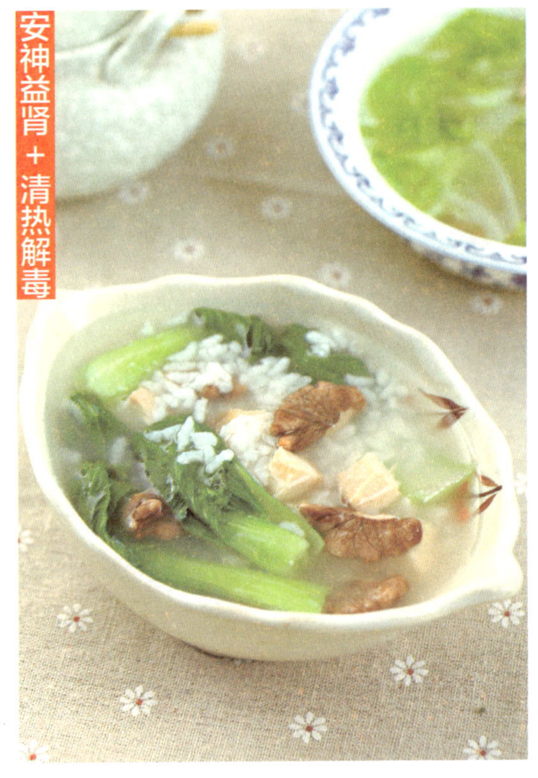

米香肉汤

材料： 大米150克，鸡胸肉100克，核桃仁、小油菜各适量。

调料： 盐适量。

做法：

1. 大米淘洗干净；鸡胸肉洗净，切丁；核桃仁洗净；小油菜洗净，入沸水中汆烫至熟，捞出，备用。
2. 鸡胸肉丁入碗中，加盐搅拌均匀，入蒸锅中蒸16分钟。
3. 锅置火上，加入适量清水，放入大米，煮至九成熟。
4. 然后放入小油菜、核桃仁、蒸好的鸡肉丁及汤汁，搅拌均匀，最后煮至入味即可。

老年人

步入老年后，机体的各个器官都会发生不同程度的退化，体内以分解代谢为主，机体抵抗能力降低。科学合理的饮食是延缓衰老很重要的一环。

食材及中药推荐

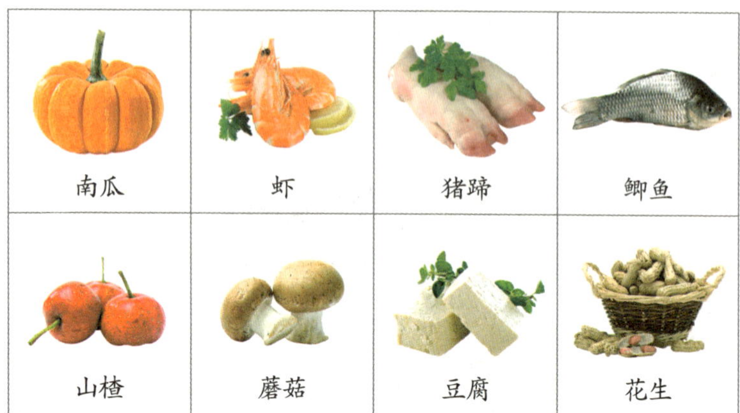

饮食护理

调查显示，饮食过量是影响人类健康长寿的大敌。因此，要健康长寿就必须控制饮食，特别要节制含热量高的饮食，以减缓衰老过程。老年人体力活动减少，所消耗的热量也相应减少，因此饮食不宜过饱。适量饮茶，因为茶中含有氟，可以起到固齿的作用。但不要在晚上饮茶，以免影响睡眠。

鲫鱼萝卜汤

材料： 鲫鱼300克，白萝卜50克，火腿、冬笋、葱、姜各适量。

调料： 高汤800毫升，醋、姜汁、花椒、味精、料酒、大料、盐各适量。

做法：

1. 鲤鱼处理干净，在鱼身表面剞花刀；白萝卜洗净，去皮，切丝；火腿切丝；冬笋去老皮，洗净，切丝；葱洗净，切段；姜洗净，切末，备用。
2. 油锅烧热，爆香花椒、大料后，放入鲫鱼煎至变色，接着放入料酒、高汤，放入白萝卜丝，煮沸后转小火煮至变白，然后放入火腿丝、冬笋丝、盐、味精、姜汁稍煮，最后放入姜末、葱段、醋略煮即可。

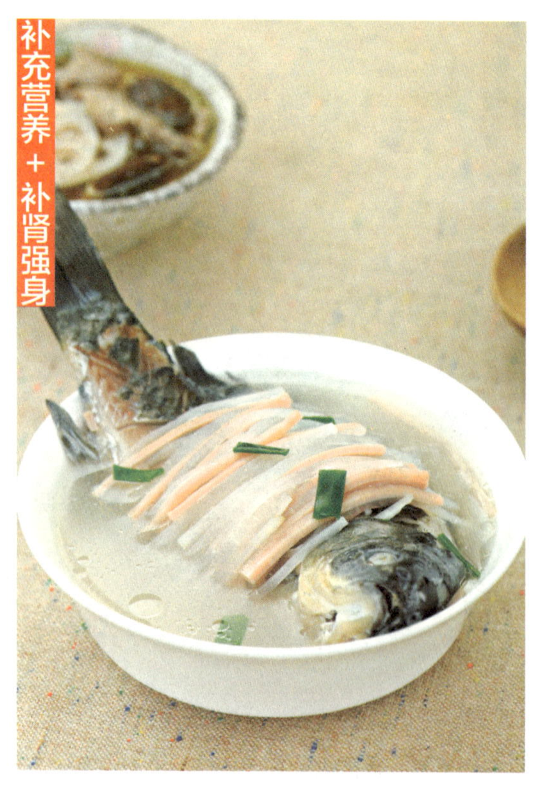

补充营养+补肾强身

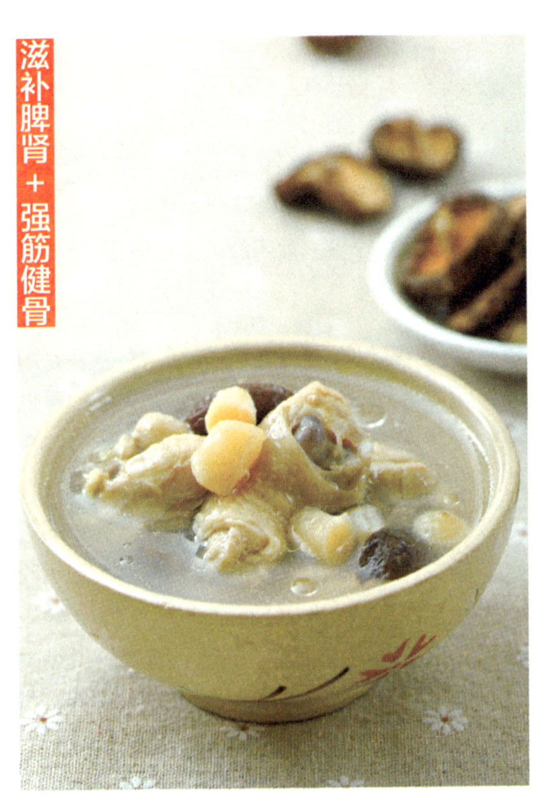

仔鸡香菇煲

材料： 仔鸡块500克，鲜香菇5朵，干贝、姜片各适量。

调料： 牛奶、火腿汁、料酒、高汤、盐、味精各适量。

做法：

1. 仔鸡块入沸水中汆烫6分钟，捞出，洗净，沥干；香菇去蒂洗净；干贝洗净，入清水中泡发。
2. 将仔鸡块放入碗中，再放入干贝、香菇、高汤、火腿汁、盐、料酒、味精、姜片，入蒸锅中蒸至熟，捞出姜片。
3. 最后倒入牛奶继续蒸20分钟，取出即可。

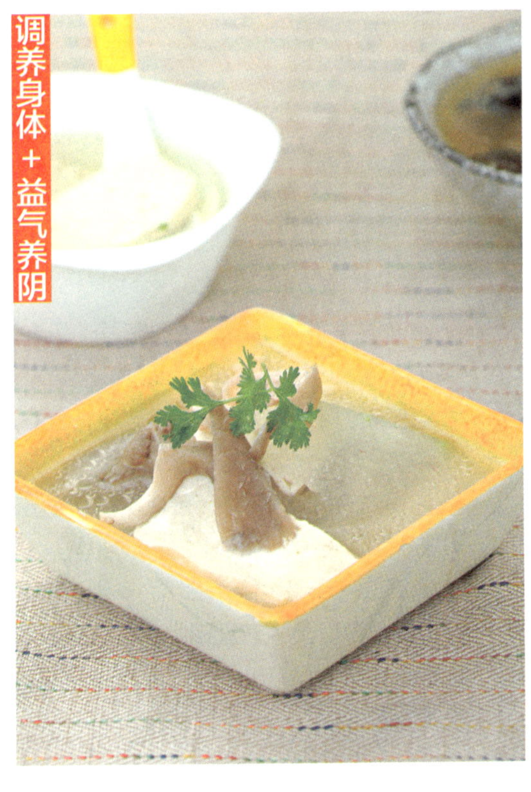

冬瓜平菇汤

材料： 平菇200克，冬瓜100克，豆腐1盒，葱末、姜末、香菜叶各适量。

调料： 蘑菇浓汤、盐、香油、老抽各适量。

做法：

1. 平菇洗净，撕朵；豆腐洗净，切片；冬瓜洗净，切块。
2. 油锅烧热，放入平菇朵煎至表面金黄，盛出，沥油，备用。
3. 另起油锅烧热，放入豆腐片、冬瓜块、平菇朵和老抽翻炒片刻，然后放入蘑菇浓汤、葱末、姜末、盐搅拌均匀，煮熟，淋香油，撒香菜叶即可。

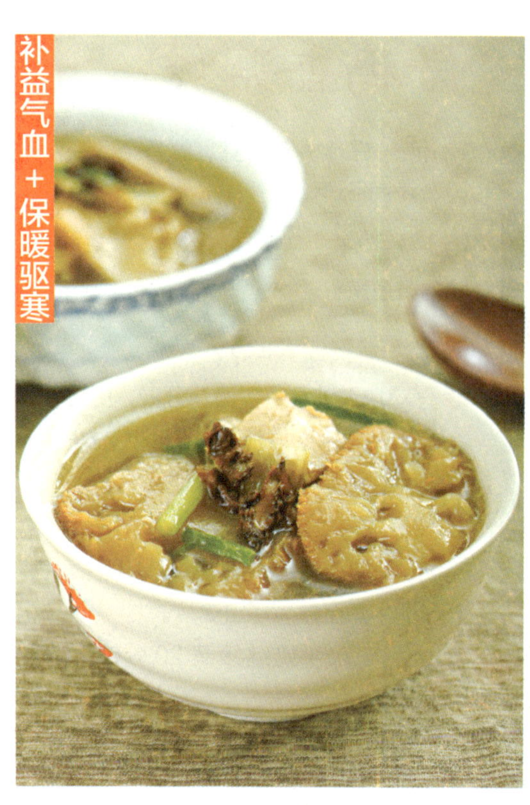

黄芪鸡汤

材料： 仔鸡1只，猴头菇80克，黄芪、葱段、姜片各适量。

调料： 味精、食用碱、盐各适量。

做法：

1. 仔鸡处理干净，洗净，切块；猴头菇用温水泡软，捞出，挤干水分，去除根蒂，换热水泡发，调入适量食用碱，反复数次至菌体酥软，捞出，用清水洗去碱，切薄片。
2. 将黄芪、仔鸡肉块、葱段、姜片一同入锅中，加适量水，先用大火煮沸，然后改小火炖。
3. 用筷子挑去黄芪，入猴头菇片，继续煮至熟烂，调入盐、味精，再次煮沸即可。

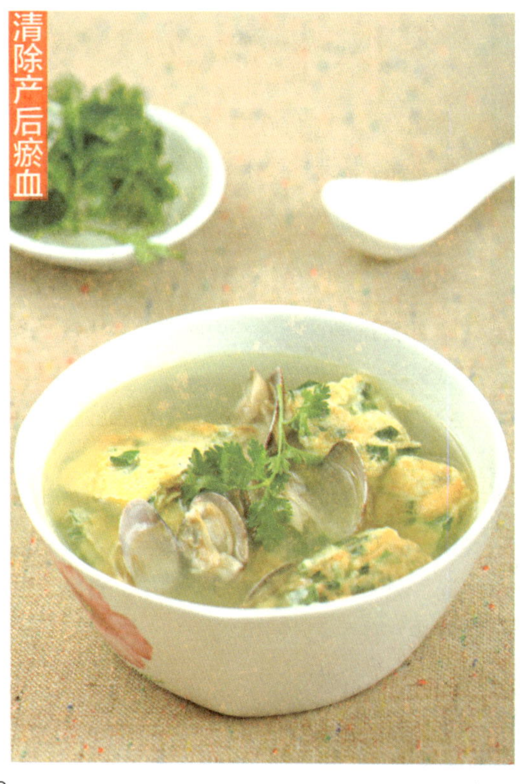

蛤蜊蛋汤

材料： 鸡蛋300克，蛤蜊、猪肉、韭菜、香菜叶各适量。

调料： 盐、胡椒粉、味精、高汤各适量。

做法：

1. 猪肉洗净，切末；韭菜择洗干净，切末。
2. 鸡蛋磕入碗中，加少许盐、味精、韭菜末、猪肉末搅打均匀；蛤蜊吐沙后洗净，沥干，备用。
3. 油锅烧热，倒入蛋液，煎成蛋饼，盛出，切块，放入碗中，备用。
4. 净锅放入高汤，倒入蛤蜊，煮沸后调入剩余盐、味精，倒入鸡蛋碗中，调入胡椒粉，入蒸锅中大火蒸15分钟，取出，点缀上香菜叶即可。

第七章

强身祛病调理汤

饮食与身体健康有着密切的联系，汤煲虽不及药物可以治愈疾病，但是可以通过调节饮食的品质、进食规律来达到缓解、改善病症的保健作用。选择适宜的食材，煲出适合自己的汤品滋养身体，从而降低疾病对身体的危害。

感冒

普通感冒又叫头伤风或鼻伤风，通常是鼻和咽部的病毒感染造成的，病毒经由上呼吸道的鼻腔或口腔进入，它可能会侵袭整个呼吸道。

食材及中药推荐

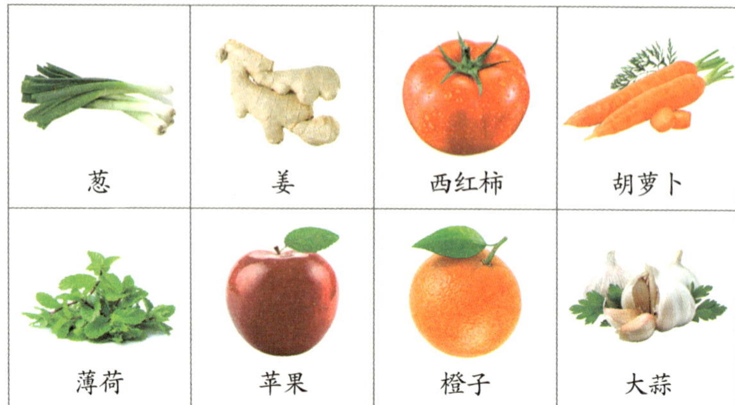

饮食护理

感冒患者，应以清淡的饮食为主，忌食油腻厚味、腌制、煎炒熏炙之类的食品，以免刺激呼吸道，加重病情。感冒的人应该多饮开水，促进身体的新陈代谢。同时，饮用富含维生素的饮料，补足营养，提高身体的免疫力。此外，常吃醋对预防感冒有益，平时做菜的时候，可以在菜肴中加一点醋，这对预防感冒有好处。

蒜香菜花汤

材料： 菜花 200 克，胡萝卜 100 克，蒜 2 瓣，香菜叶少许。

调料： 盐少许，鸡精适量，蔬菜高汤 1000 毫升。

做法：

❶ 菜花洗净，切成小朵后，放入沸水中汆烫至变色，捞出泡入冷水中，冷却后捞出，沥干水分；胡萝卜洗净，去皮后切片，备用。

❷ 油锅烧热，放入去皮蒜以小火炒至表皮稍微呈褐色，加入菜花朵、胡萝卜片拌炒均匀，加入蔬菜高汤大火煮沸，改中火续煮至菜花熟软，以盐和鸡精调味，最后撒上香菜叶即可。

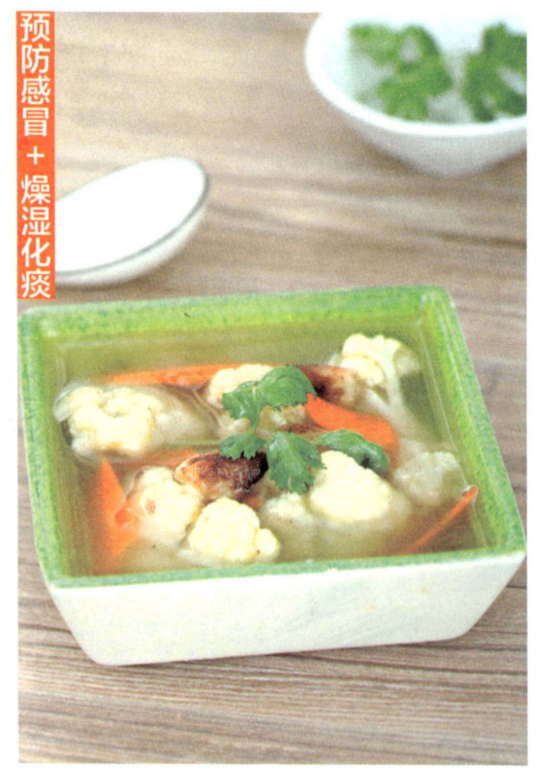

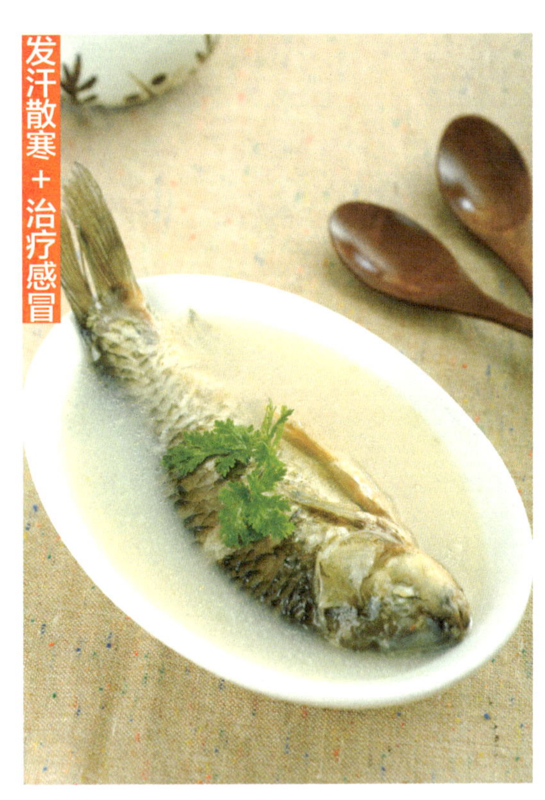

发汗散寒＋治疗感冒

鲫鱼清汤

材料： 鲫鱼 300 克，葱白、姜、香菜叶各适量。

调料： 陈皮、盐、花椒、胡椒粉各适量。

做法：

❶ 将鲫鱼处理干净；葱白洗净切段；姜洗净切片；陈皮洗净；将葱白段、姜片、花椒、陈皮放入纱袋中，封好，备用。

❷ 锅置火上，加入适量清水，放入鱼及纱袋，大火煮沸后继续煮 10 分钟左右。

❸ 转小火煮 25 分钟，加盐、胡椒粉煮至入味，盛出点缀上香菜叶即可。

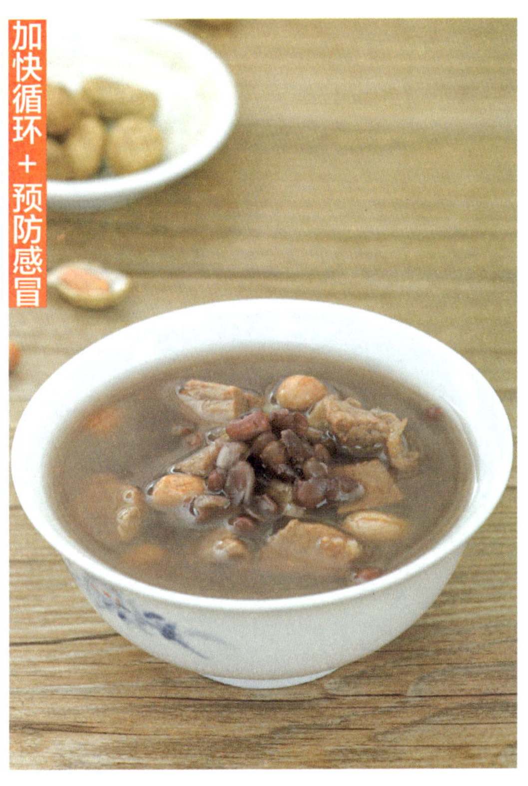

加快循环＋预防感冒

红豆牛肉汤

材料： 鲜牛肉 250 克，红豆 150 克，花生 100 克，蒜适量。

调料： 盐、白砂糖各适量。

做法：

❶ 牛肉洗净，切块，入沸水中汆烫后捞出，洗净沥干。

❷ 红豆、花生分别洗净；蒜去皮，备用。

❸ 锅置火上，加入适量清水，放入牛肉块，大火煮沸后转小火煮 35 分钟左右。

❹ 放入红豆、花生、蒜，继续煮约 35 分钟，煮至牛肉熟烂入味，最后加白砂糖、盐调味即可。

咳喘

咳喘是肺病的症状，主要由于肺气不利而上逆所致。很多因素都可能导致咳喘发作，如风寒、风热、饮食不节等。

食材及中药推荐

杏仁
黄瓜
梨
山药
百合
枇杷叶
银耳
莱菔子

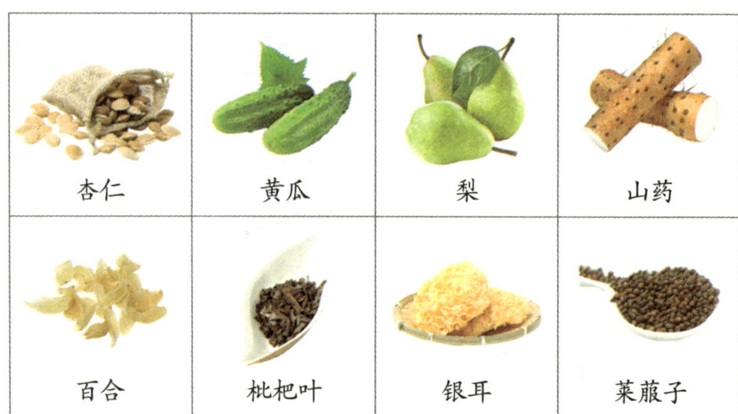

饮食护理

保持饮食清淡，避免刺激呼吸道。避免食用过于辛辣的食物，以免再度刺激已发炎的呼吸道。进食食物的温度宜以常温为主，避免太冷或太热。当咽喉肿痛时，可以改食用流质或是半流质的食物，以减少固体食物在通过食道时对咽喉的刺激。多食用一些有助于止咳的食物，如杏仁、梨等。

润肺雪梨汤

补虚养肺＋化痰止咳

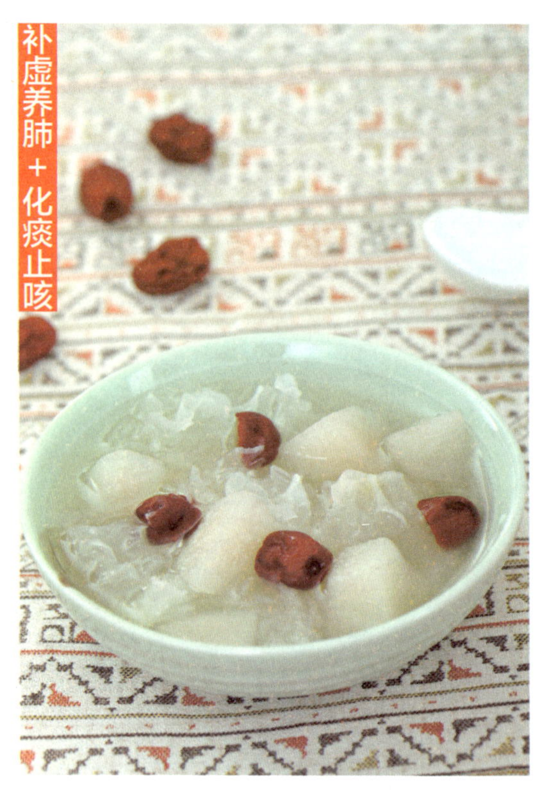

材料： 雪梨500克，银耳、红枣各适量。

调料： 冰糖适量。

做法：

1. 雪梨洗净，去皮、核，切块；银耳入温水中浸泡至发，去蒂洗净，撕小朵；红枣去核洗净，掰块，备用。
2. 锅置火上，加入适量清水，放入雪梨块、银耳朵、红枣块，大火煮沸后转小火，煮45分钟，最后放入冰糖煮至入味即可。

营养解读

雪梨味甘、性寒，含苹果酸、柠檬酸、维生素B_1、维生素B_2、维生素C、胡萝卜素等，具有生津润燥、清热化痰之功效。

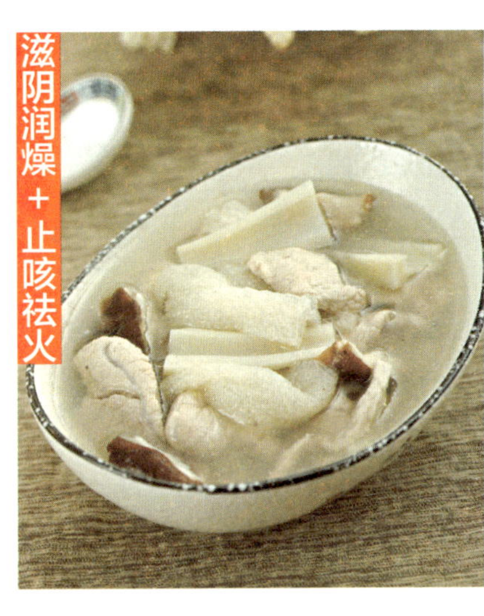

莲藕菌菇汤

材料： 莲藕500克，竹荪100克，鲜香菇块适量，猪瘦肉片50克。

调料： 盐适量。

做法：

❶ 莲藕洗净，去皮、藕节，切条；竹荪入清水中泡发，去蒂，洗净，入沸水中汆烫后捞出，切段。

❷ 锅置火上，加入适量清水煮沸后，放入莲藕条、香菇块、猪瘦肉片、竹荪段再次煮沸，然后转小火煮50分钟左右，最后调入盐即可。

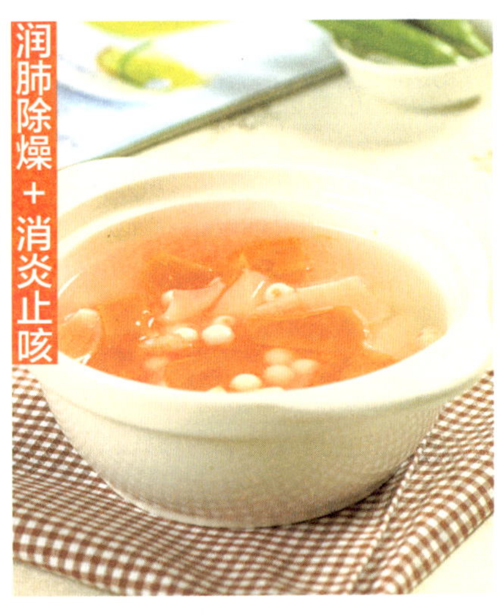

香芋百合芡实煲

材料： 芋头块250克，胡萝卜块120克，芡实少许，鲜百合30克。

调料： 高汤、水淀粉、盐、淡奶油各适量。

做法：

❶ 芡实洗净，用热水浸烫半小时后放入锅中，加水煮沸，改小火再煮10分钟。胡萝卜块与芋头块一起放入另一热油锅中煎至金黄色，盛出放入锅中。

❷ 锅中加入高汤煮沸，转小火，加入淡奶油搅匀，等到食材软糯后放入盐、水淀粉调匀即可。

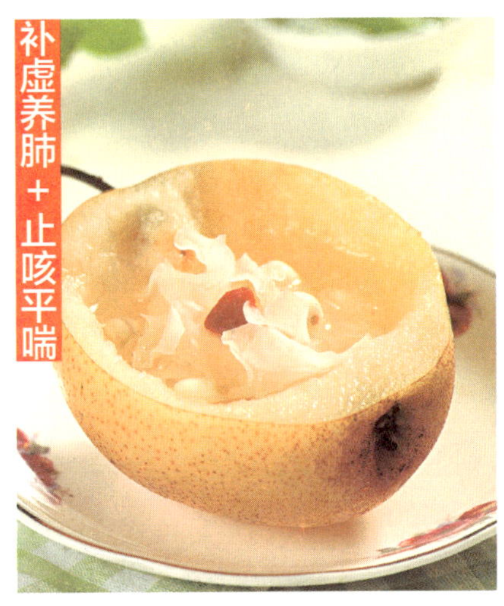

川贝酿雪梨

材料： 新鲜雪梨1个，川贝母、银耳各少许。

调料： 无。

做法：

❶ 银耳泡软，去蒂，撕成小块。

❷ 雪梨从蒂柄上端平切，挖除中间的核。

❸ 将川贝母、银耳置入梨心，并加满清水，置于碗盅里，入蒸锅中蒸熟即可。

肺结核

肺结核是一种慢性疾病，是由于结核杆菌经呼吸道进入肺部造成的，其发生和发展与机体抵抗病菌的能力有关，抵抗力强则可抑制病菌的侵害，反之则诱发疾病。

食材及中药推荐

莲藕	芦笋	丝瓜	梨
百合	银耳	山药	桔梗

饮食护理

饮食应以清淡为主，且要营养均衡。肺结核的防治关键在于营养，营养缺乏时更易患肺结核，因此平时要注意营养的均衡，以预防肺结核的发生。由于肺结核也会大量消耗体力，患有肺结核后更要注意营养的补充。注意补充维生素，病人体内往往缺乏维生素 C 和 B 族维生素，应充分补充。

甜脆银耳盅

材料： 水发银耳 20 克，红樱桃 3 颗。

调料： 白砂糖 4 小匙，香油适量。

做法：

1. 樱桃洗净，切片，备用。
2. 将锅置于火上，加适量清水，放入银耳、白砂糖，大火烧沸，再改用小火炖至银耳软烂。
3. 取几个小碗洗净，擦干水，抹上香油，放入樱桃片，倒入熬好的银耳汤即可。

营养解读

樱桃含铁量高，位于各种水果之首。铁是合成人体血红蛋白、肌红蛋白的原料，在人体蛋白质合成及能量代谢等过程中，发挥着重要的作用。

生津润燥＋滋养肺脏

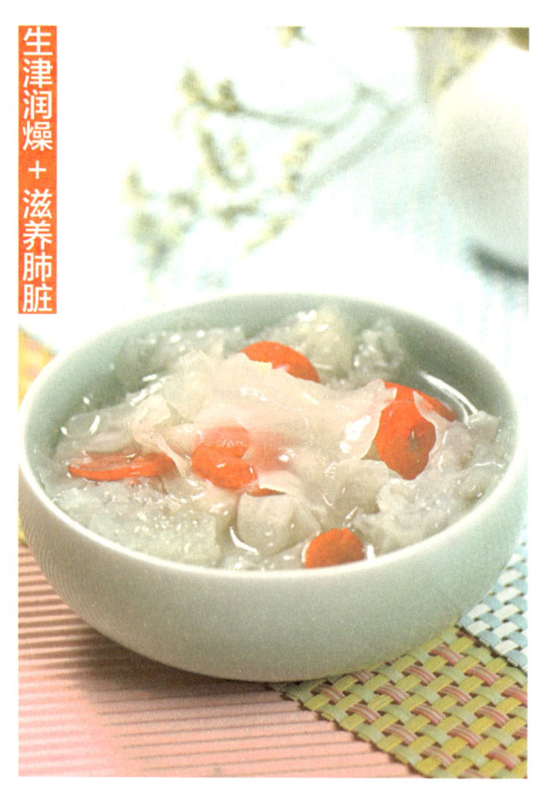

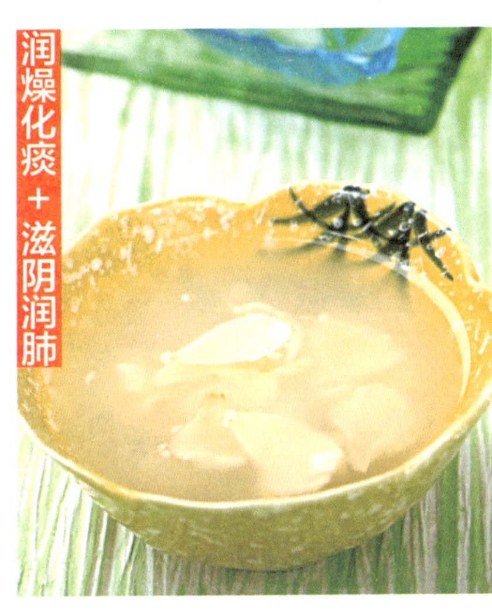

冰糖鲜百合

材料： 鲜百合 300 克。

调料： 冰糖 20 克。

做法：

1. 百合洗净，逐片削去黄尖，用手撕成细片，备用。
2. 锅中加水烧开后，放入百合片，汆烫至透，捞出装入碗中，加入冰糖，上笼蒸 2 分钟后取出即可。

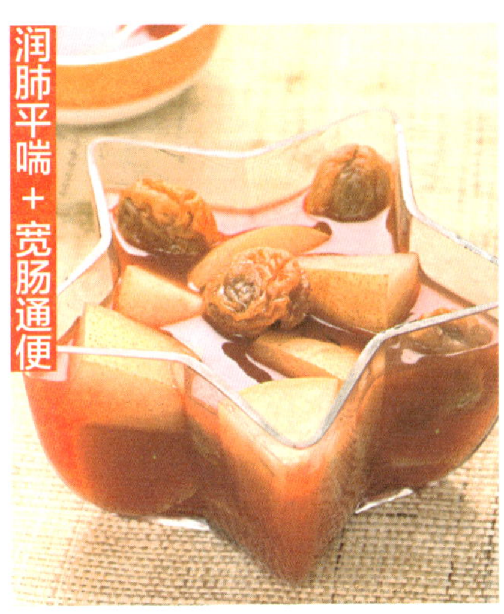

草莓梨子汤

材料： 草莓 200 克，雪梨 150 克，杏干 50 克。

调料： 蜂蜜适量。

做法：

1. 雪梨洗净切块，与杏干一起放入锅中，加适量水，大火煮沸，再转小火继续煮 10 分钟。
2. 草莓洗净，入榨汁机中搅打均匀，倒入雪梨杏干汤略煮，即可关火。
3. 倒入碗中，依个人口味调入适量的蜂蜜即可。

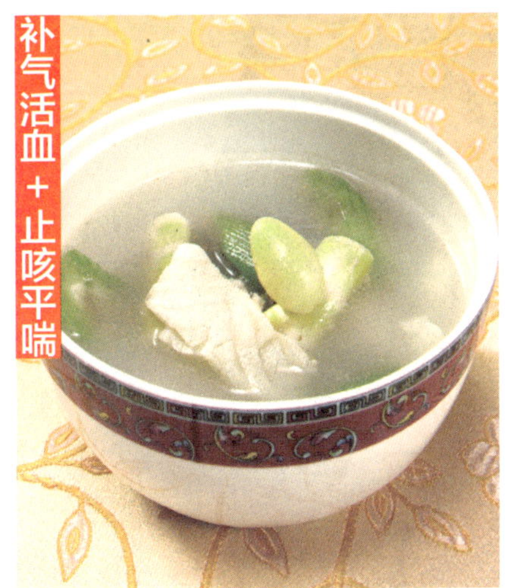

竹荪丝瓜鱼片汤

材料： 竹荪 200 克，丝瓜块 150 克，鳕鱼肉片 500 克，白果 20 克。

调料： 鸡精 1 小匙，盐、醪糟各适量，香油少许，海鲜高汤 800 毫升。

做法：

1. 锅置火上，倒入海鲜高汤煮沸，放入鳕鱼片，烧开后加入竹荪、丝瓜块和白果，转小火煮至九成熟。
2. 最后加入鸡精、盐、醪糟、香油调味，开大火再次煮沸后即可盛出。

高血压

高血压分原发性高血压和继发性高血压两种。原发性高血压早期无明显症状，随着病情的发展，可出现神经系统功能失调等症状；继发性高血压症状较复杂多变。

食材及中药推荐

黑木耳
芹菜
白菜
葡萄
苦瓜
莲子
西红柿
菊花

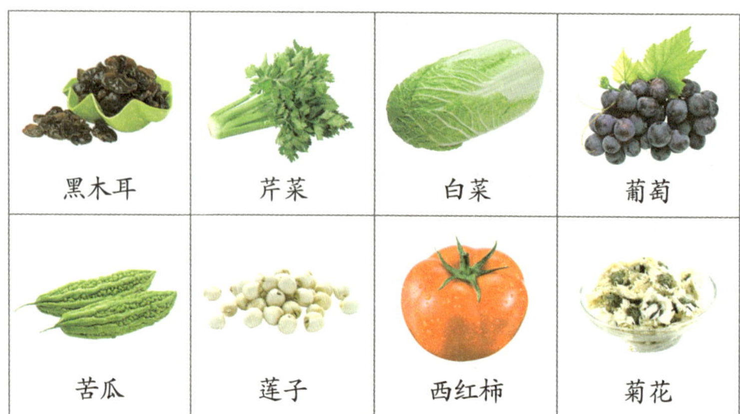

饮食护理

饮食以清淡、低盐、高蛋白食物为主，避免摄入过多胆固醇，少吃高脂肪食物。因为摄入过多高脂肪、高热量食物容易引起血液黏稠度增高，血管壁弹性减弱，进而诱发高血压。还可以在每天早餐后，饮用1小杯醋来预防高血压。此外，还应该减少饮酒量，大量饮酒会增加患高血压的风险。

清蒸红枣汤

降血压＋调节血脂

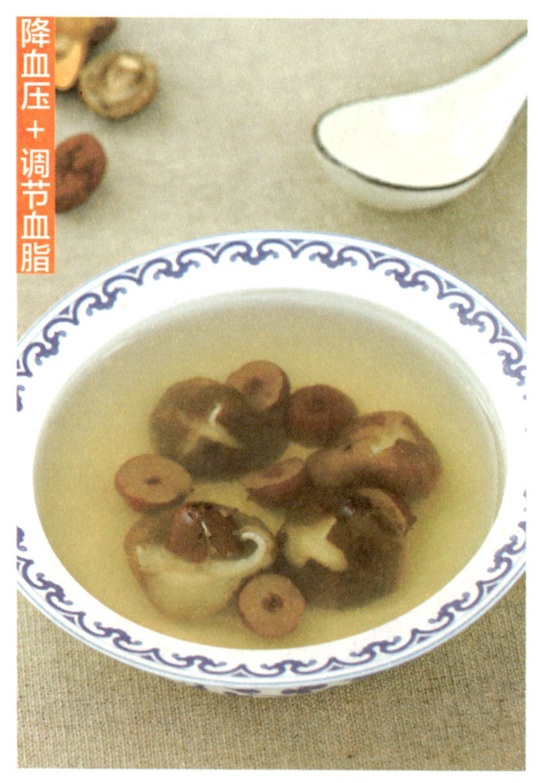

材料： 香菇50克，红枣5颗。

调料： 盐适量。

做法：

1. 红枣去核，洗净，切块；香菇去蒂洗净，沥干，在菇面剞十字花刀，备用。
2. 炖盅中加满水，再放入红枣块、香菇，入蒸锅中隔水蒸1小时左右。
3. 煮至材料熟烂，最后加盐调味即可。

营养解读

香菇中含有嘌呤、胆碱、酪氨酸、氧化酶以及某些核酸物质，能起到降血压、降胆固醇、降血脂的作用，对预防动脉硬化、肝硬化等疾病也有益处。

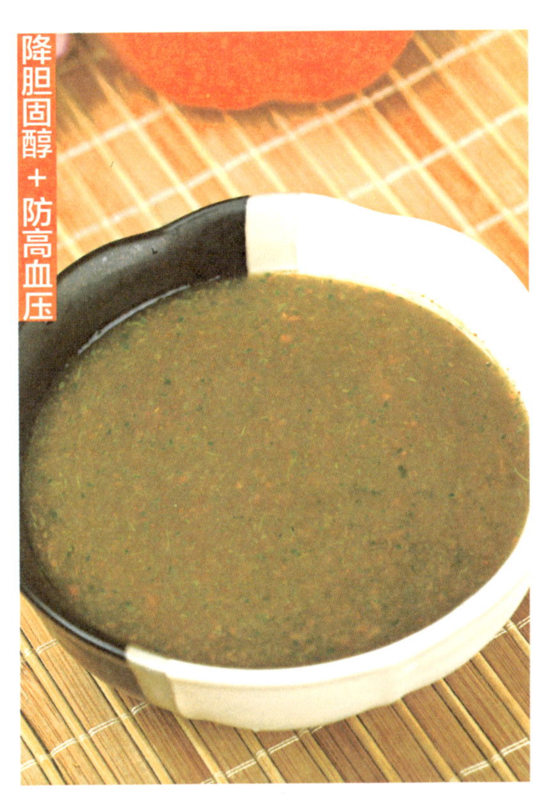

蔬菜浓汤

材料： 西红柿、胡萝卜、洋葱、芹菜各适量，蒜 1 瓣。

调料： 高汤、盐、胡椒粉、鲜奶油各适量。

做法：

❶ 所有蔬菜分别洗净，切成小块。

❷ 锅烧热后倒入所有蔬菜和蒜炒软，加入高汤炖煮。

❸ 待材料较烂时关火，晾凉，倒进搅拌机，将食物打碎。

❹ 将做法❸的材料倒入锅中，加鲜奶油煮沸，加盐、胡椒粉调味即可。

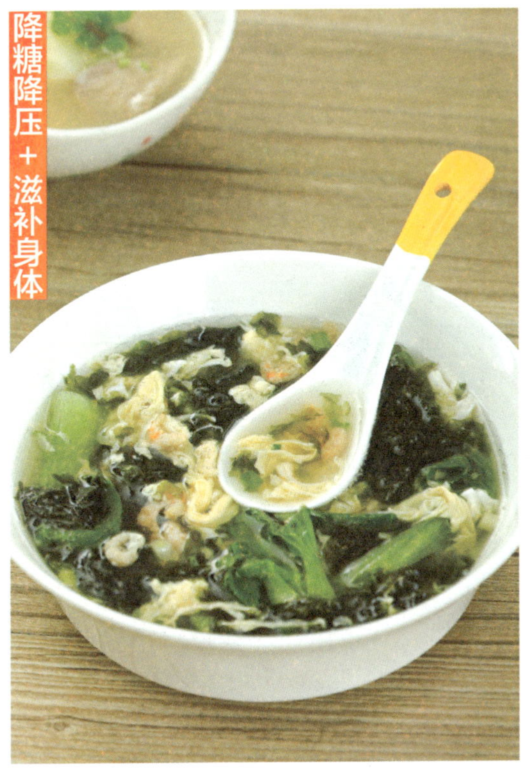

紫菜蛋花汤

材料： 鸡蛋 50 克，紫菜、海米、油菜叶、葱末各适量。

调料： 盐适量。

做法：

❶ 鸡蛋磕入碗中，打散；紫菜撕碎，放入碗中；海米入温水中浸泡至软。

❷ 油锅烧热，爆香葱末后，倒入适量清水，然后放入海米，小火煮沸。

❸ 接着调入盐，再放入油菜叶，淋入蛋液，转大火煮至蛋花浮起。

❹ 最后倒入紫菜碗中，搅拌均匀即可。

低血压

低血压是指血压经常在90/60毫米汞柱以下，同时伴有头晕、乏力、眼前发黑等自觉症状的疾病。由于血压低，造成人体代谢缓慢，抵抗力下降，身体虚弱。

食材及中药推荐

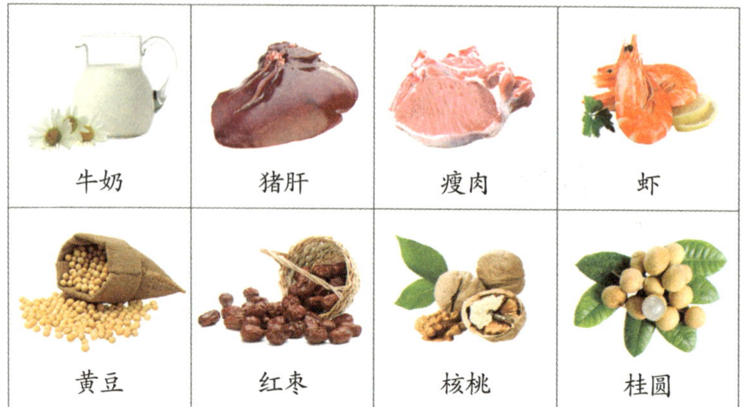

饮食护理

要注意合理膳食，注意荤素搭配，保证摄入全面充足的营养物质，以增强体质。低血压者如伴有红细胞计数过低、血红蛋白不足的贫血症，宜适当多吃富含蛋白质、铁、铜、叶酸、维生素B_{12}、维生素C等有利于造血的食物。

海带豆腐瘦肉汤

补气养血＋滋补身体

材料： 嫩豆腐8小块，猪瘦肉60克，海带结6个，葱花少许，姜片适量。

调料： 盐、鸡精、生抽、玉米淀粉各适量。

做法：

❶ 嫩豆腐切块；猪瘦肉洗净，切薄片；海带结洗净，沥干水分，备用。

❷ 猪瘦肉片用生抽腌渍10分钟左右，然后加入玉米淀粉抓拌均匀。

❸ 将豆腐块、海带结、猪瘦肉片放入锅中，加入适量清水，大火烧沸后转小火煮至材料熟透，放入盐、鸡精调味，最后撒上葱花即可。

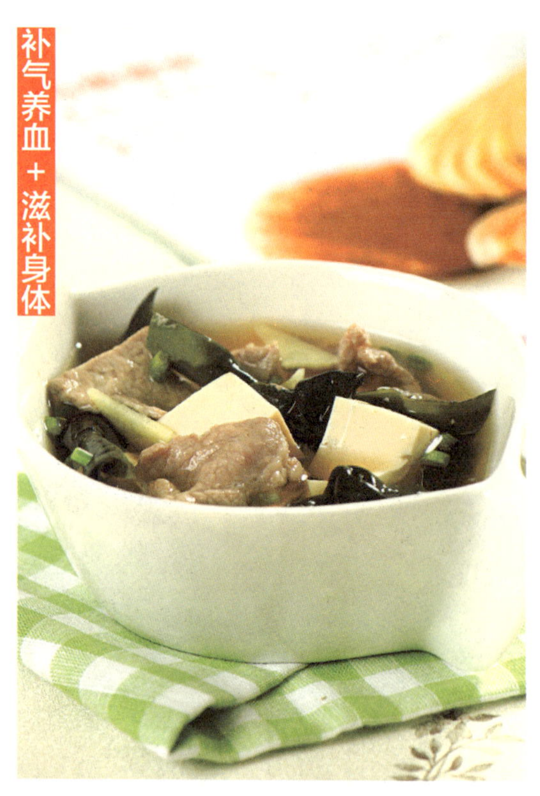

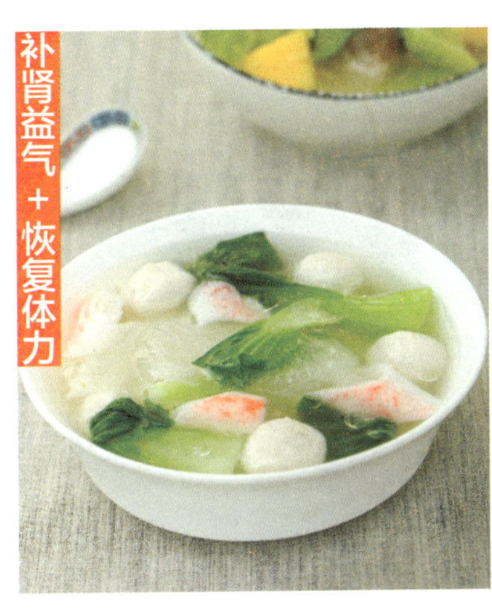

高汤浸冬瓜

材料： 冬瓜片 200 克，净油菜心、蟹棒、鱼丸各 50 克，姜片适量。

调料： 高汤 500 毫升，香油、盐、胡椒粉、味精各适量。

做法：

❶ 锅内加高汤煮沸，放入冬瓜片、姜片烧煮片刻后，加盐调味。

❷ 放入鱼丸、油菜心煮沸，撇去浮沫，接着放入蟹棒，搅拌均匀后，加胡椒粉、味精，淋香油即可。

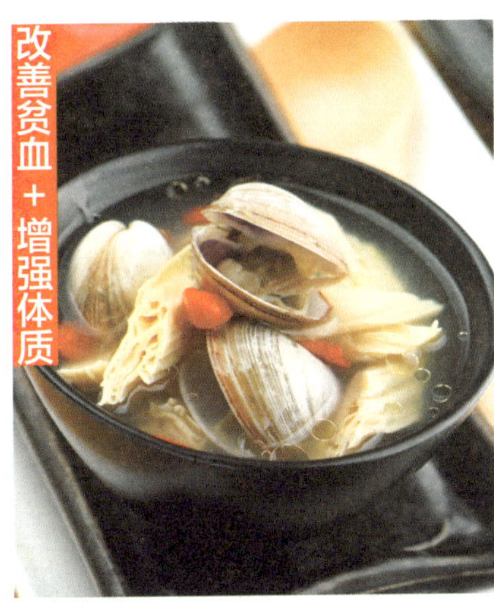

腐竹文蛤汤

材料： 腐竹 200 克，文蛤 4 个，枸杞子少许。

调料： 盐、鸡精、胡椒粉、水淀粉各适量。

做法：

❶ 腐竹用水浸泡至软，切段；文蛤入沸水中汆烫，捞出，备用。

❷ 锅加水煮沸后，放入腐竹段和枸杞子，煮至腐竹软烂，加盐、文蛤，合盖焖煮至文蛤熟透，放鸡精、胡椒粉，用水淀粉勾芡即可。

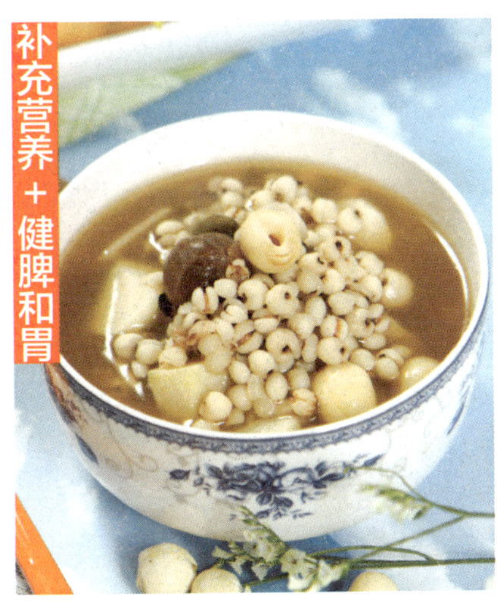

四神桂圆汤

材料： 桂圆肉 75 克，薏米、芡实、莲子各 40 克，山药、茯苓各 20 克。

调料： 盐少许。

做法：

❶ 将所有材料洗净，捞出沥干水分，备用。

❷ 锅中倒入 5 杯水，加入薏米、芡实、莲子、山药、茯苓煮沸，转小火继续煮 30 分钟。

❸ 加入桂圆肉煮至释出甜味，再加盐调味即可。

贫血

贫血是指血液中红细胞总量低于正常值。它是许多疾病的一种表现形式。在我国，此病多见于女性、儿童，其中又以缺铁性贫血最为常见。

食材及中药推荐

瘦肉
海带
动物肝脏
鲫鱼
豆类
花生
红枣
黄花菜

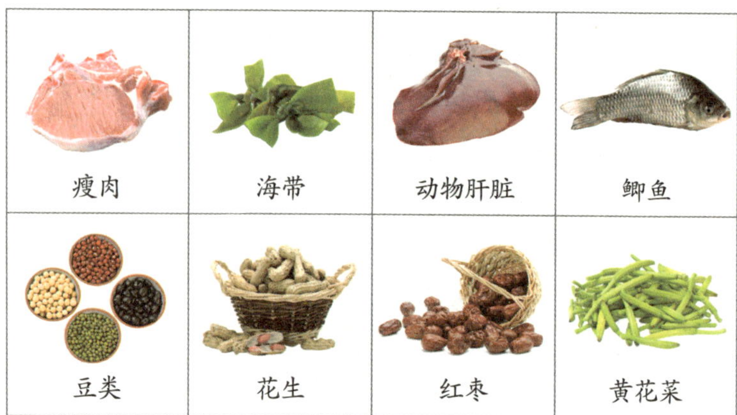

饮食护理

应全面提高饮食营养水平，供给充足的造血原料。肉类是铁最丰富的来源，也是血红素铁的主要来源，可增加摄入量。食物烹调应精细、软烂。在平衡膳食的基础上，要多摄取富含蛋白质、维生素、铁的食物。缺铁性贫血宜选择含铁量高的食物，巨幼红细胞性贫血宜选择高维生素食品。

牛肉阿胶姜汤

改善循环＋预防贫血

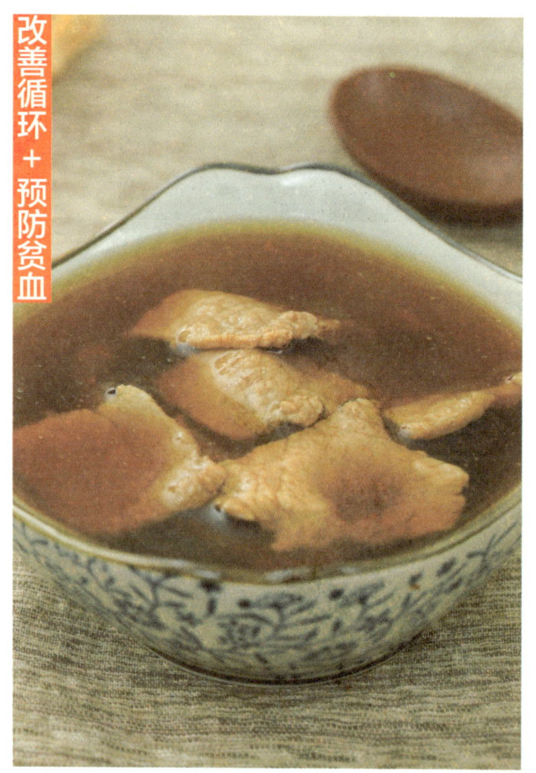

材料： 牛肉 200 克，阿胶适量，姜少许。

调料： 盐、醪糟各适量。

做法：

1. 牛肉去筋膜，洗净，切片；姜洗净，切片，备用。
2. 砂锅中加入适量清水，放入牛肉片、姜片，调入醪糟，小火煮 35 分钟，最后放入盐、阿胶，煮至阿胶溶化即可。

营养解读

阿胶性平，味甘，具有补血滋阴、润燥、止血的功效，适用于血虚引起的面色发黄、眩晕心悸、心烦不眠、肺燥咳嗽等症。

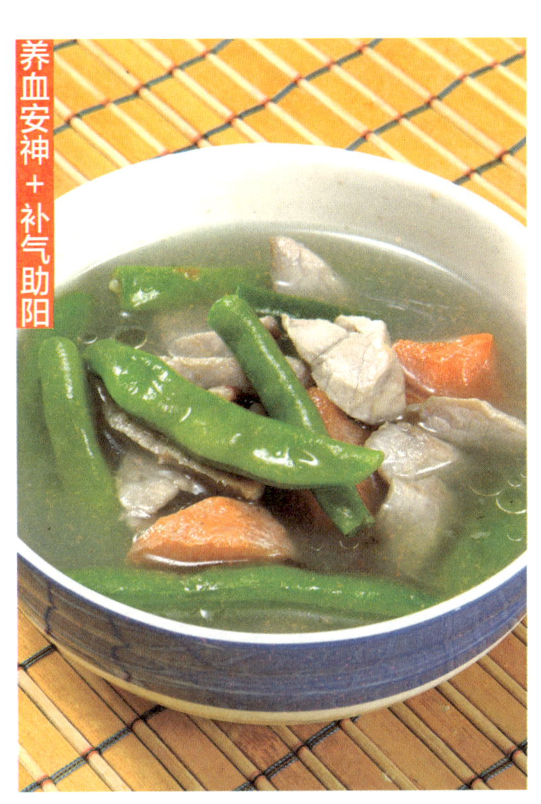

四季豆瘦肉汤

材料： 猪瘦肉 200 克，四季豆 100 克，胡萝卜 1 根。

调料： 盐适量。

做法：

❶ 四季豆洗净，切成长段；猪瘦肉洗净，切成小块；胡萝卜洗净，去皮，切成块。

❷ 猪瘦肉块入沸水锅中氽烫，捞出，沥干，备用。

❸ 锅中加适量清水煮沸，放入四季豆段、猪瘦肉块、胡萝卜块煲至材料软烂，用盐调味即可。

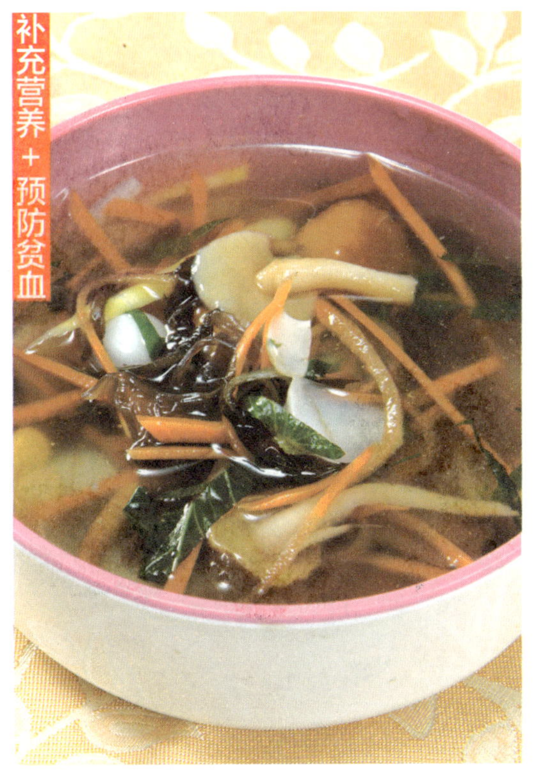

百合鲜菇汤

材料： 百合 100 克，竹笋、黑木耳、茶树菇各 50 克，胡萝卜半根，青菜叶少许。

调料： 盐、白砂糖各 1 小匙，香油适量，高汤 1000 毫升。

做法：

❶ 全部材料均洗净；百合沥干，切片；竹笋、胡萝卜去皮，切丝；黑木耳切丝；青菜叶撕成丝。

❷ 锅中倒入高汤煮沸，放入除青菜叶丝及茶树菇以外所有切丝的材料，用大火煮沸后再转中小火，加入茶树菇及百合片略煮，熄火前加入青菜叶丝及盐、白砂糖调味，滴上香油即可。

糖尿病

糖尿病是由于遗传和环境及精神等因素导致胰岛功能减退、胰岛素抵抗等，从而引发蛋白质、脂肪、水和电解质等一系列代谢紊乱综合征，以高血糖为主要标志。

食材及中药推荐

黑豆
韭菜
南瓜
苦瓜
菠菜
豆腐
鳝鱼
糙米

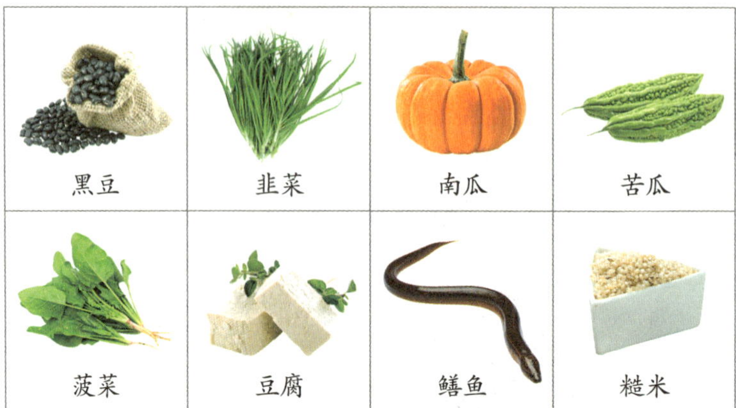

饮食护理

饮食要注意“二少一低一高”原则，即饮食宜清淡，以少糖、少脂肪、低热量、高蛋白饮食为主，避免食用肥腻厚味之品。供给充足的维生素、矿物质，多吃富含微量元素的食品。宜科学地安排好主食与副食。主食是血糖的主要来源，应予以控制，最好每日不超过 250 克。

菠菜肉末汤

降低血脂+降低血糖

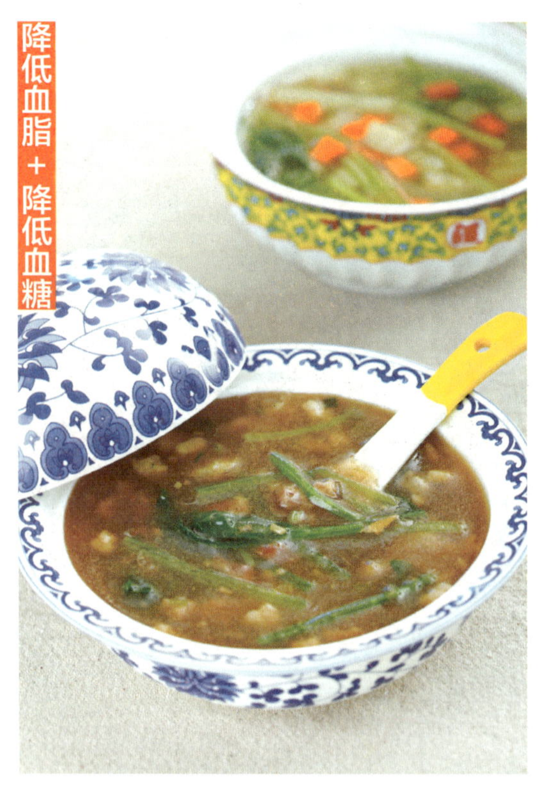

材料： 菠菜 300 克，五花肉 60 克，葱、姜各适量。

调料： 盐、醋、植物油、酱油、高汤、味精、水淀粉、香油各适量。

做法：

1. 菠菜洗净，切段；五花肉洗净，切丁。
2. 烧热植物油锅，入五花肉丁煸炒数下，接着放入葱、姜爆出香味，再烹入酱油。
3. 再加味精、盐、高汤调味，放菠菜段，煮沸后，用水淀粉勾芡，淋醋、香油即可食用。

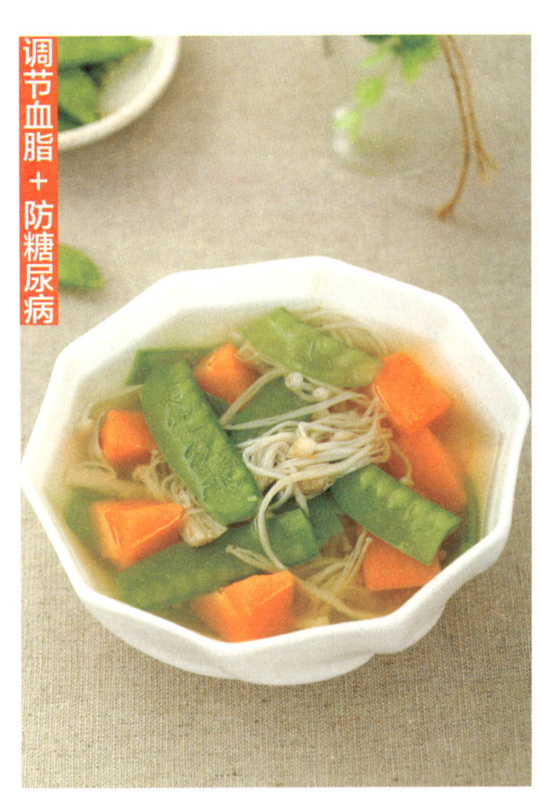

菌香南瓜汤

材料： 南瓜400克，金针菇250克，荷兰豆100克。

调料： 高汤800毫升，盐适量。

做法：

1. 南瓜洗净，去瓤，切块；金针菇去根洗净；荷兰豆择洗干净，切段，备用。
2. 锅置火上，加入适量清水、南瓜块、高汤，以大火煮沸后转小火煮35分钟。
3. 然后放入金针菇，转大火煮10分钟左右。
4. 加入荷兰豆段再次煮沸，加盐调味即可。

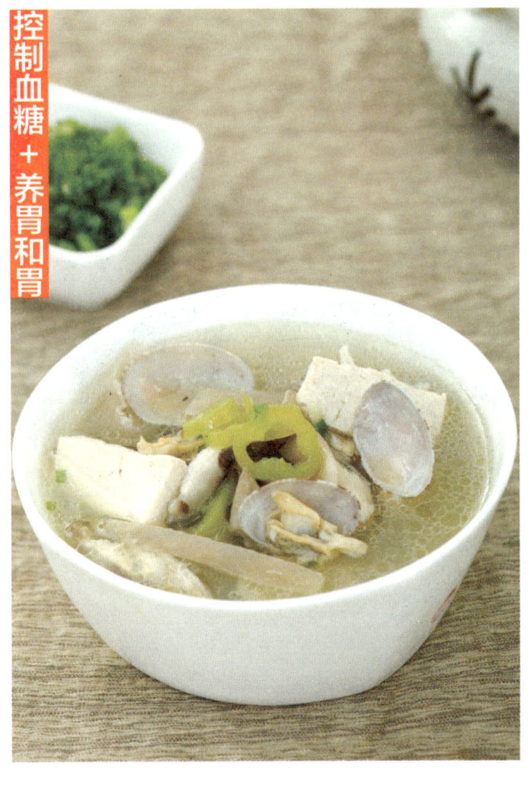

豆腐海鲜汤

材料： 豆腐500克，牡蛎肉100克，净花蛤、白菜叶、黄甜椒圈、葱、姜、蒜各适量。

调料： 辣椒粉、盐各适量。

做法：

1. 豆腐洗净，切大块；牡蛎肉用盐水洗净，捞出；白菜叶洗净，切段；葱洗净切末；姜洗净拍散；蒜去皮切末，备用。
2. 锅置火上，加入适量水，放入豆腐块，调入盐，大火煮沸后转中火，煮至入味。
3. 然后放入牡蛎肉、花蛤、白菜叶段、葱末、姜末、蒜末，煮至牡蛎肉熟。
4. 最后放入盐、辣椒粉、黄甜椒圈，煮至入味盛出即可。

高脂血症

高脂血症是由于脂肪代谢或运转异常使血浆中一种或多种脂质高于正常值的疾病，是中老年人常见的疾病之一，也是严重影响中老年人正常生活和健康的疾病。

食材及中药推荐

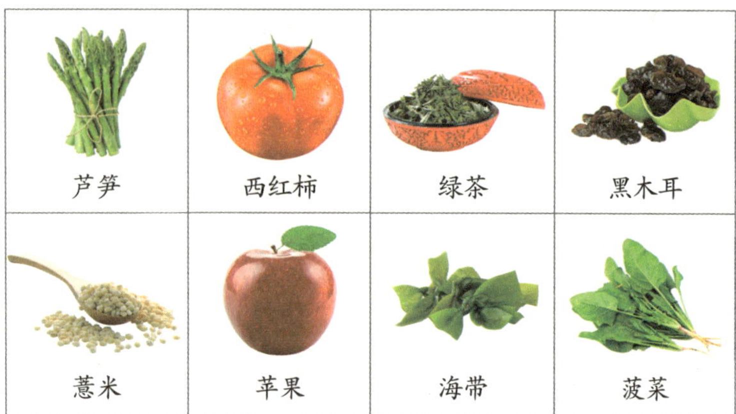

饮食护理

要常吃含膳食纤维较多的蔬果。它们可以抑制胆固醇吸收，起到抗高脂血症的作用。控制饭量、限制甜食，这点对高脂血症患者尤其重要。多吃新鲜绿色蔬菜和水果，还有富含牛磺酸的食物。切忌暴饮暴食。尽量不吃或少吃高胆固醇的食物，如动物的内脏、脑、骨髓、鱼子、贝类、鳝鱼等。

肉丝海带汤

材料： 猪瘦肉 50 克，海带丝 100 克，胡萝卜少许，姜末、葱末各适量。

调料： 盐、白砂糖、鸡精、淀粉各适量。

做法：

❶ 将胡萝卜、猪瘦肉分别洗净，切丝；海带丝洗净，切段；生姜去皮，切片；瘦肉丝用淀粉抓匀。

❷ 锅中倒水煮沸，将海带段、胡萝卜丝入沸水中汆烫，捞出，沥干水分。

❸ 油锅烧热，放入葱末、姜片炒香，加适量水烧沸，加入海带段、胡萝卜丝、瘦肉丝，放入剩余调料，烧沸盛入汤碗即可食用。

清热利水＋降低血脂

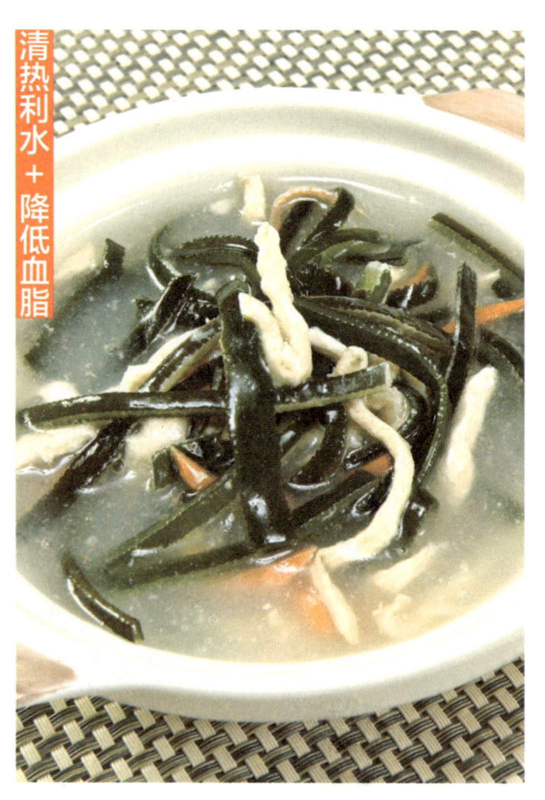

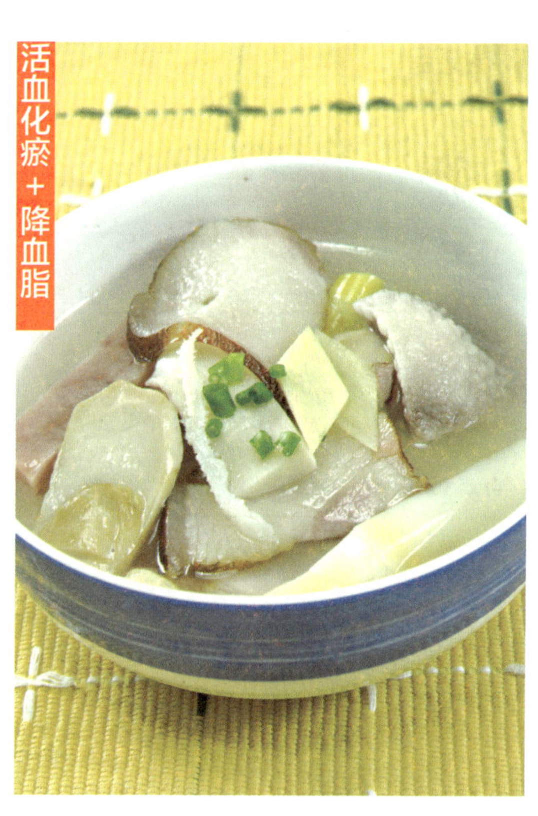

肉香火腿竹笋汤

材料： 腊肉200克，猪皮50克，火腿、竹笋各100克，杏鲍菇、干贝、姜片、葱花各适量。

调料： 白砂糖、醪糟、高汤各适量。

做法：

❶ 腊肉、猪皮洗净，汆烫，沥干；竹笋去皮，洗净，切片；杏鲍菇切片，洗净；干贝泡软。

❷ 锅中加入高汤煮沸，加全部材料，转小火煮至汤变白，加剩余调料调味。

营养解读

竹笋所含有的植物纤维可以增加肠道水分的贮留量，减少人体对脂肪的吸收，从而降低与高血脂有关疾病的发病率。

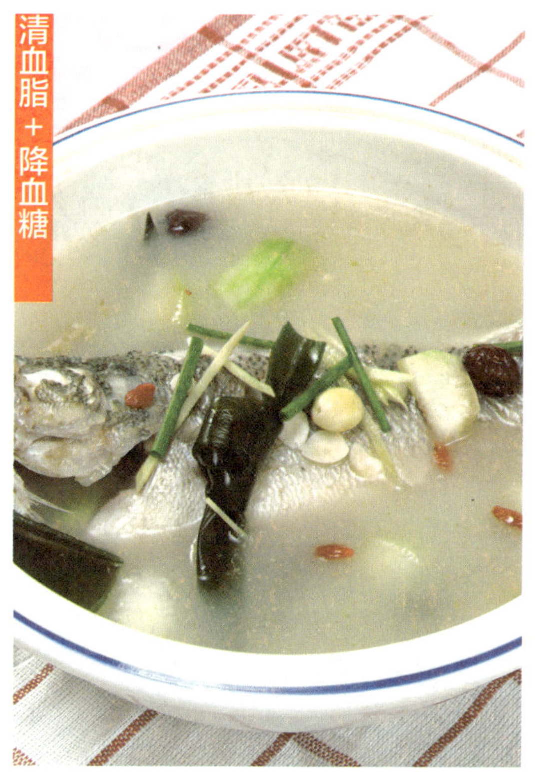

冬瓜鲈鱼汤

材料： 鲈鱼500克，姜5片，冬瓜200克，葱1棵，红枣6颗，海带结50克，南北杏20克，枸杞子少许。

调料： 胡椒粉适量，盐、白砂糖各1小匙，醪糟1大匙，鱼高汤1000毫升。

做法：

❶ 鲈鱼处理干净，洗净，放入沸水中汆烫去腥，捞出；冬瓜洗净，去皮，切块；姜去皮，切丝；葱洗净，切段。

❷ 油锅烧热，爆香姜丝，放入鱼高汤煮沸，加入冬瓜块煮出香气，约20分钟后加入红枣、枸杞子和南北杏，最后再加入鲈鱼、海带结煮熟，加盐、醪糟、白砂糖和胡椒粉调味，撒上葱段即可。

动脉粥样硬化

动脉粥样硬化是由于脂肪在动脉血管壁沉积所造成的一种对人体有害的状态，多见于40岁以上的男性和绝经期后的女性。此外，患有『三高』的人群更应警惕。

食材及中药推荐

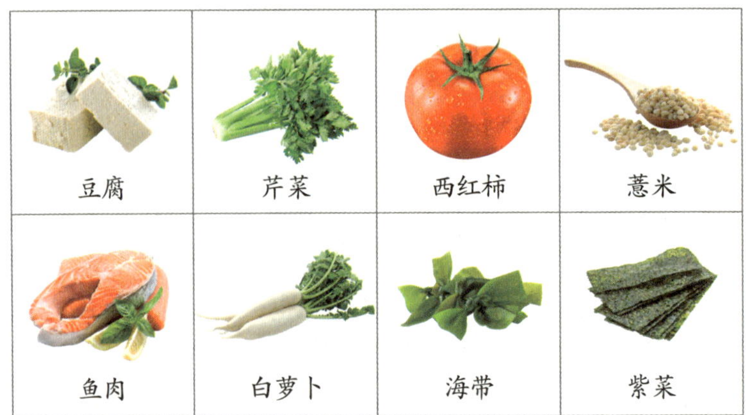

豆腐	芹菜	西红柿	薏米
鱼肉	白萝卜	海带	紫菜

饮食护理

预防动脉粥样硬化最主要的饮食原则是限制脂肪摄入量，少吃肥肉及动物性油脂，尤其要降低胆固醇和饱和脂肪酸的摄入量，并摄入富含强抗氧化剂的食物，可适当吃一些含不饱和脂肪酸较多的鱼肉、植物油、豆制品等。少吃甜食，多吃新鲜蔬菜和水果，保证足够的维生素及硒、钾、钙等营养素及植物纤维的供应。

牛肉蔬菜汤

软化血管+预防肿瘤

材料： 牛里脊片200克，洋葱100克，胡萝卜、土豆、香菇、香菜各适量。

调料： 盐、白砂糖各1小匙，牛骨高汤600毫升。

做法：

1. 洋葱、胡萝卜、土豆去皮，洗净，切丁；香菇去蒂，洗净，切丁；牛里脊片洗净，备用。
2. 油锅烧热，先放入洋葱丁炒香，再加入胡萝卜丁、土豆丁、香菇丁炒匀，倒入牛骨高汤，加盐、白砂糖煮沸，最后加入牛里脊片煮至水沸，捞除浮沫，撒上香菜叶即可。

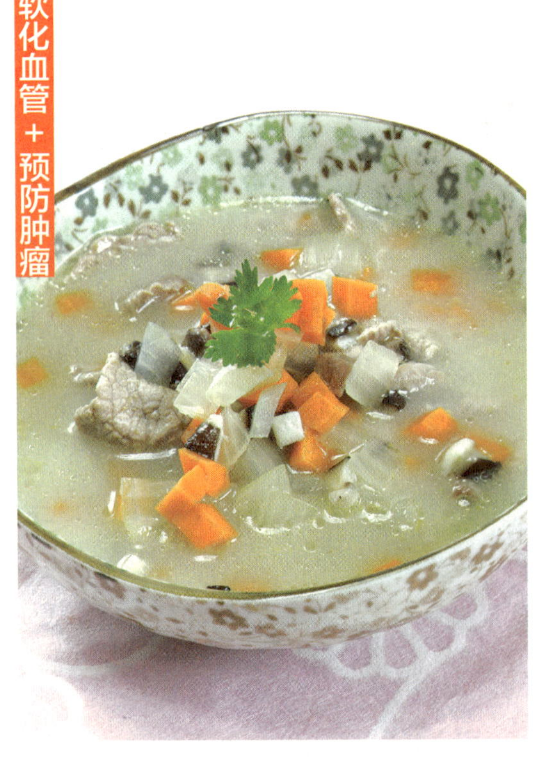

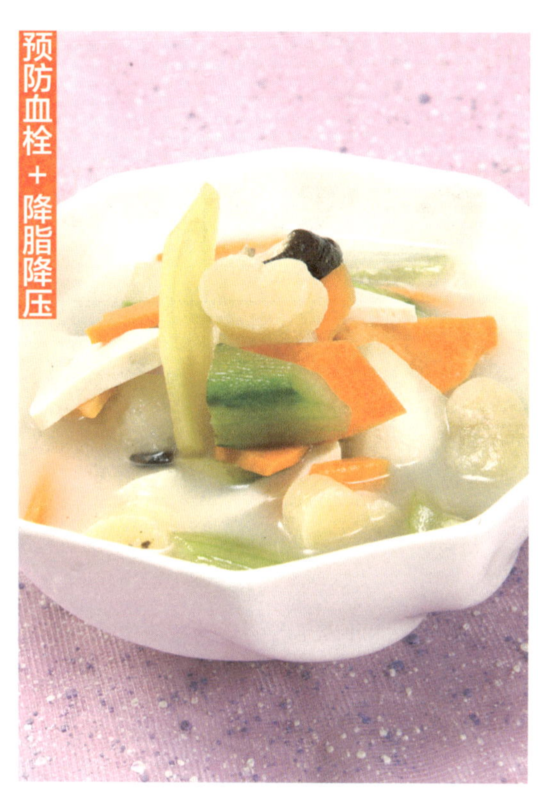

双瓜豆腐汤

材料： 干贝 60 克，豆腐 1 块，冬瓜 250 克，丝瓜 100 克，香菇 30 克，胡萝卜少许，姜适量。

调料： 醪糟 1 大匙，盐 1 小匙，鱼高汤 1000 毫升，淀粉 1 大匙，香油少许。

做法：

❶ 干贝洗净，泡发（约 1 小时），放入碗中加入醪糟调匀，移入电饭锅蒸 30 分钟，取出，蘸淀粉以手抓散，备用。

❷ 豆腐洗净，切三角形小块；丝瓜和冬瓜分别洗净，去皮，切小块。

❸ 香菇去蒂，洗净，切片；胡萝卜洗净去皮，切片；姜去皮，切片。

❹ 锅中倒入鱼高汤煮沸，放入所有材料煮熟，加盐调味，盛出淋上香油即可。

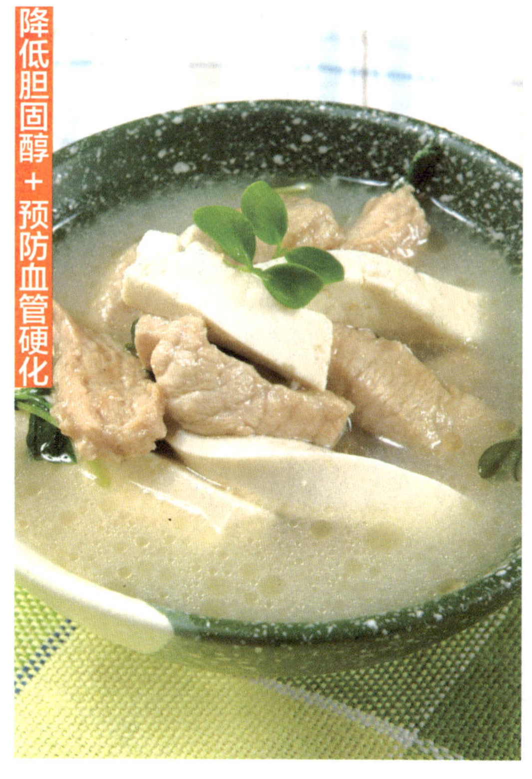

豆苗肉汤

材料： 猪瘦肉 200 克，豆苗 50 克，桂枝、黑豆、杜仲各 15 克，川芎 10 克，黄芪、枸杞子、补骨脂各 5 克，当归 2 片，甘草 5 片，豆腐块 100 克。

调料： 白砂糖、盐各 1 小匙，醪糟 3 大匙，高汤 1000 毫升。

做法：

❶ 猪瘦肉洗净，切块，放入沸水中汆烫去除血水；桂枝、黑豆、杜仲、川芎、黄芪、枸杞子、补骨脂、当归、甘草均洗净，装入棉布袋中绑好，备用。

❷ 锅中放入猪瘦肉块和药包，加入高汤，隔水蒸煮至熟，加入豆腐块、剩余调料煮匀即可食用。

慢性肝炎

肝脏发生炎症及肝细胞坏死持续6个月以上称为慢性肝炎。其发病一般认为与肝炎病毒的持续存在、机体的免疫功能紊乱、病变肝脏微循环及代谢功能障碍有关。

食材及中药推荐

鲤鱼
泥鳅
苦瓜
山楂
橘子
西红柿
芹菜
海带

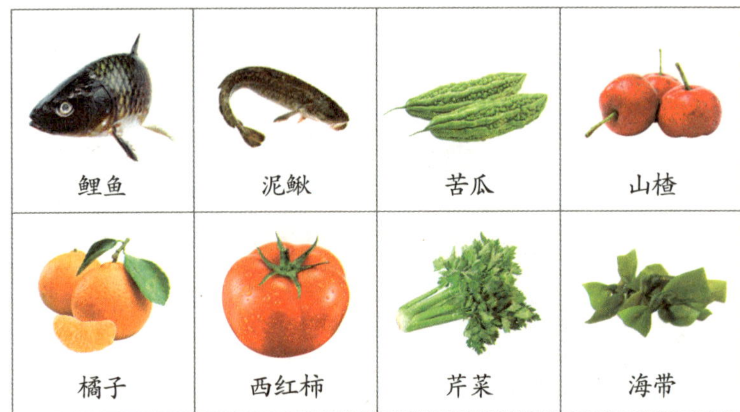

饮食护理

饮食以低盐、低脂肪、少糖、高蛋白为好。由于慢性肝炎患者的食欲和消化能力都比较差，因此，饮食应尽可能多样化。应进食开胃、易消化食物，如酸梅汤、鲜橘汁、果汁、姜糖水、面条汤、新鲜小米粥等，以助消化而止痛。不吃辛辣、油腻、油炸、黏硬食物，不食用动物油烹饪食品。

火腿白菜煲土鸡

补虚+提高免疫力

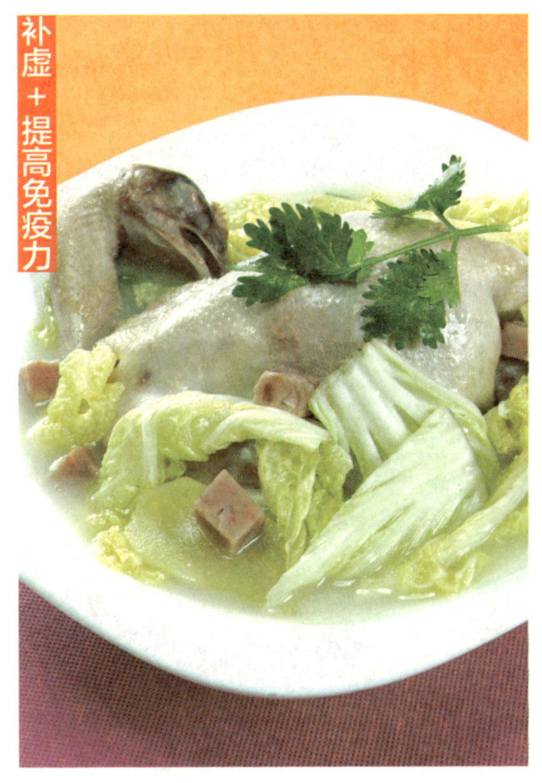

材料： 土鸡1只，白菜300克，火腿160克，姜片40克，香菜叶适量。

调料： 醪糟3大匙，盐适量。

做法：

❶ 土鸡放入沸水中汆烫约5分钟，捞出，洗净；白菜洗净，切块；火腿切丁。

❷ 煲锅中倒入适量水烧沸，加入土鸡（整只）、火腿丁及姜片，以中火煲90分钟，再加入白菜块继续煲40分钟，加醪糟、盐调味，撒香菜叶即可。

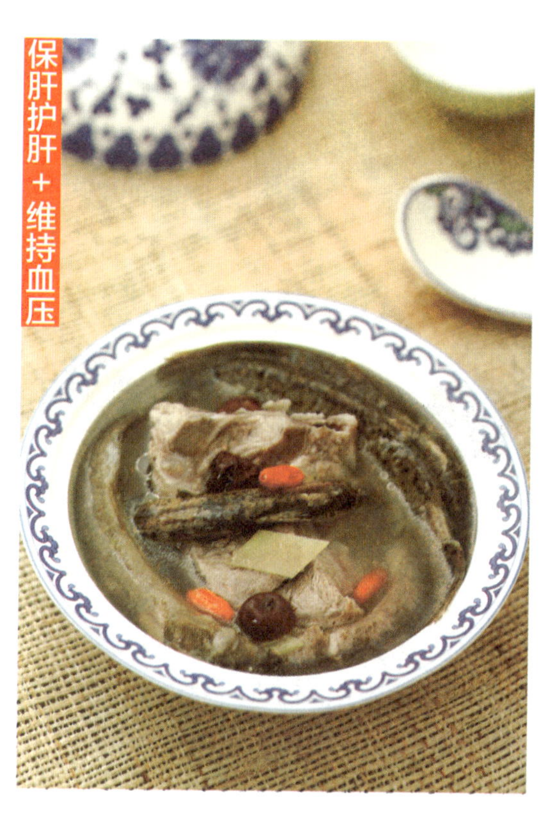

腩排泥鳅红枣汤

材料：泥鳅400克，腩排500克，红枣10颗，枸杞子、姜片各适量。

调料：盐适量。

做法：

❶ 泥鳅处理干净；腩排切长方块，入沸水中汆烫约3分钟，捞出，洗净，沥干水分；红枣、枸杞子均洗净。

❷ 油锅烧热，将泥鳅放入热油锅中煎至呈金黄色盛出。

❸ 煲锅中加水煮沸，下腩排块、红枣、枸杞子及姜片，大火煮沸，改中火煲1小时，加泥鳅续煲30分钟，加盐调味即可。

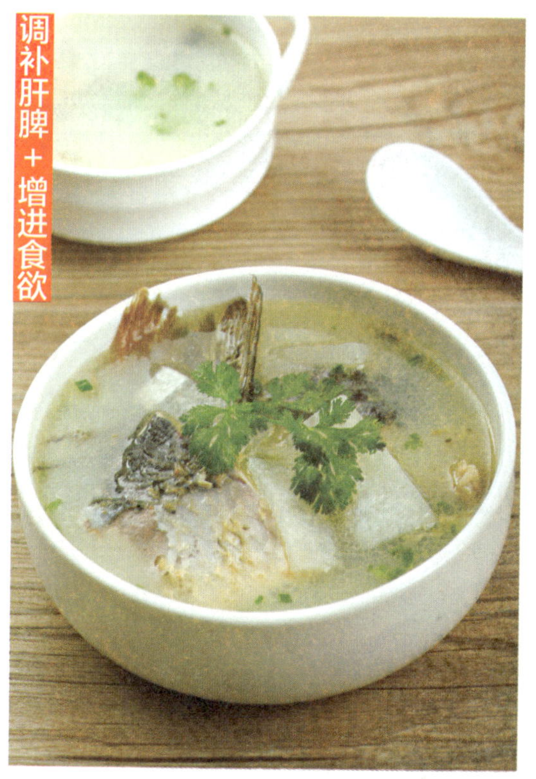

鲤鱼冬瓜汤

材料：鲤鱼、冬瓜各500克，香菜叶适量。

调料：盐、味精、料酒各适量。

做法：

❶ 鲤鱼处理干净；冬瓜去皮，切片，加料酒一起放入锅中，加适量清水煮汤。

❷ 煮至汤色发白后，放入盐、味精调味，出锅前撒香菜叶点缀即可。

营养解读

鲤鱼钙质和维生素A含量丰富，能预防感冒并能抗癌。其所含的B族维生素有健脾开胃、增强体力的作用；冬瓜含钾高而含钠低，可有效预防动脉粥样硬化、冠心病、水肿等。

脂肪肝

正常肝内脂肪占肝重的3%～4%，如果脂肪含量超过肝重的5%即为脂肪肝，严重者脂肪量可达40%～50%，脂肪肝的脂类主要是三酰甘油。

食材及中药推荐

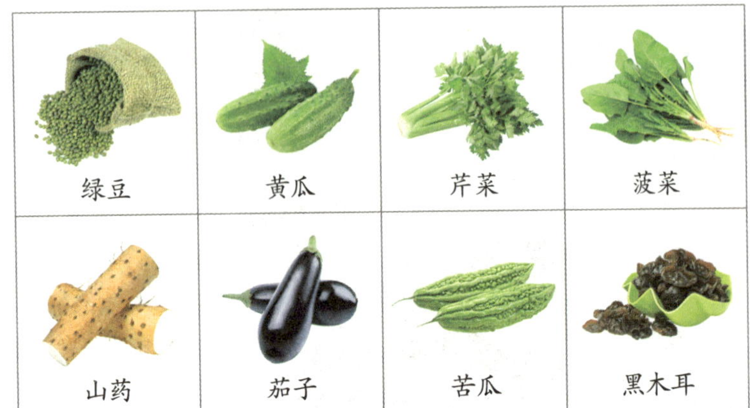

饮食护理

饮食要均衡，控制热量摄入，以便使肝细胞内的脂肪逐渐氧化。应限制摄入脂肪和碳水化合物，多吃高蛋白食品和新鲜蔬菜。平时要少吃高热量、高脂肪、高胆固醇的食物。不要在睡前进食，也不要经常暴饮暴食。对于中青年人来说，生活不规律、饮食不节制、长期饮酒又缺乏锻炼是诱发脂肪肝最常见的原因。

黄瓜汆丸子

材料： 黄瓜150克，猪肉馅300克，鸡蛋（取蛋清）1个，葱花和姜末各少许。

调料： 盐、味精、花椒水各适量。

做法：

1. 黄瓜洗净，切成薄片；猪肉馅与蛋清、葱花和姜末混合在一起，搅拌均匀，用手挤成丸状。
2. 锅中加入适量清水煮沸，下入丸子，再次煮沸后，将表面的浮沫撇去，煮至猪肉丸子熟透时，下入黄瓜片略汆烫，调入盐、味精和花椒水，煮沸即可。

降胆固醇＋明目润肠

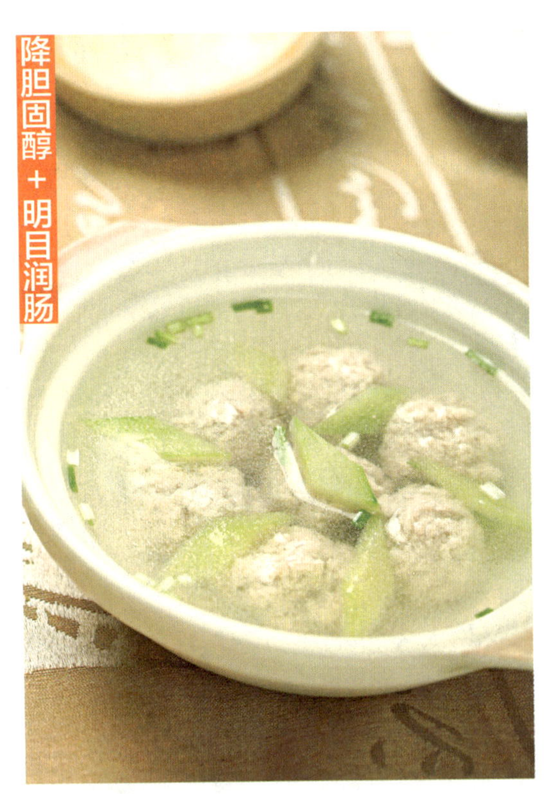

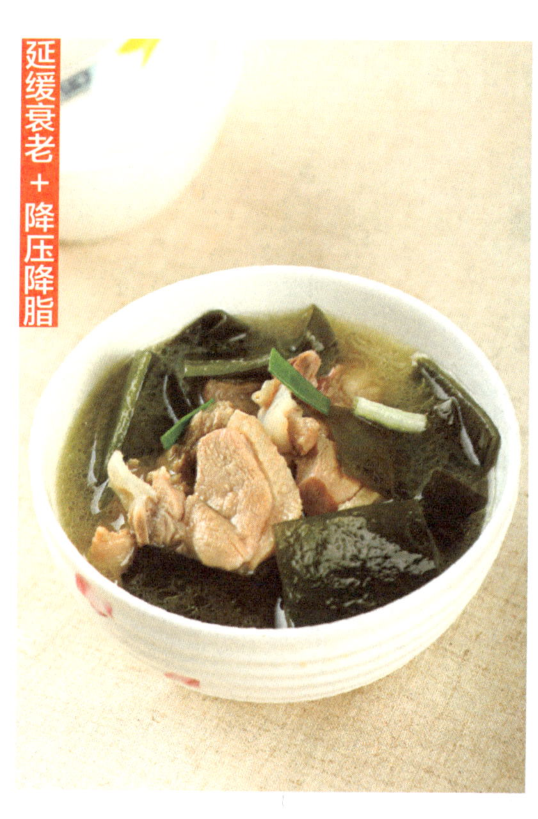

海带炖鸭

材料： 整鸭 1 只，水发海带 500 克，姜 3 片，葱段适量。

调料： 盐、料酒、鸡精各少许。

做法：

1. 鸭处理干净，剁成约 3 厘米见方的块，入沸水锅中稍微氽烫一下。
2. 水发海带洗净，切成菱形片，入沸水锅中氽烫。
3. 汤锅置火上，加入适量清水，放入鸭块、姜片、葱段、料酒，以大火烧沸，撇去浮沫，再放入海带片，改用小火炖约 1 小时，最后放入盐、鸡精调味即可。

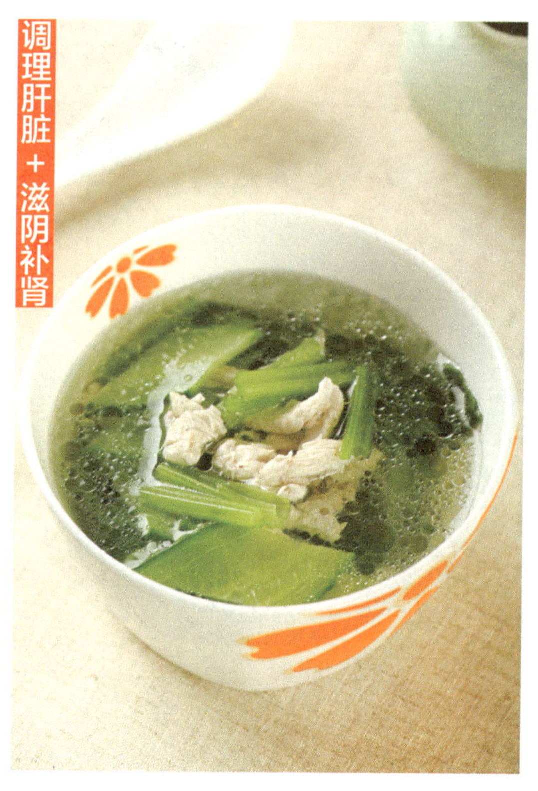

芹菜黄瓜鸡肉汤

材料： 鸡肉 300 克，黄瓜 200 克，油菜 150 克，芹菜 100 克。

调料： 胡椒粉、盐、味精、香油各适量。

做法：

1. 鸡肉清洗干净，沥干水分后切丝。
2. 黄瓜洗净，切成片；油菜、芹菜分别择洗干净，油菜掰开，芹菜切成段。
3. 锅中加适量清水，大火烧沸，然后放入鸡肉丝、黄瓜片，改用小火慢煲。
4. 当鸡肉七分熟时加入油菜、芹菜段，用盐、胡椒粉调味，出锅时加入适量味精、香油即可。

骨质疏松

骨质疏松症是以骨组织显微结构受损，骨矿成分和骨基质等比例不断减少，骨质变薄，骨梁数量减少，骨脆性增加和骨折危险度增加为特征的全身性骨骼疾病。

食材及中药推荐

牛奶
虾
胡萝卜
香菇
蛋类
鱼肉
西蓝花
核桃

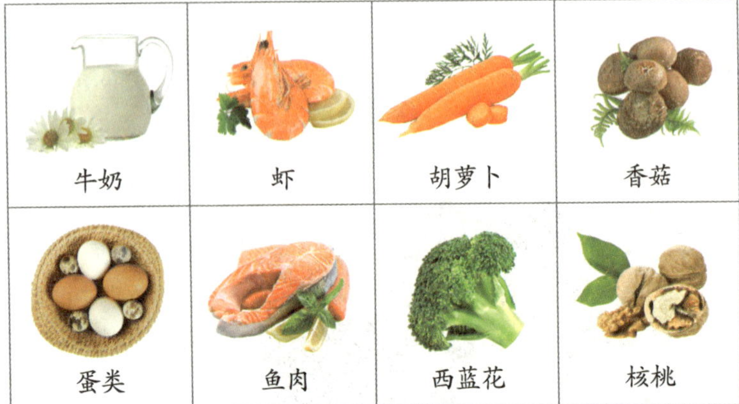

饮食护理

多吃含钙和维生素 D 的食物。预防骨质疏松症最积极、最有效且最容易实施的措施之一就是从步入中年即开始增加摄入含钙、维生素 D 丰富的食物，因为维生素 D 能促进钙的吸收和利用。蛋白质是组成骨基质的原料，增加蛋白质的吸收和储存，可预防骨质疏松。

奶香紫薯汤

滋补强身+强筋健骨

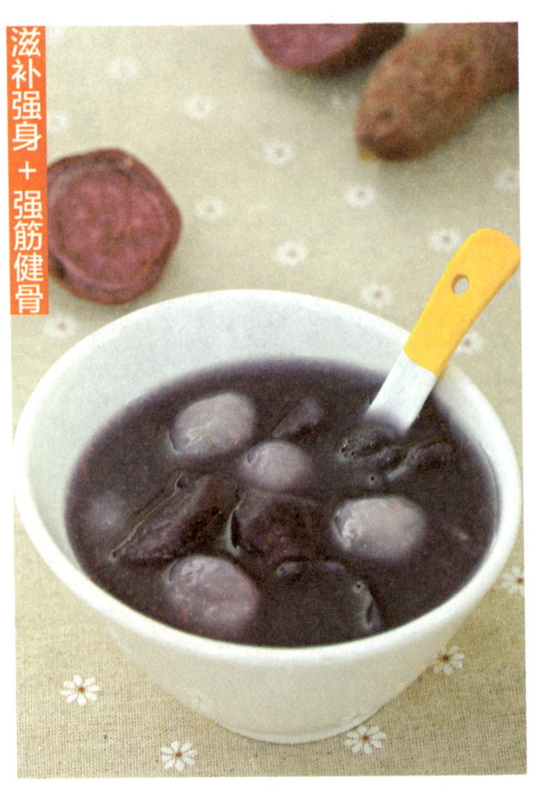

材料： 紫薯块 200 克。

调料： 糯米粉、冰糖各适量，牛奶 200 毫升。

做法：

1. 糯米粉放入碗中，加适量温水和牛奶拌匀，揉成面团，再搓成条，挤成丸子状。
2. 锅置火上，加入适量清水煮沸，放入紫薯块煮至熟烂，然后放入糯米丸子，煮至丸子浮起，最后加冰糖调味即可。

营养解读

儿童常喝鲜奶有助于补钙，能促进骨骼发育；老人常喝牛奶可补足钙质需求量，减少骨骼萎缩，降低骨质疏松症的发生概率，使身体柔韧度增加。

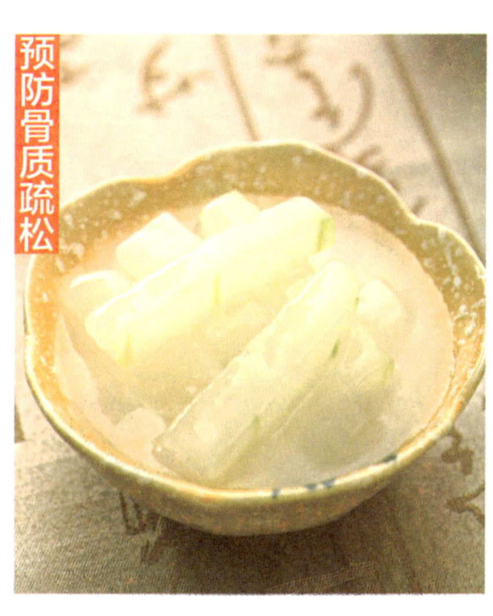

奶汤冬瓜

材料： 冬瓜 300 克。

调料： 盐、味精、水淀粉、鸡油、葱姜汁各适量，鸡汤、牛奶各 100 毫升，胡椒粉少许。

做法：

❶ 将冬瓜去皮、瓤，洗净，切条。

❷ 油锅烧热，下入冬瓜条、葱姜汁翻炒片刻，再加入盐、味精、鸡汤、胡椒粉、牛奶，大火烧沸后，转小火炖至入味，用水淀粉勾芡，淋入鸡油即可。

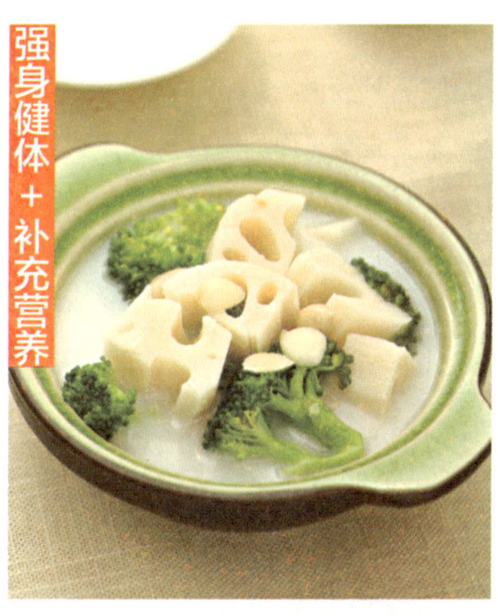

奶汤花生藕块

材料： 五香花生 50 克，莲藕 250 克，西蓝花 4 朵，杏仁罐头 1 瓶。

调料： 奶油、牛奶、盐、白砂糖各适量。

做法：

❶ 将莲藕去藕节、外皮，洗净，切块；五香花生去外皮；西蓝花洗净，切小朵；杏仁罐头开瓶，沥水，洗净。

❷ 锅中加入奶油，大火烧至化开，放入莲藕块、西蓝花朵、杏仁、五香花生翻炒，再加入水、牛奶，大火煮沸后，加入盐、白砂糖调味即可。

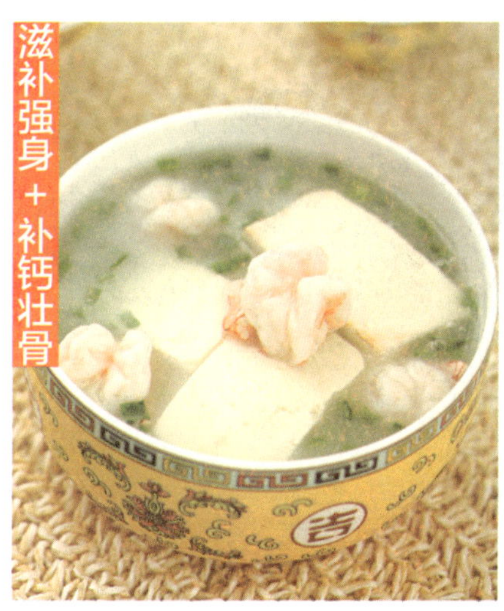

虾仁豆腐汤

材料： 虾 150 克，韭菜、豆腐各 50 克。

调料： 盐、香油、水淀粉各适量。

做法：

❶ 虾洗净，剥壳取肉；韭菜洗净，切末；豆腐洗净，切片。

❷ 锅内加适量水，虾仁、韭菜末、豆腐片一同放入锅中，大火煮沸后，调入水淀粉，煮沸收汁，加盐、香油调味即可。

腰酸背痛

腰酸背痛在医学上看起来是一组症状而不是一种疾病。可能会导致腰酸背痛症状的疾病很多，如肾炎、肾结石、脊柱结核、腰椎间盘突出症、腰肌劳损等。

食材及中药推荐

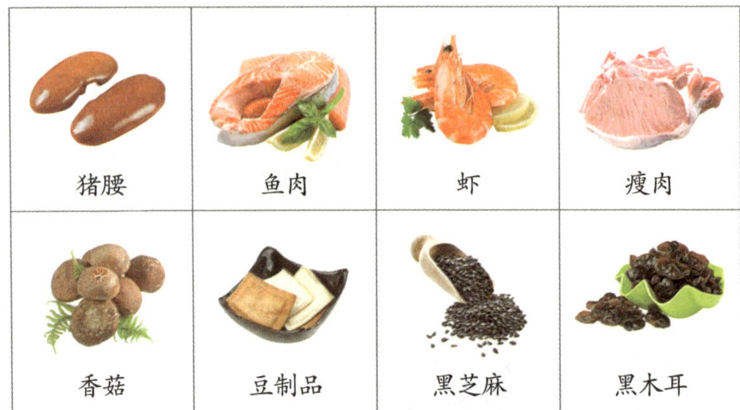

饮食护理

在饮食上可多补充如鱼类、黑芝麻及柑橘类水果，维持骨骼和神经系统健康。浓茶、咖啡应少喝，以免减少血液中的营养素流向脊柱，影响康复速度。葡萄糖胺是人体软骨的主要成分，可保护关节不受破坏。天然虾壳、蟹壳所含的葡萄糖胺可补充体内天然营养素，帮助制造足够的润滑剂，维持关节的灵活运动。

黑木耳腰片汤

补气活血＋补肾强腰

材料： 猪腰、水发黑木耳、黄瓜、葱花、姜丝各适量。

调料： 盐、花椒粉、鸡精各适量。

做法：

1. 黑木耳洗净，撕成小片；黄瓜洗净，去蒂，切片。
2. 猪腰洗净，去膜，横刀剖开，去除白色筋状物，切片，入沸水中汆烫，捞出。
3. 油锅烧热，放入葱花、姜丝和花椒粉爆香，倒入黑木耳片和猪腰片翻炒，加适量清水，大火煮沸后，转中火煮 5 分钟，放入黄瓜片再煮 3 分钟，加盐和鸡精调味即可。

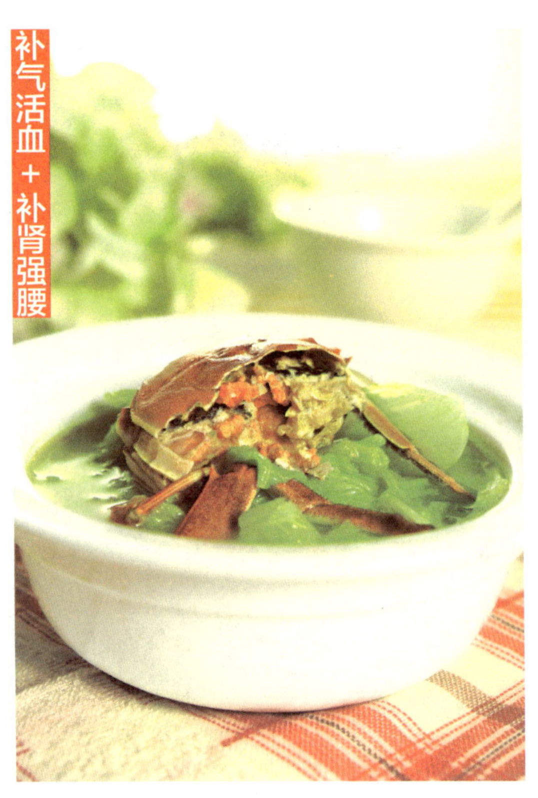

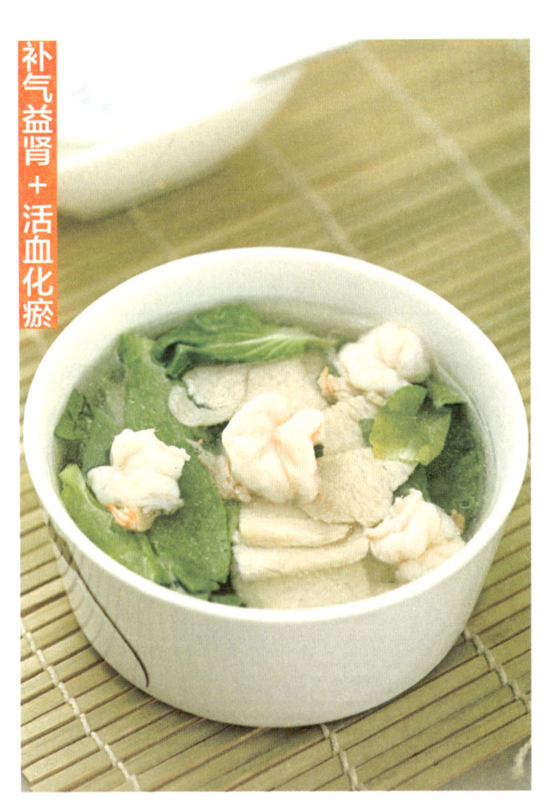

菜心虾仁鸡片汤

材料： 菜心 250 克，鲜虾仁、鲜鸡肉各 100 克，姜片适量。

调料： 盐适量。

做法：

1. 嫩菜心洗净；虾仁去虾肠，洗净；鸡肉洗净，切片。
2. 瓦煲中加入适量清水，大火煮沸后，放入姜片、虾仁、鸡肉，煮至鸡肉片熟烂，加菜心稍煮，加盐调味即可。

营养解读

虾的营养价值极高，中老年人、孕妇、心血管病患者、肾虚阳痿、男性不育症、腰脚无力之人更适合食用；同时适宜由缺钙所致的小腿抽筋者食用。

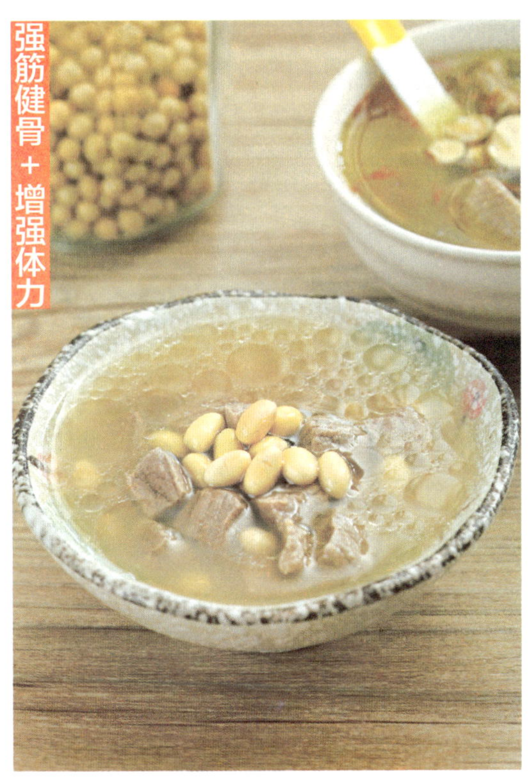

黄豆牛腱汤

材料： 牛腱 600 克，黄豆 300 克，姜 4 片，丹参 10 克，甘草 5 克，山茱萸 3 克，红枣 6 颗。

调料： 醪糟 1 大匙，盐少许。

做法：

1. 红枣洗净，去核；将其他药材用滤纸袋盛装；黄豆洗净后，先用清水浸泡约2小时，备用。
2. 将牛腱洗净，切块，用沸水氽烫后，洗净，捞出备用。
3. 将所有材料放入锅内，加入醪糟，用适量清水炖煮约 90 分钟，最后捞出药材包，加盐调味即可。

慢性咽炎

慢性咽炎是一种常见病，多为急性咽炎反复发作或延误治疗转为慢性，是感染所引起的弥漫性咽部病变，往往持续多年难以彻底治愈。

食材及中药推荐

绿豆	银耳	莲子	雪梨
橄榄	山药	百合	桔梗

饮食护理

多饮水和喝汤，可以帮助通大小便，防止便秘。合理膳食，保证优质蛋白质、维生素、矿物质的摄入。食疗中应以利咽止痛、养阴润肺、生津利咽为主。应多摄入清淡易消化、清痰祛火、柔嫩多汁的蔬果。另外，还应多吃具有消炎润肺、化痰止咳等功效的干果。多食瘦肉、银耳等食物。

牛奶雪梨白果汤

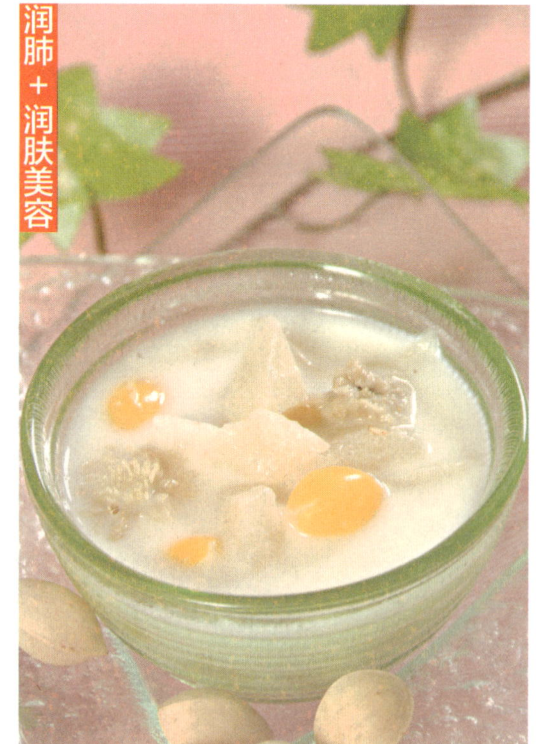

材料： 雪梨 200 克，白果 10 克。

调料： 牛奶 100 毫升，白砂糖适量。

做法：

1. 雪梨洗净，去皮，切块；白果洗净，备用。
2. 锅置火上，加入适量清水，然后放入雪梨块、白果，大火煮沸后转小火煮 2 分钟。
3. 最后放入白砂糖，煮至入味即可。

营养解读

白果具有敛肺气，定喘嗽的功效，与雪梨同煮对慢性咽炎引起的咳嗽、咽喉不适有一定缓解作用。

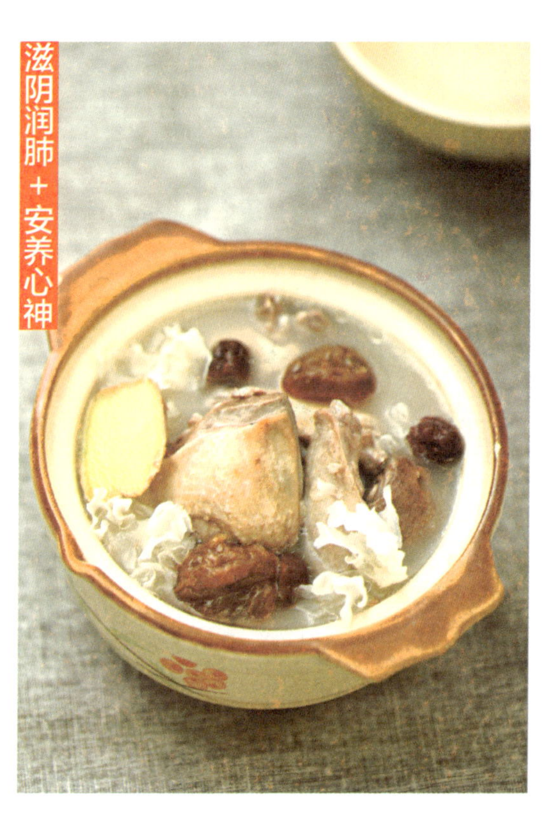

杏仁银耳炖乳鸽

材料：乳鸽1只，银耳50克，杏仁20克，姜1片，红枣适量。

调料：料酒2大匙，盐适量。

做法：

1. 乳鸽洗净，对半切开，入沸水中汆烫约2分钟，捞出，沥干水分。
2. 银耳用温水泡发，去蒂，洗净；杏仁、红枣分别洗净。
3. 锅置火上，加入适量清水烧沸，放入姜片及所有处理好的材料，调入料酒及盐，移入蒸锅中隔水蒸炖2小时即可。

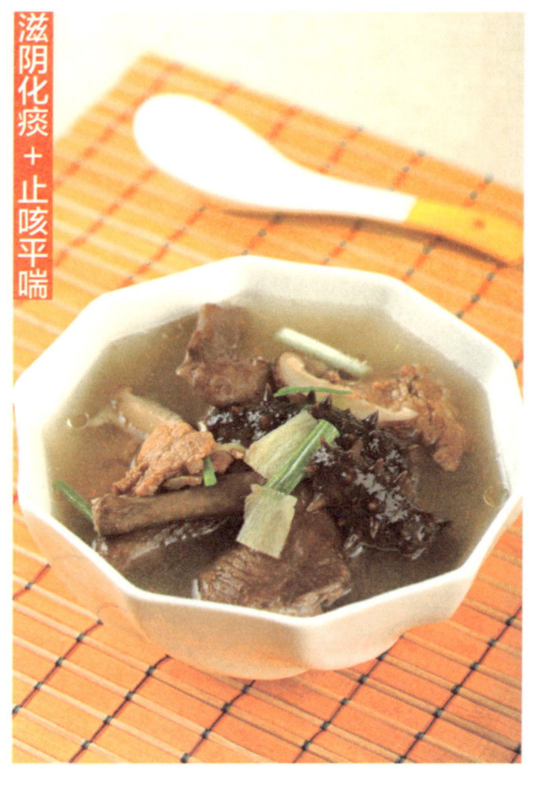

松蘑海参鸽子汤

材料：鸽子1只，干松蘑10片，海参3个，猪里脊肉50克，姜片、葱段各适量。

调料：盐适量。

做法：

1. 松蘑片洗净，用冷水泡发至软；鸽子去内脏，洗净，与猪里脊肉一起入冷水锅中，煮至水沸，去血沫，关火。捞出鸽子、猪里脊肉，鸽子改刀剁成4大块、猪里脊肉改刀切长方块，用温水再冲洗一下。
2. 另备一砂锅，放进鸽子肉、猪里脊肉、泡好的松蘑和汁水、姜片、葱段，倒入热水至没过原材料约5厘米，大火煮沸后，改小火煲2小时，再放入海参煲半小时，加入适量盐调味即可。

慢性胃炎

慢性胃炎是指胃黏膜受多种病因影响发生炎症的疾病。其实质是胃黏膜上皮反复受损，导致黏膜的功能发生改变，造成固有的胃腺体萎缩乃至消失的病变。

食材及中药推荐

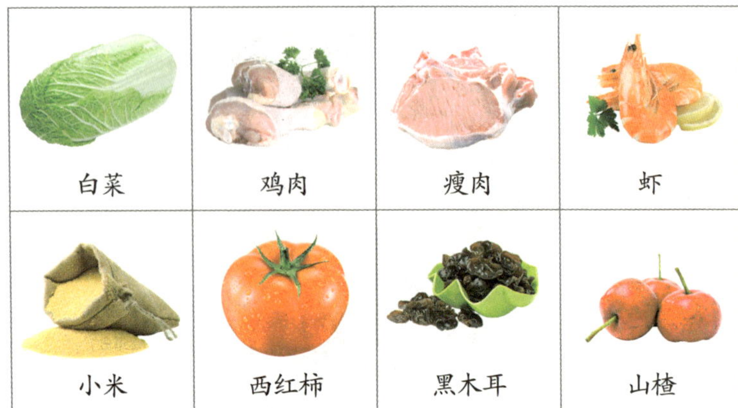

白菜	鸡肉	瘦肉	虾
小米	西红柿	黑木耳	山楂

饮食护理

尽量进食较精细、易消化、富有营养的食物。少吃肥、甘、厚、腻、辛辣等食物，少饮酒及浓茶。吃饭时要细嚼慢咽，这样可以减少粗糙食物对胃黏膜的刺激。每餐可吃2～3个新鲜山楂，以刺激胃液的分泌。胃炎患者如伴有脱水现象时，可喝些淡盐水，或菜汤、米汤、果汁、米粥等。

罗宋汤

促进消化＋补充营养

材料： 土豆60克、西红柿半个，胡萝卜50克，素肉块、鸿喜菇各适量。

调料： 番茄酱、素蚝油各1大匙，素高汤800毫升，盐半小匙。

做法：

❶ 土豆、胡萝卜均洗净后去皮，切块；西红柿洗净，切块；素肉块放入水中涨发，捞出后挤干水分；鸿喜菇去蒂后洗净。

❷ 锅置火上，倒入素高汤烧沸，加入所有材料，大火烧沸后改小火煮至材料软烂，加入番茄酱、素蚝油和盐煮至入味即可。

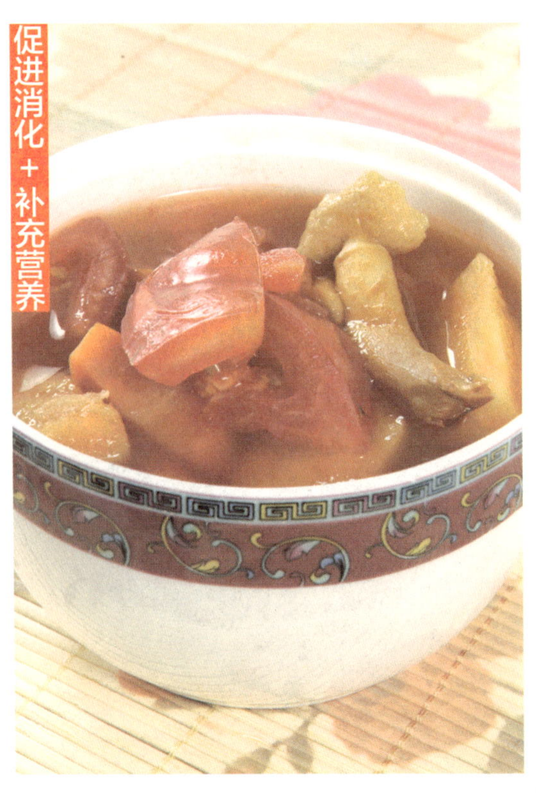

帮助消化+改善胃病

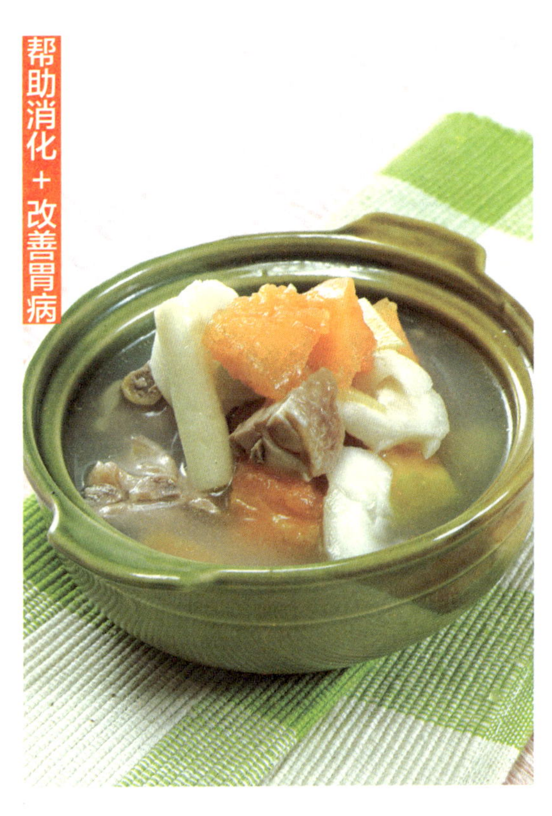

猴头菇炖鸡汤

材料： 整鸡1只，猴头菇50克，苹果、雪梨各1个，木瓜半个，姜片、葱段各适量。

调料： 盐、鸡精各适量。

做法：

1. 将整鸡去毛和内脏，洗净，切块；猴头菇洗净，撕片；苹果、雪梨均洗净后切块；木瓜去皮、籽，洗净后切块。
2. 煲置火上，倒入适量水，再放入鸡块，大火煮沸，去除血水，洗净后捞出，备用。
3. 将鸡块、猴头菇片、姜片、葱段放入炖盅内，倒入适量清水，炖至鸡肉将熟时放入雪梨块、苹果块、木瓜块，再炖半小时至熟透，最后放入盐、鸡精调味即可。

调和脾胃+益气和中

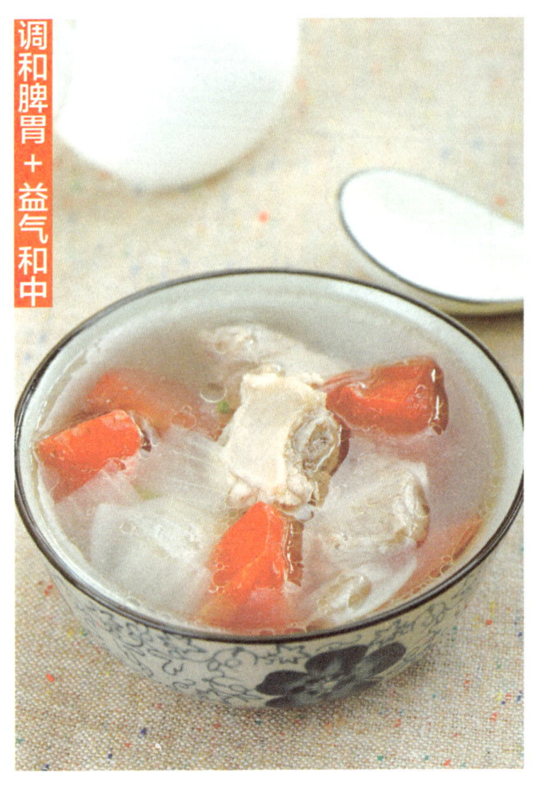

西红柿排骨汤

材料： 排骨600克、洋葱半个、西红柿5个、葱2根、姜5片。

调料： 盐、鸡精各适量。

做法：

1. 排骨洗净，放入热水中汆烫，去除血水，捞出，放入冷水中冲洗，再捞出，沥干。
2. 洋葱去皮、切块；西红柿洗净、切成半月形的小方块；葱洗净、切段。
3. 锅中倒入6～8杯水，加入烫过的排骨和洋葱、西红柿、葱、姜，盖上盖子，移入电锅煮约40分钟，取出，加入调料调匀，即可食用。

食欲不振

食欲是人们对进食的一种欲望，也就是俗话说的『胃口』。食欲不振是由于缺乏饥饿感或失去正常的进食欲望，致使进食量减少的病症。

食材及中药推荐

草鱼
白萝卜
西红柿
瘦肉
玉米
香菇
黑木耳
山楂

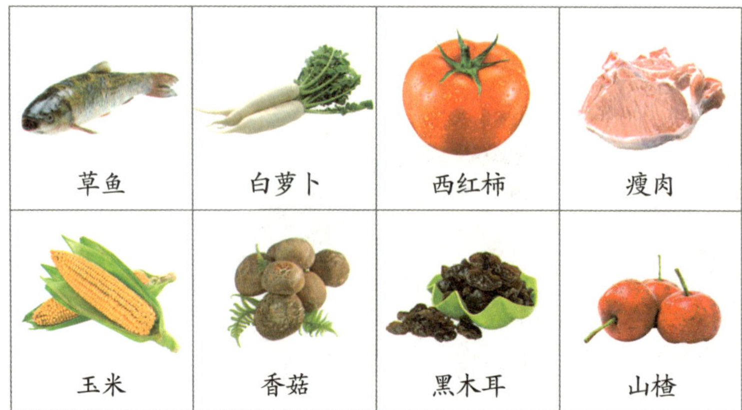

饮食护理

多吃谷物，尤其是小米、玉米等食物。小米、玉米中含有大量的膳食纤维，可刺激胃肠蠕动，加速粪便排泄，二者搭配煲汤，可将健胃消食的作用发挥得淋漓尽致。应多吃一些易消化且能提高食欲的食物，比如西红柿、萝卜等，具有利尿和助消化的作用。而一些淡水鱼，如草鱼、黄鱼等，都有不错的健脾开胃的作用。

香菇奶油蔬菜汤

促进消化+改善食欲不振

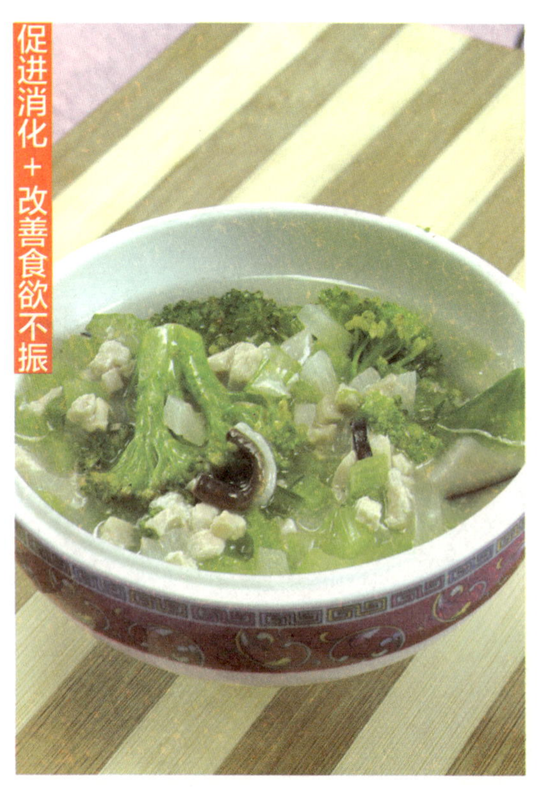

材料： 西蓝花、香菇、芹菜、洋葱丁各200克，鸡胸肉丁100克。

调料： 鲜奶油180克，胡椒粉、香料粉各10克，盐、白砂糖各1小匙，面粉、高汤各适量。

做法：

❶ 西蓝花洗净，切成小朵，入淡盐水中略浸泡；芹菜、香菇均择洗干净，切片。

❷ 锅置火上，放入部分奶油烧融，加面粉拌成面糊，盛出。

❸ 另起油锅烧热，放洋葱丁炒香，再加入鸡胸肉丁和西蓝花朵、芹菜片、香菇片炒至将熟，再加剩余奶油、高汤和面糊拌匀，最后加入剩余调料炒至熟透入味即可。

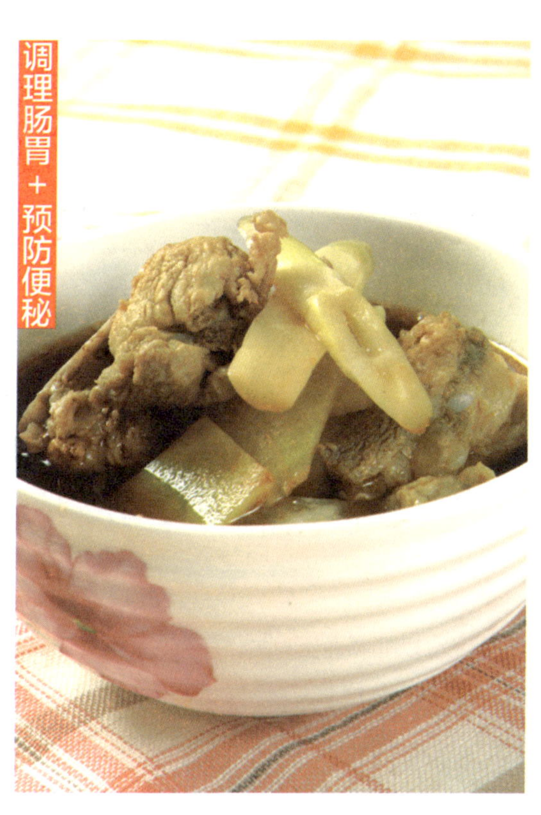

排骨酥羹

材料： 小排骨 500 克，竹笋 50 克，蒜、姜各适量。

调料： 高汤 1000 毫升，淀粉 2 大匙；A. 五香粉 1 小匙，醪糟 3 大匙，盐适量；B. 醋、老抽各 1 大匙，白砂糖、盐、水淀粉各适量。

做法：

❶ 竹笋去皮，洗净，切片；姜去皮，切片；小排骨入沸水锅中汆烫，去血沫后，捞出，加调料 A 腌渍，蘸上淀粉，放入油锅中炸至金黄，捞出。

❷ 锅中倒入高汤煮沸，放入小排骨和所有材料，用大火煮沸后改小火煮 30 分钟，加入调料 C 调味和勾芡即可盛出。

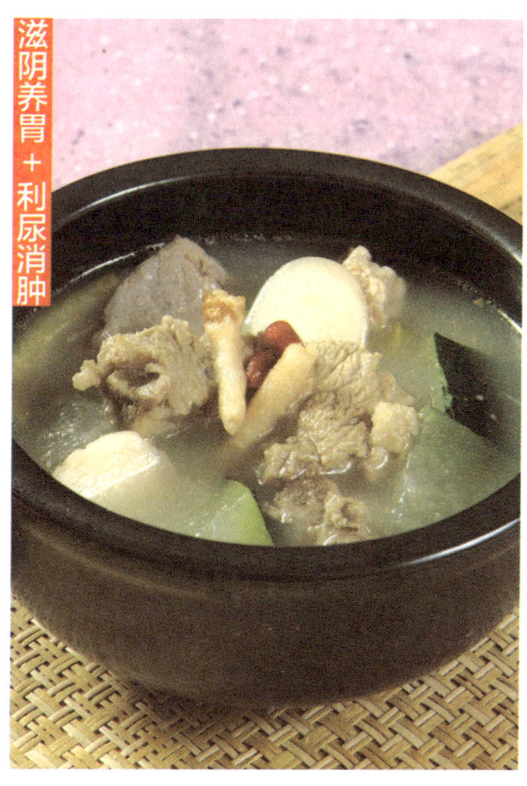

洋参冬瓜煲水鸭

材料： 水鸭 1 只，猪脊骨、冬瓜各 300 克，猪瘦肉 100 克，生姜、洋参各 15 克。

调料： 盐适量，鸡精少许。

做法：

❶ 将水鸭处理干净；猪脊骨、猪瘦肉剁块，洗净；姜洗净后切片；冬瓜去籽留皮，切块。

❷ 锅中加水烧沸，将猪脊骨块、猪瘦肉块、整只水鸭迅速汆烫，去血沫，捞出；水鸭洗净，切块。

❸ 将水鸭块、猪脊骨块、洋参、猪瘦肉块、姜片、冬瓜块放入汤煲，加入适量水，煲 2 小时后关火，放入盐、鸡精调味即可食用。

消化不良

消化不良是指与饮食有关的一系列胃部不适症状的总称，是一种由胃动力障碍所引起的疾病。患者常因腹胀、恶心等不适而不愿进食或少进食，夜里也不易安睡。

食材及中药推荐

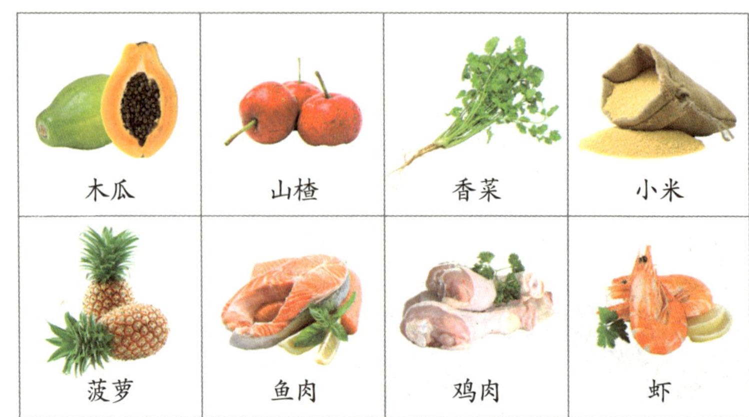

饮食护理

常吃高纤维食物。消化不良者选择的养生食品应以润肠通便为主，首选高纤维食物，如新鲜水果、蔬菜和全谷食物。常喝稀米粥，米汤及大麦清粥对胀气、排气及胃灼热等症状有一定的食疗作用。避免烧烤、煎炸食品、咖啡、碳酸饮料、橘汁、高脂肪食品、胡椒、薯片以及辛辣食品。

姜片猪肚汤

材料： 猪肚450克，姜50克，香菜适量。

调料： 鸡精、盐各2小匙。

做法：

1. 将猪肚搓洗干净，放入沸水中汆烫片刻，捞出冲净，切大片；姜去皮，切片；香菜洗净，切段。
2. 将猪肚片、姜片放入锅中，加适量水以大火煮沸，再转小火慢炖1小时，加盐、鸡精调味，撒上香菜段即可出锅食用。

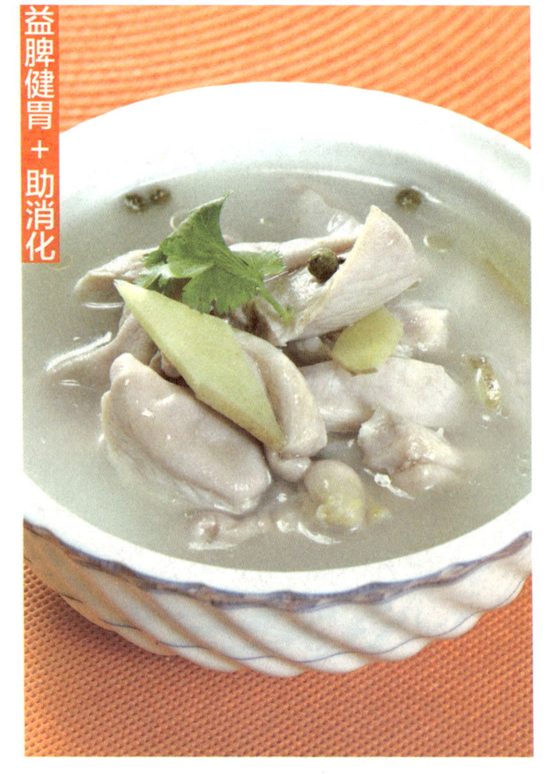

益脾健胃+助消化

营养解读

香菜中所含维生素C的量比普通蔬菜高得多，常食具有发汗透疹、消食下气、醒脾和中的功效。

健脾开胃+助消化

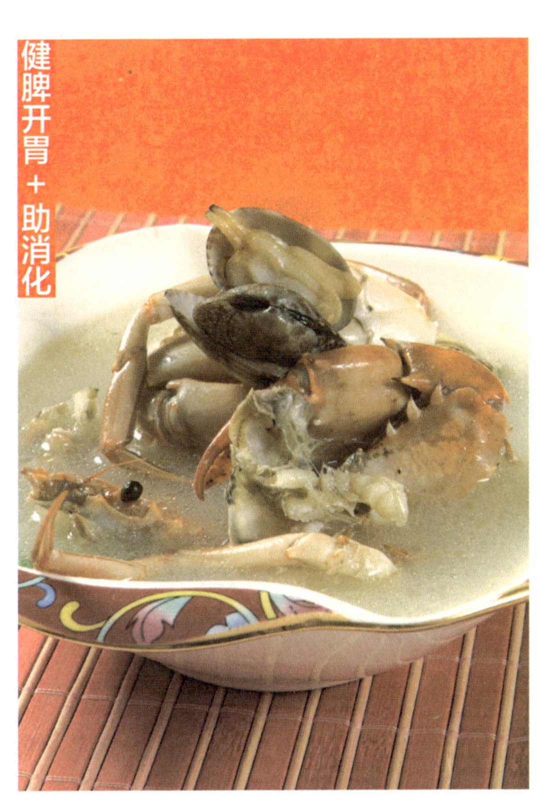

海鲜汤

材料： 螃蟹1只，墨鱼2条，蛤蜊200克，草虾4只，葱末少许，姜2片。

调料： 料酒1大匙，淀粉适量，味精1小匙。

做法：

① 螃蟹洗净，去壳后切块，先沾少许淀粉，然后入油锅中略煎，盛出，备用。

② 墨鱼处理干净后洗净，切花，入沸水中略汆烫，捞出；草虾剪净须足，去虾线后洗净，入沸水中略汆烫，捞出；蛤蜊提前入水中浸泡，待吐净泥沙后洗净，备用。

③ 锅置火上，倒入适量水烧开，先放螃蟹块、墨鱼片，淋入料酒烧沸，再改小火煮5分钟，然后再加入蛤蜊和草虾煮至熟透后熄火，加味精调味即可。

利小便+帮助消化

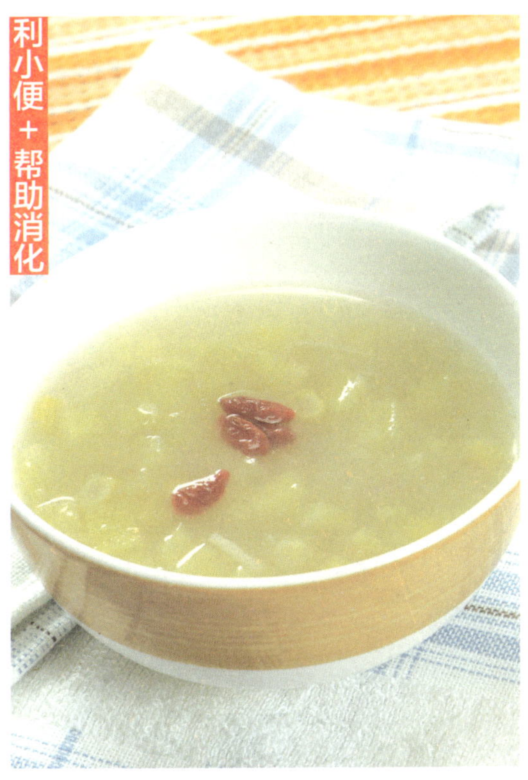

菠萝玉米羹

材料： 玉米粒罐头400克，菠萝100克，枸杞子15克。

调料： 冰糖、水淀粉各适量。

做法：

① 将玉米粒罐头倒入箩筛中沥干水分，备用；菠萝切成同玉米粒大小一样的小丁；枸杞子用水泡发。

② 净锅加入适量清水和冰糖烧沸溶化，放入玉米粒、枸杞子、菠萝丁烧沸，然后用水淀粉勾芡，装入小碗内即可。

营养解读

菠萝中含有能消化溶解肉类蛋白质的酶，有助于改善消化和吸收的功能，适当吃菠萝，对肾炎、高血压等有调节功效。

胃痛

胃痛又称胃脘痛，是常见病，是以胃脘近心窝处常发生疼痛为主的症状。古人常说的『心痛』『心下痛』，多指胃痛。一些不良的生活方式易导致胃痛的发生。

食材及中药推荐

土豆
糯米
花生
小米
红枣
枸杞子
桂圆
山药

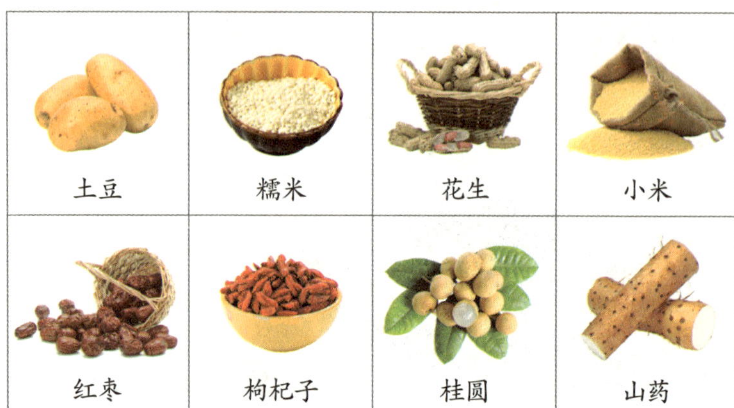

饮食护理

饮食应以清淡为主；少食肥腻及各种刺激性食物，如含酒精及香料的食物；少吃巧克力，以免其中的咖啡因刺激胃黏膜而加重病情；饮食不可五味有所偏嗜。日常饮食应供给富含维生素的食物，以利于保护胃黏膜和提高其防御能力，并促进局部病变的恢复。

花生甜奶汤

补肺益胃+益气养血

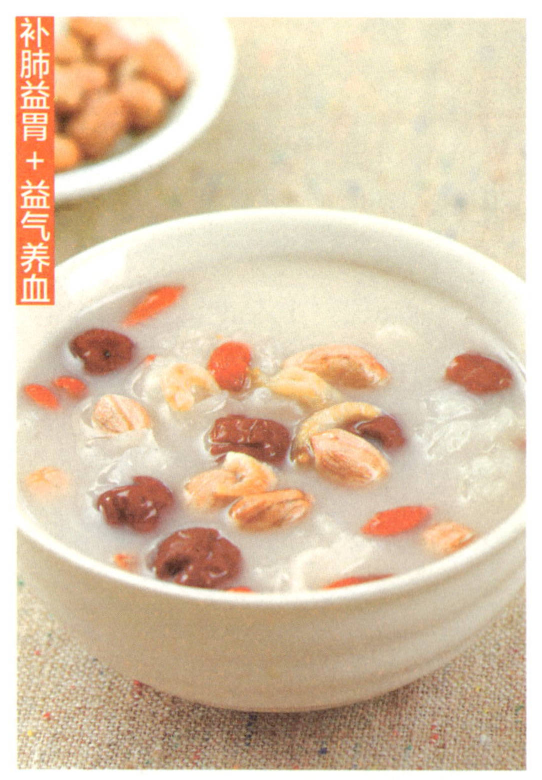

材料： 花生 100 克，枸杞子 20 克，银耳 10 克，红枣适量，牛奶 1500 毫升。

调料： 冰糖适量。

做法：

1. 将银耳、枸杞子、花生、红枣洗净，备用。
2. 砂锅置火上，加入牛奶及所有材料和冰糖同煮，花生煮烂时盛出即成。

营养解读

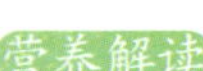

牛奶中的色胺酸在人体中可以转换成影响情绪及睡眠的 5- 羟色胺与褪黑素，能安定神经，帮助入睡。

调理脾胃＋清热生津

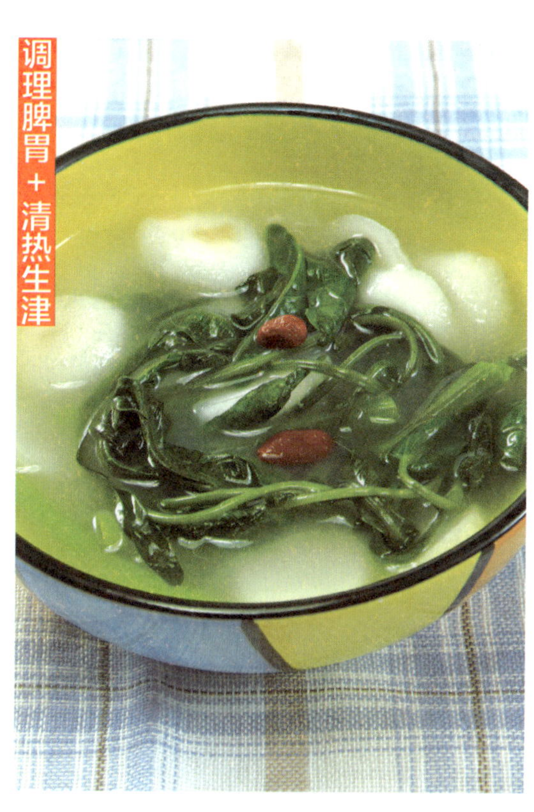

荸荠空心菜汤

材料： 空心菜、荸荠各200克，枸杞子适量。

调料： 盐1小匙。

做法：

1. 空心菜择去黄叶，洗净；荸荠洗净，去蒂，削去表皮。
2. 将空心菜和荸荠一起放入沸水中汆烫一下，捞出，沥干水分。
3. 锅置火上，倒入适量清水，以大火煮沸，下入空心菜、荸荠、枸杞子煮至完全熟透，加入盐调味即可。

营养解读

空心菜富含膳食纤维，具有促进肠蠕动、降低胆固醇、预防血管硬化的作用。

温补脾胃＋益智强身

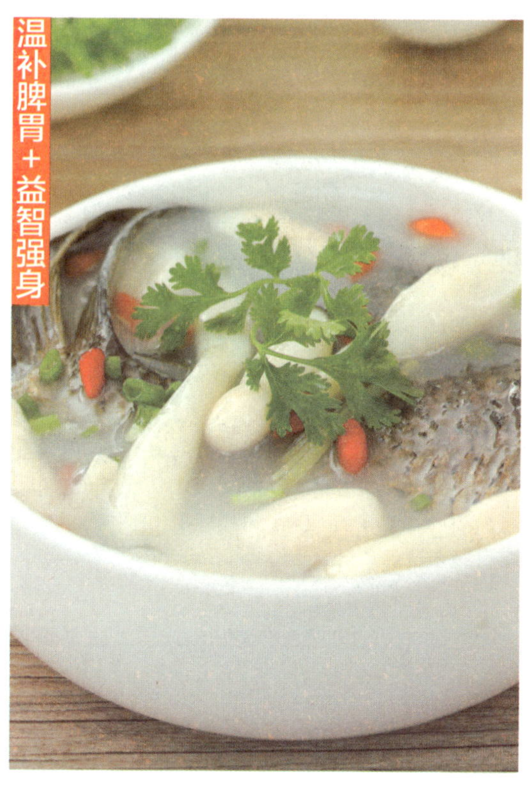

鲤鱼菌菇汤

材料： 鲤鱼1条，鸡腿菇块50克，牛奶100毫升，枸杞子、葱段、姜丝、香菜叶各适量。

调料： 盐、料酒、胡椒粉、蘑菇精各适量。

做法：

1. 鲤鱼剖洗干净，切两段，备用。
2. 油锅烧热，入鲤鱼段煎至两面变黄。
3. 然后烹入料酒，放入姜丝和适量清水，中火煮沸，煮至汤汁变白，接着放入鸡腿菇块、葱段、姜丝、枸杞子。
4. 最后加盐、胡椒粉、牛奶、蘑菇精调味，煮至汤熟，盛出，撒上香菜叶即可。

便秘

便秘是指由于粪便在肠道内长时间停留，造成大便干燥、排便次数减少、排出不畅。通常情况下，两天以上不排便者，可视为便秘。

食材及中药推荐

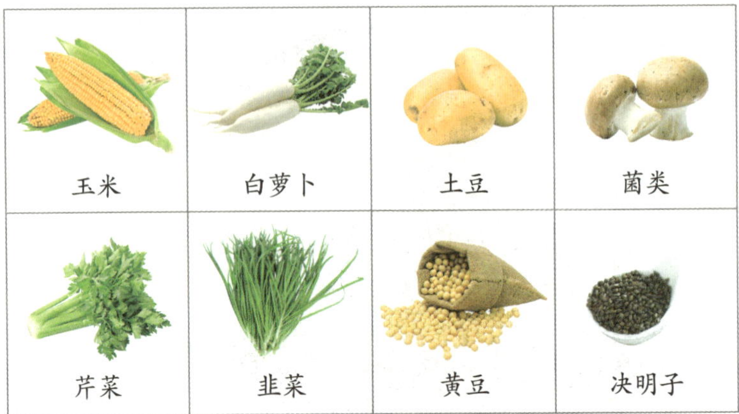

饮食护理

多喝水，以免身体因缺水而导致便秘。同时，提倡摄取高蛋白质、富含膳食纤维的食物，特别是含纤维素多的新鲜蔬菜。因为这些食物既可供给人体丰富的维生素 C，又能提供足够的食物残渣，刺激肠壁，促使肠蠕动加快，使粪便易于排出体外。少吃辣椒、浓茶、酒类等刺激性食品，因为它们都不利于大便的通下。

鲫鱼党参汤

补中益气＋改善肠胃功能

材料： 鲫鱼 1 条，党参 15 克，猪软骨 200 克，姜、玉竹各 10 克。

调料： 盐、鸡精各少许。

做法：

1. 将鲫鱼洗净；猪软骨洗净，剁块；姜去皮，洗净，切片。
2. 锅中加水烧沸，加入猪软骨块去除血渍后捞出洗净。
3. 将鲫鱼、猪软骨块、姜片、党参、玉竹一起放入汤煲中，加入适量清水，小火煲约 2 小时后关火，放入盐、鸡精调味即可食用。

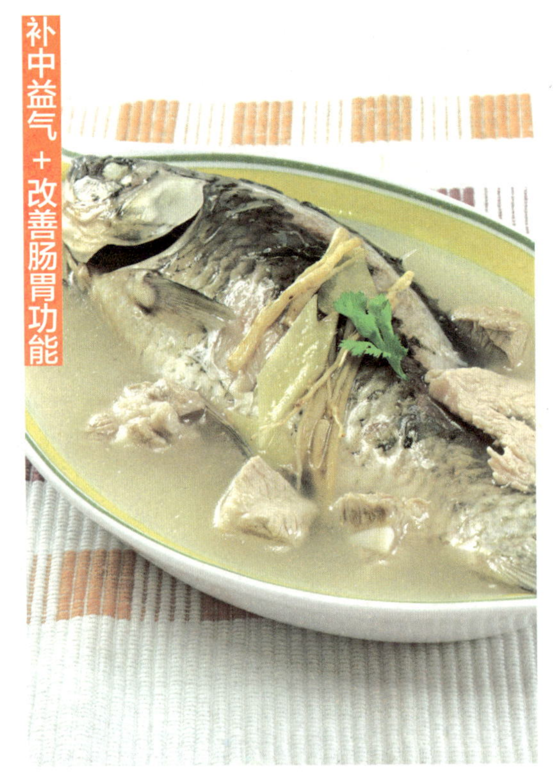

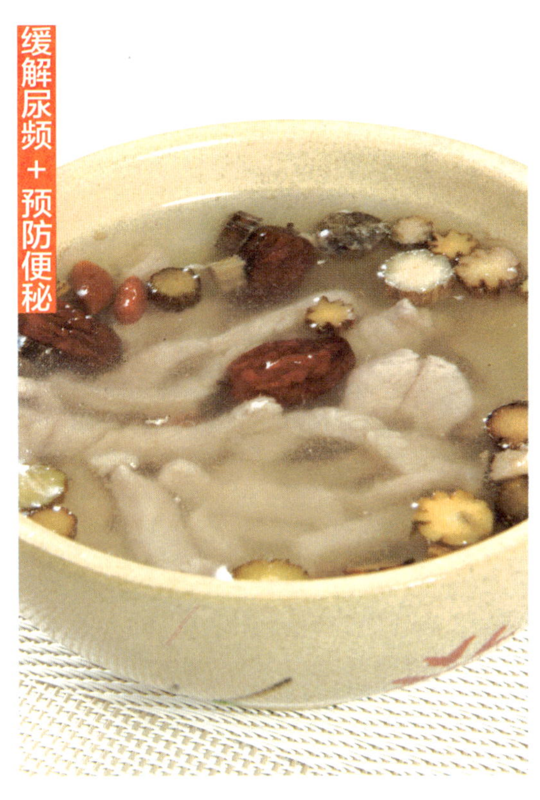

缓解尿频＋预防便秘

石斛麦冬瘦肉汤

材料： 猪瘦肉 60 克，石斛 10 克，麦冬 15 克，红枣、姜各适量。

调料： 盐适量。

做法：

1. 姜去皮，用清水洗净，切成片；红枣去核，洗净，备用。
2. 猪瘦肉洗净，切条，放入加有姜片的沸水中汆烫，去净血水后捞出，冲净；石斛、麦冬洗净，备用。
3. 将猪瘦肉条、石斛、麦冬、红枣一起放入砂锅中，加入适量清水，用大火煲沸后改用小火煲 2 小时，最后加盐调味即可。

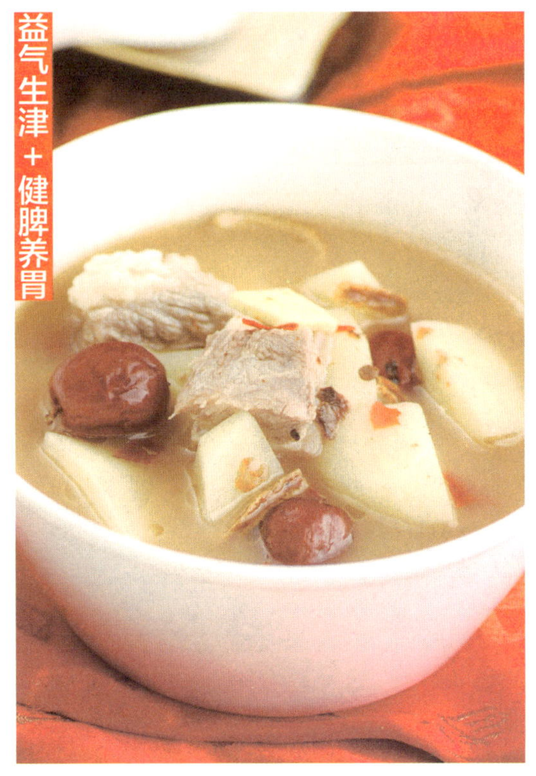

益气生津＋健脾养胃

猪肉土豆煲

材料： 猪肉 100 克，红枣 20 克，土豆块 50 克，姜块、葱段各适量。

调料： 盐 2 小匙，胡椒粉、白砂糖、香油各少许，醋 100 毫升。

做法：

1. 将猪肉洗净后切块，入沸水锅中汆烫，以去除血水，捞出。
2. 油锅烧热，爆香姜块和葱段，下入猪肉块翻炒变色，加水煮沸，倒入砂锅中煲 15 分钟，再下入土豆块续煲 10 分钟，加入红枣，并调入所有调料，改小火煲 1 小时即可。

腹泻

如果肠道运动和分泌功能失调，粪便通过结肠的速度加快，水分不能被充分吸收，就会引起排便次数增多、粪便稀薄。严重者一天排便数次甚至十几次，造成脱水。

食材及中药推荐

牛奶
蛋类
鱼肉
猪肉
山药
葱
大蒜
枸杞子

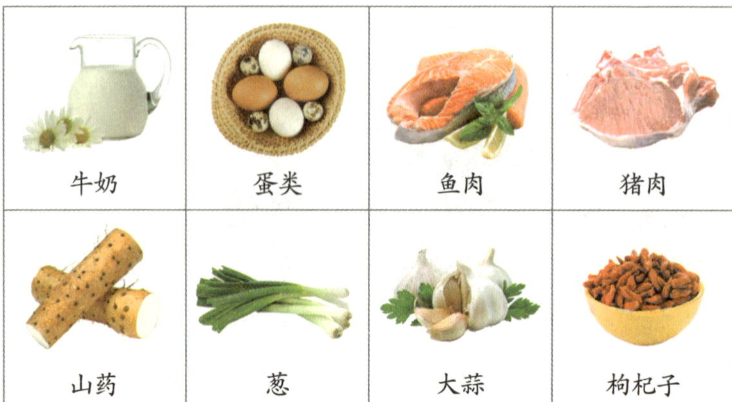

饮食护理

腹泻者的饮食应以少油腻、少渣滓、高蛋白、高热量、高维生素为主。鱼、瘦肉、蛋类及各种豆制品少油腻、营养丰富，可适当选用。同时，烹调方式最好以蒸、炖、煮、烩为主，少用炸、爆、煎。及时补充维生素 C 和水分。因为腹泻者总是缺水，如果不补充水分，身体很容易出现脱水现象。

山药木耳鸡汤

滋补强身+预防腹泻

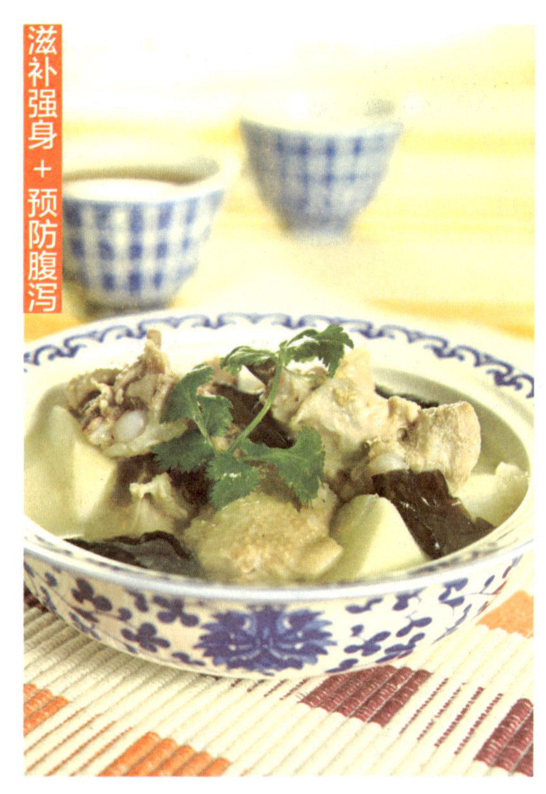

材料： 山药块 300 克，鸡块 400 克，水发黑木耳 20 克，姜片适量，香菜叶少许。

调料： 盐、料酒各适量。

做法：

❶ 水发黑木耳洗净，撕小朵；鸡块洗净，放入加有姜片的沸水中汆烫，去血沫，捞出，沥干水分。

❷ 锅内加适量清水，倒入鸡块、姜片、料酒，大火煮沸，转小火炖煮 30 分钟，下山药块和水发黑木耳朵，再次煮沸，然后转小火炖至山药块熟透，加盐调味，点缀上香菜叶即可。

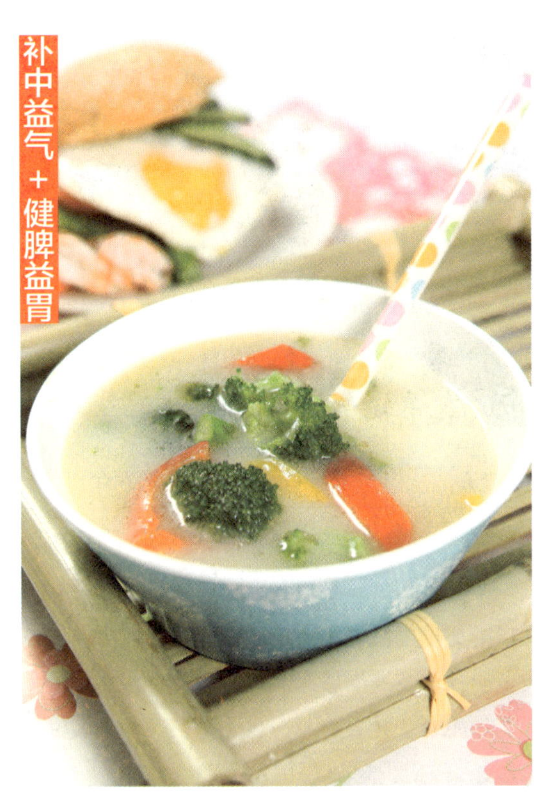

土豆蔬菜浓汤

材料： 西蓝花 1 个，土豆、红甜椒、黄甜椒各 1 个，芦笋适量。

调料： 胡椒粉、鲜奶、花生酱、盐各少许。

做法：

❶ 将土豆、西蓝花、红甜椒、黄甜椒、芦笋分别洗净；土豆切成菱形片状；红甜椒、黄甜椒切成丝；西蓝花掰成小朵。

❷ 油锅烧热，加入各种材料，翻炒至材料脱生。

❸ 汤锅中放入适量水，用中火煮沸，再加盐、胡椒粉、鲜奶、花生酱调味即可。

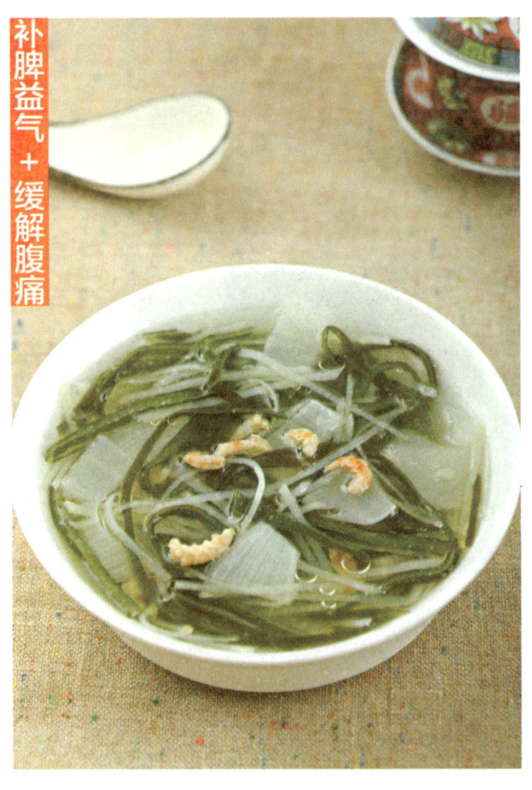

海带土豆汤

材料： 土豆 150 克，干海带、洋葱各 50 克，水发海米适量。

调料： 高汤、盐、味精、香油各适量。

做法：

❶ 土豆去皮，洗净，切丝；干海带入锅中蒸 35 分钟，取出，洗净，切丝后入沸水中略汆烫，捞出，沥干；洋葱去皮，切块，备用。

❷ 土豆丝放入加有盐的清水中浸泡 10 分钟，捞出，沥干。

❸ 油锅烧热，炒香洋葱块，然后加入高汤、水发海米煮沸，撇去浮沫，接着放入土豆丝、海带丝略煮，最后加盐、味精调味，滴入香油即可。

皮肤瘙痒

皮肤瘙痒是一种自觉症状，临床上把只有瘙痒感而无原发性皮肤损害的皮肤瘙痒称为瘙痒症。皮肤瘙痒好发于中老年人，多见于冬天和夏天。

食材及中药推荐

胡萝卜	西蓝花	洋葱	红小豆
西红柿	香菇	马齿苋	百合

饮食护理

要加强营养与必要的锻炼，以提高机体自身免疫力。老年人皮肤瘙痒多为血虚、阴虚所致，若血脂正常，可适当吃些含油质较多的食物。夏季瘙痒症应尽量避免食用烤、炸及辛辣食物。避免食用可能致敏的食物，例如泥螺、荠菜、莴苣、无花果等含光敏性物质较多的食物，会提高皮肤对紫外线的敏感性，故应少吃。

红小豆煲乌鸡

驱风解毒+改善肤色

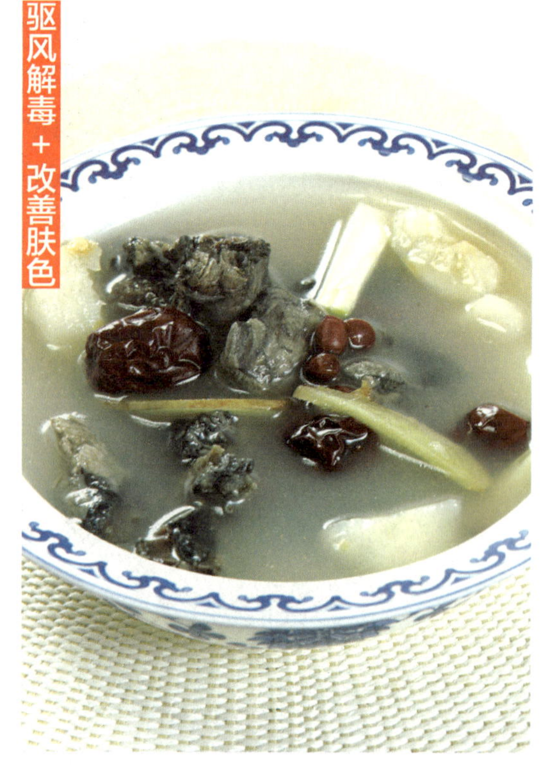

材料： 红小豆 50 克，乌鸡肉 180 克，红枣、姜、葱各 10 克，白萝卜适量。

调料： 清汤适量，盐 2 小匙，味精、料酒各 1 小匙，胡椒粉少许。

做法：

1. 所有材料均洗净；红小豆放入温水中泡透；乌鸡肉洗净，剁成块；姜去皮后切丝；葱切段；白萝卜去皮后切块。
2. 锅内倒水烧沸，放入乌鸡块用中火煮约 3 分钟，捞出后用凉水洗干净，备用。
3. 取砂锅，放入红小豆、乌鸡块、白萝卜块、红枣、姜丝、葱段、清汤、料酒和胡椒粉，加盖后用中火煲沸，再改小火煲 2 小时，最后调入盐、味精继续煲约 15 分钟即可。

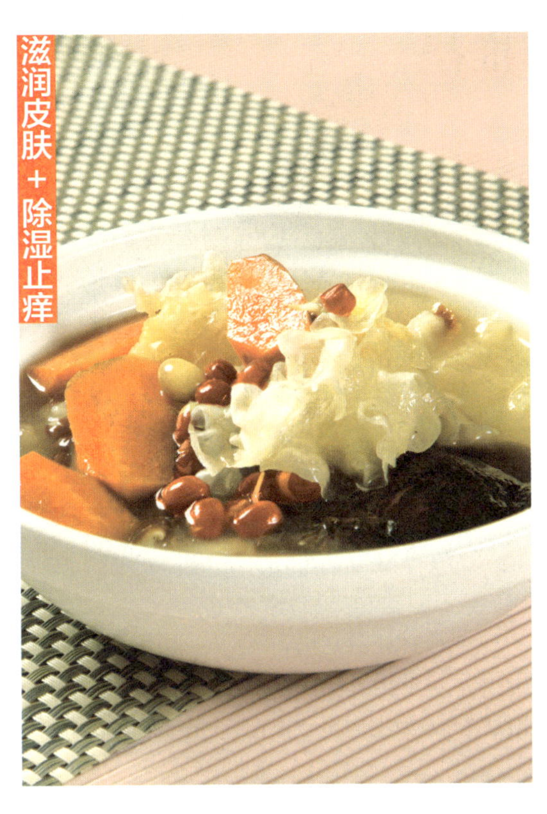

红小豆黄豆芽汤

材料： 红小豆100克，黄豆芽250克，胡萝卜块100克，银耳60克，鲜香菇6朵，姜2片，黄豆少许。

调料： 盐适量，陈皮少许。

做法：

1. 银耳洗净，入清水中充分泡发，捞出后沥干；红小豆、黄豆均洗净，入水中浸泡2小时，捞出，备用。
2. 香菇去蒂后洗净；陈皮洗净，浸泡至软。
3. 黄豆芽去根部，洗净，入锅中用小火炒至半熟，加入适量水煮30分钟，弃黄豆芽，汤留用。
4. 另起油锅烧热，下入姜片爆香，注入做法❸的黄豆芽水，再放入其余材料及陈皮，煮30分钟至熟透，加盐调味即可。

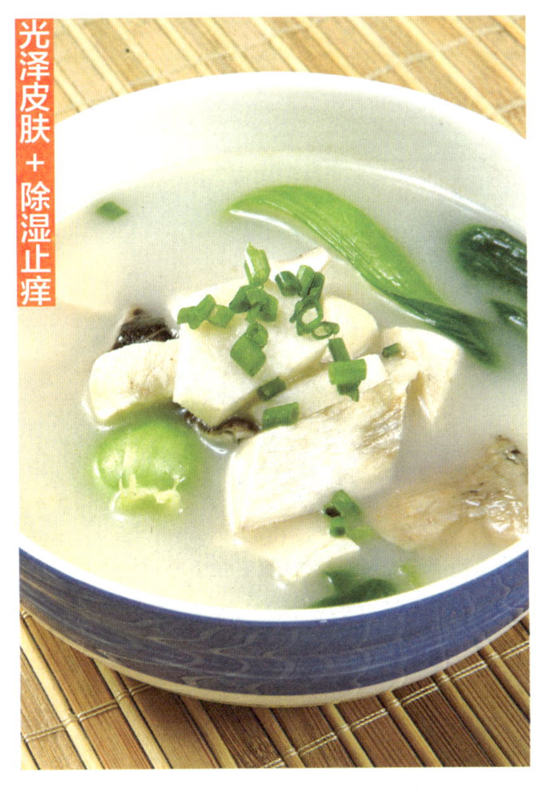

青春牛蒡四神汤

材料： 牛蒡、山药块、油菜、香菇块、草菇块、芡实、薏米、水面筋、莲子、葱花各适量。

调料： 盐、鸡精各适量，高汤600毫升。

做法：

1. 将薏米淘洗干净；油菜洗净。
2. 高汤倒入锅中，放入香菇块、草菇块、芡实、薏米、山药块，以大火煮30分钟。
3. 牛蒡洗净，切成条状，沥干，放入油锅炸香，取出倒入碗中备用；另起锅倒油，炒香莲子。
4. 将莲子、牛蒡条放入做法❷的高汤内煮透，再加水面筋、油菜续煮，最后加盐、鸡精调味，撒葱花即可盛出。

脱发、白发

白发与脱发之间并没有直接联系，但如果由于精神因素致使中枢神经系统长期处于紧张状态，自主（植物）神经功能紊乱，就会导致白发与脱发同时出现。

食材及中药推荐

鱼肉
土豆
黑芝麻
糙米
黑豆
桂圆
枸杞子
制何首乌

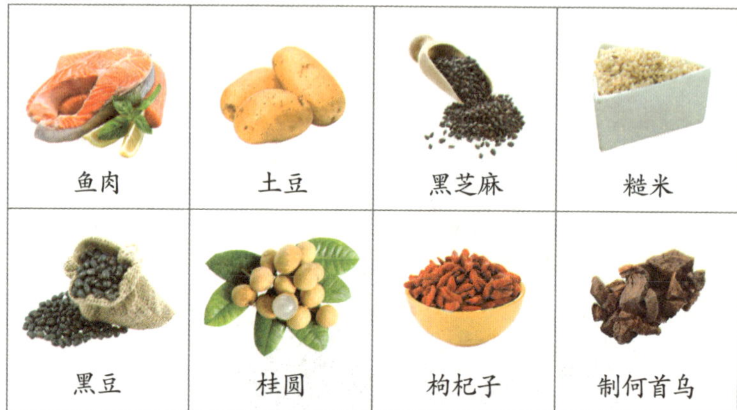

饮食护理

日常饮食宜多样化，食物搭配要合理，并尽量保持体内酸碱平衡，这对于健发、美发、黑发，防止头发变白或脱落有重要作用。可适量食用富含蛋白质，碘、钙及维生素A、B族维生素、维生素E等营养成分的天然食物。适当食用富含不饱和脂肪酸的食物。不饱和脂肪酸能使毛发及肌肤自然健美。

何首乌红枣煲乌鸡

材料：乌鸡1只，制何首乌3克，红枣100克，姜片适量。

调料：盐适量。

做法：

1. 将乌鸡处理干净，剁块，入沸水中汆烫去血水，捞出，沥干水分；制何首乌、红枣均洗净。
2. 将所有处理好的材料及姜片放入煲锅中，倒入适量清水，大火煮沸，然后改中火煲2小时，加入盐调味即可。

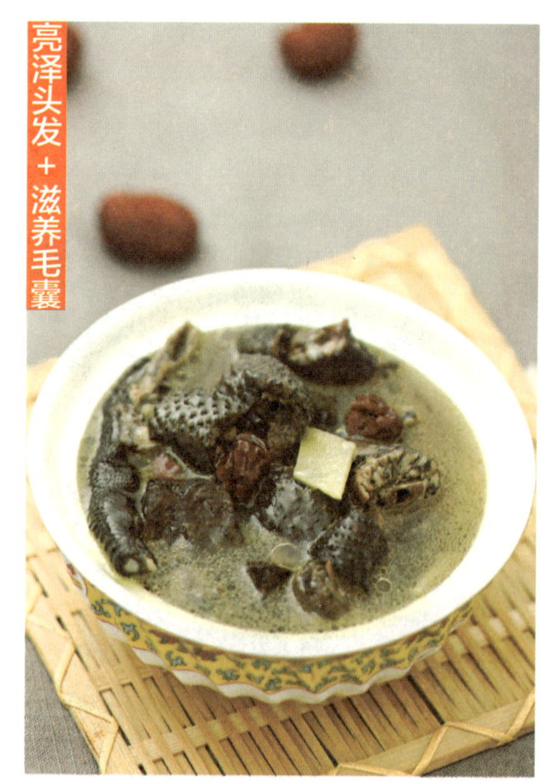

亮泽头发＋滋养毛囊

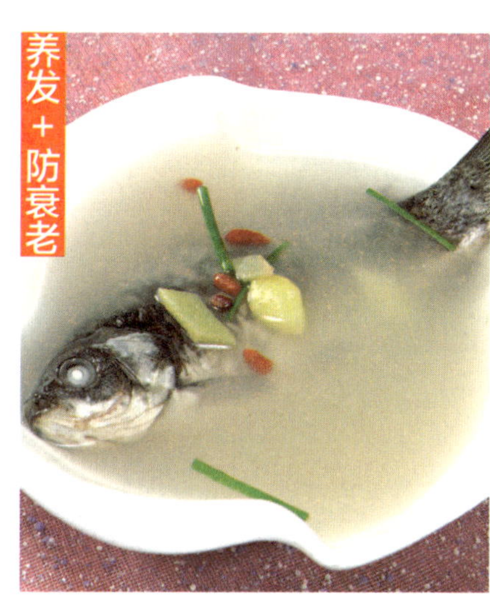

枸杞子鲤鱼汤

材料： 鲤鱼 1 条（约 450 克），枸杞子 30 克，白果 15 克，姜片、葱段各适量。

调料： 盐、料酒各少许。

做法：

❶ 鲤鱼处理干净，在鱼脊上剞上几刀；枸杞子用温水泡软。

❷ 油锅烧热，下入鲤鱼用小火煎透，倒入料酒、姜片、适量清水及枸杞子，煮沸后转中火煮至汤浓，再加入白果、葱段，调入盐继续煮至鲤鱼熟透即可。

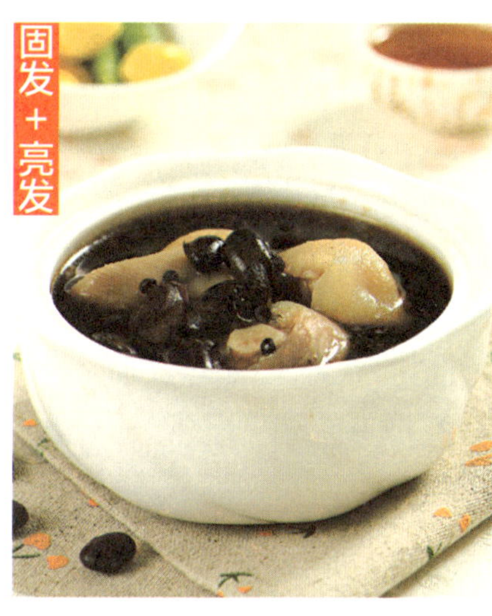

黑豆猪蹄汤

材料： 猪蹄 2 个（约 200 克），黑豆 50 克，王不留行 10 克。

调料： 料酒 2 大匙，盐少许。

做法：

❶ 猪蹄洗净剁成 5 厘米左右的块，入沸水中汆烫去血沫；黑豆泡水 3 小时备用。

❷ 猪蹄、黑豆入锅，加水、料酒和王不留行，以中火煮沸再转小火煮约 1 小时。

❸ 待猪蹄熟烂后，加盐煮滚后即可熄火。

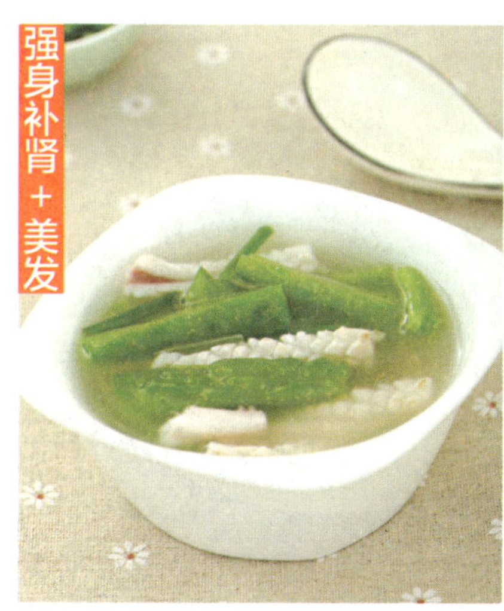

苦瓜鱿鱼花汤

材料： 苦瓜条、鱿鱼条各 200 克，葱段适量。

调料： 山茱萸药包 1 个，盐、味精、胡椒粉、醋、高汤、料酒各适量。

做法：

❶ 将鱿鱼条放入滴入醋的沸水中，汆烫，捞出沥干。

❷ 净锅置火上，放入高汤、山茱萸药包，煮至汤汁剩下 500 毫升后，放入葱段、苦瓜条，煮沸后捞出药包，调入盐、料酒，再次煮沸后放入鱿鱼条，最后加胡椒粉、味精调味即可。

口腔溃疡

口腔溃疡，又称为『口疮』，是一种反复发作的慢性口腔黏膜病，好发于青壮年，女性多于男性，一般10天左右可痊愈。溃疡形成后疼痛感强烈。

食材及中药推荐

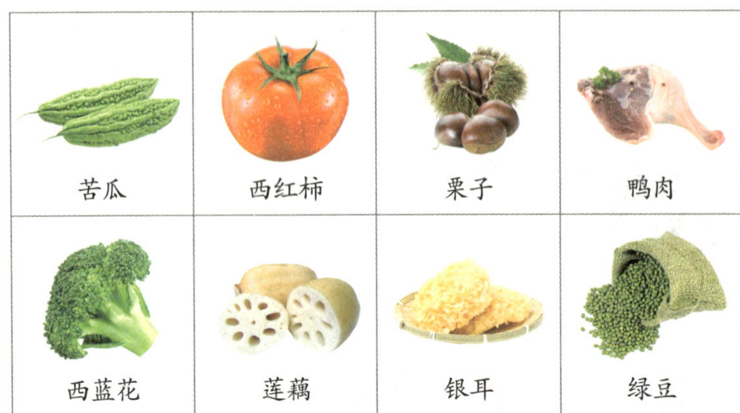

苦瓜	西红柿	栗子	鸭肉
西蓝花	莲藕	银耳	绿豆

饮食护理

忌多食刺激性的蔬菜、水果。一些水果和蔬菜，特别是柑橘类的水果，含酸很多，容易刺激溃疡伤口。少吃辛辣、温热性食物。发病期间，饮食宜清淡，温凉相宜。宜多吃粥、汤类。饮食宜多样化，以保证营养均衡。勿暴饮暴食，不食或少食甘肥、辛辣、煎炒炙烤之物，少饮酒。

三彩鹌鹑蛋汤

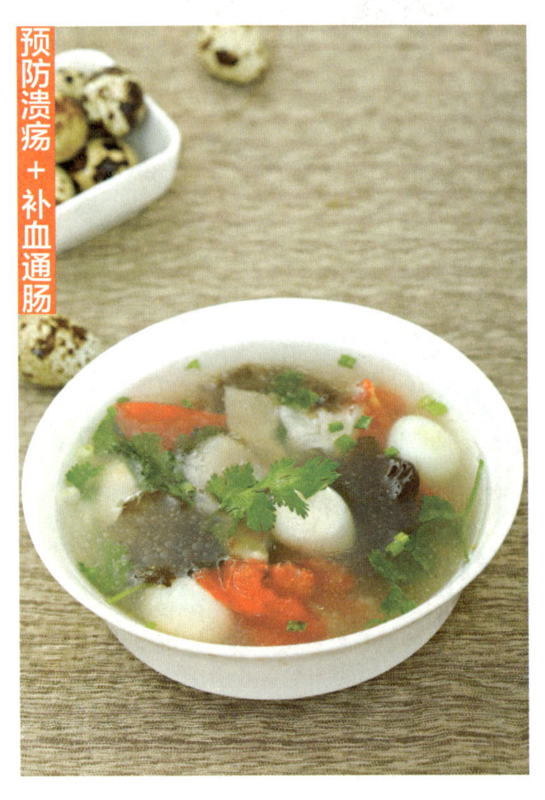

材料： 鹌鹑蛋10个，水发黑木耳、平菇、西红柿、葱、姜片、香菜段各适量。

调料： 胡椒粉、盐、料酒、鸡精各适量。

做法：

1. 水发黑木耳、平菇分别去蒂洗净，撕成小朵和片；西红柿洗净，切块；葱洗净切段。
2. 鹌鹑蛋洗净，入锅中煮熟，捞出，去壳盛碗。
3. 将黑木耳朵、平菇片、葱段、姜片、香菜段放入高压锅中，加适量清水，压12分钟后，关火，排汽后去盖，放入西红柿块略煮，调入料酒、胡椒粉、鸡精、盐，开火煮沸，倒入鹌鹑蛋碗中，最后盛出，撒上香菜段即可。

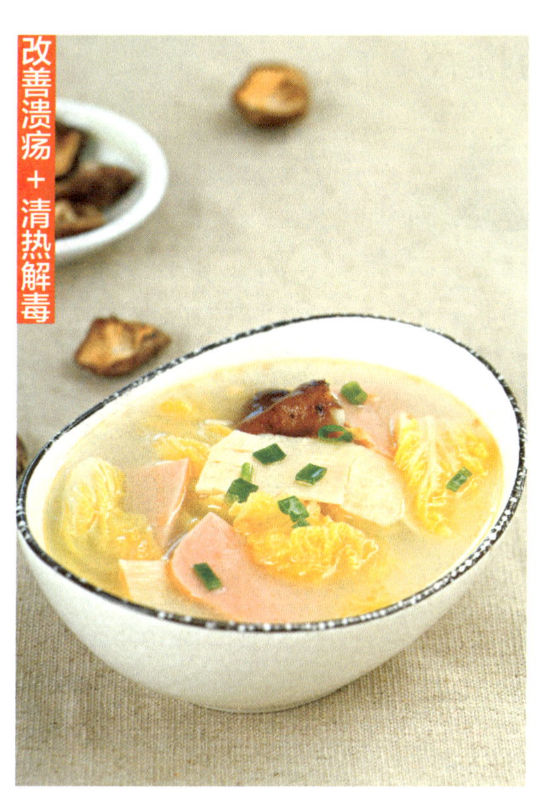

白菜奶汤

材料： 白菜心500克，冬笋片、火腿片、香菇各20克，葱、姜各适量。

调料： 奶汤600毫升，盐、味精、熟鸡油、料酒各适量。

做法：

❶ 白菜心洗净，沥干，切段；香菇去蒂洗净，入清水中泡发后，切片，同冬笋片入沸水中汆烫至熟，捞出放入碗中；葱、姜分别切末，备用。

❷ 油锅烧热，爆香姜末，然后放入白菜心段翻炒片刻，再加盐、奶汤、料酒煮5分钟。

❸ 放入冬笋片、香菇片、火腿片，继续煮至入味。

❹ 盛出，淋入熟鸡油，放味精调味，撒上葱末即可。

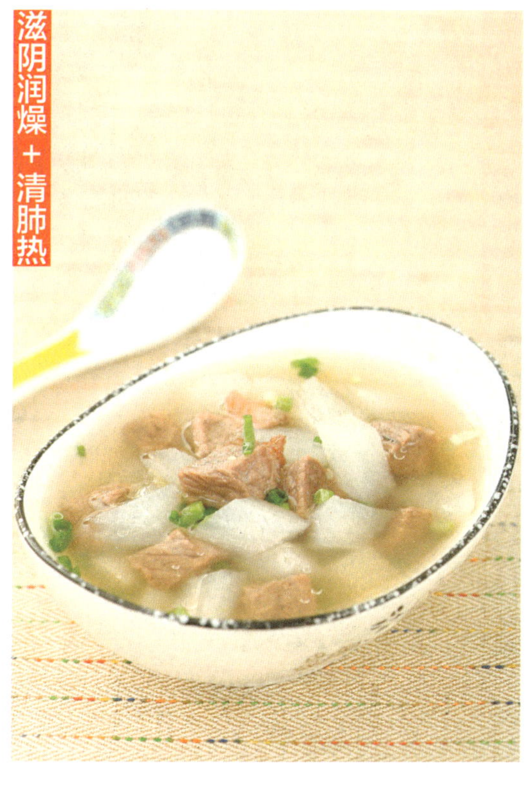

萝卜牛腩汤

材料： 白萝卜250克，牛腩200克，葱、姜各适量。

调料： 大料、胡椒粉、味精、盐各适量。

做法：

❶ 白萝卜洗净，去皮，切菱形块；牛腩洗净，切块；葱切末；姜切片，备用。

❷ 白萝卜块入沸水中汆烫至熟，捞出，沥干；再次煮沸后放入牛腩块略汆烫，捞出，冲洗去血沫，沥干，备用。

❸ 净锅置火上，加入适量清水煮沸后放入牛腩块、大料、姜片，大火煮沸后转小火煮45分钟，然后放入白萝卜块，再加入胡椒粉、盐、味精煮至熟，最后放入葱末即可。

鼻炎

中医理论认为，肺脾气虚、邪滞鼻窍、邪毒久留，是鼻炎发生的主要原因。慢性鼻炎是鼻黏膜及黏膜下层的炎症性病变。此外，一些疾病也容易引起鼻炎。

食材及中药推荐

冬瓜
丝瓜
金针菇
豆腐
糙米
胡萝卜
芹菜
鱼肉

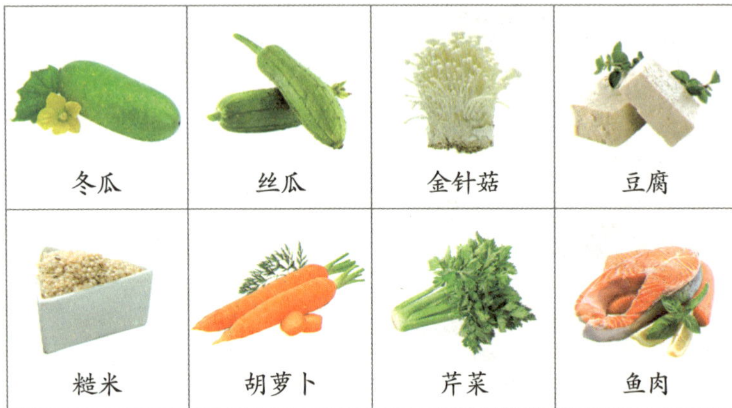

饮食护理

控制食量，食欲不振时，可以采取少食多餐的方式，但不应饥饿。每天多摄取碱性食品，同时要多摄取钙和维生素 A，增加免疫力。尽量减少体内毒素的滞留时间，以保持呼吸顺畅，改善鼻炎症状。勿暴饮暴食，不食或少食甘肥、辛辣、煎炒炙烤之物，少饮酒，以缓解鼻炎不适。

胡萝卜芹菜汤

清热祛火+缓解鼻塞

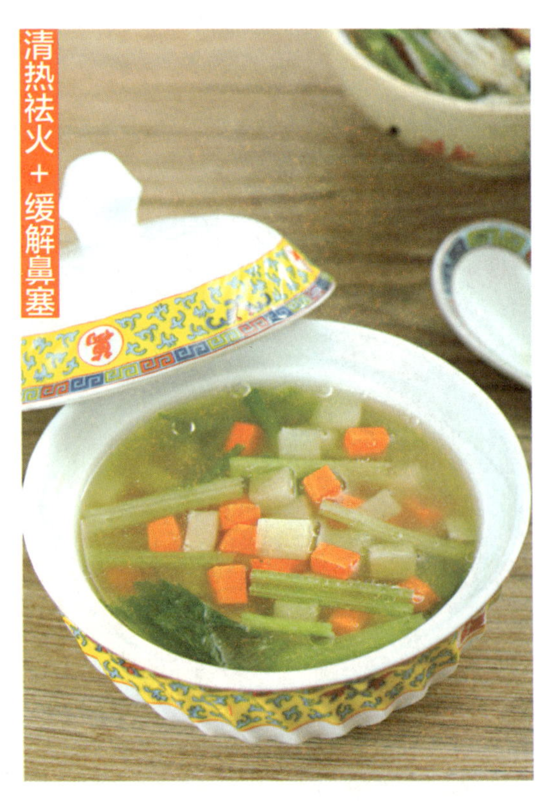

材料： 胡萝卜丁 500 克，芹菜段 100 克，柠檬半个，土豆丁、葱段各适量。

调料： 百里香、紫苏叶、酸奶油、盐、鸡精、胡椒粉各适量。

做法：

1. 将柠檬汁挤入碗中；紫苏叶洗净，切末。
2. 锅置火上，加入适量清水、葱段、鸡精、胡萝卜丁、芹菜段、土豆丁，煮至蔬菜熟软，然后加柠檬汁调味。
3. 将汤盛出，最后放入紫苏叶末、百里香、酸奶油、盐、胡椒粉调匀即可。

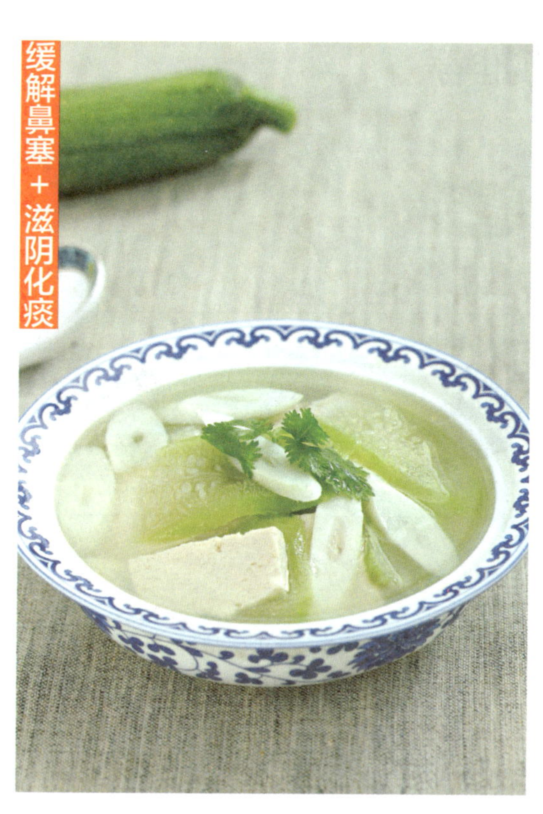

竹笋豆腐丝瓜汤

材料： 丝瓜 100 克，豆腐 50 克，竹笋 50 克。

调料： 盐、香油、鲜汤各适量。

做法：

❶ 豆腐、竹笋切成厚片；丝瓜去皮与瓤，切片。

❷ 锅中加入鲜汤，用大火烧沸，然后放入豆腐片略煮。

❸ 再下入竹笋片、丝瓜片，煮至食材熟软，撒入盐，淋上香油即可。

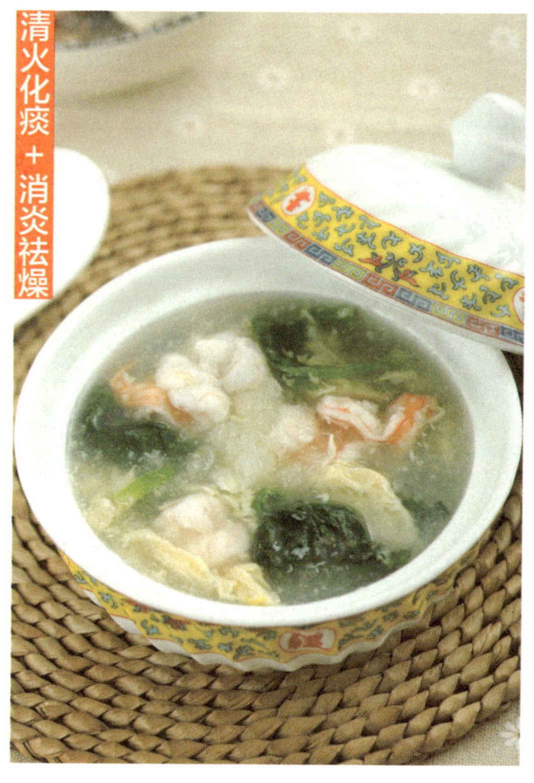

冬瓜蓉汤

材料： 菠菜、冬瓜各 300 克，虾 200 克，鸡蛋 1 个。

调料： 白胡椒粉、盐、鸡精、水淀粉、料酒、香油各适量。

做法：

❶ 菠菜洗净，入水中浸泡 30 分钟，捞出，切段；冬瓜洗净，去皮、瓤后切块，入搅拌机中搅打成蓉；虾处理干净，切段；鸡蛋磕入碗中，打散，加少许水，搅拌均匀，备用。

❷ 虾段入碗中加料酒腌渍 20 分钟，备用。

❸ 锅置火上，加入适量清水，煮沸后放入腌渍好的虾段，然后加水淀粉勾芡，接着放入菠菜段，边搅拌边淋入蛋液，最后调入盐、鸡精、白胡椒粉、香油即可。

牙痛

牙痛是口腔科牙齿疾病最常见的症状之一。龋齿、牙髓炎、牙周炎、牙龈炎、高血压病患者牙髓充血、糖尿病患者牙髓血管发炎坏死等，都可引起牙痛。

食材及中药推荐

芋头
苦瓜
豆腐
胡萝卜
梨
苹果
菠菜
枸杞子

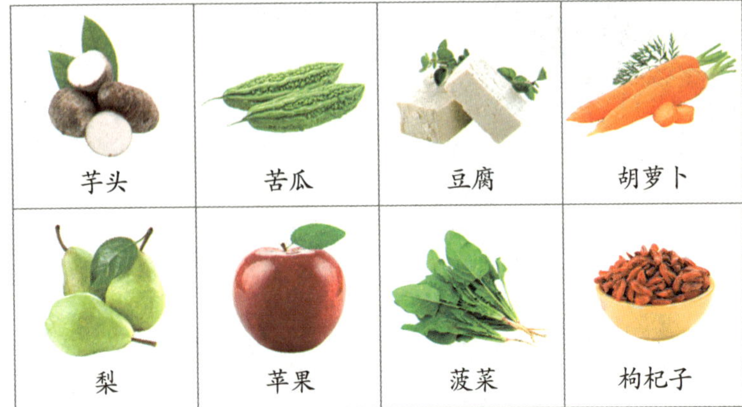

饮食护理

平时饮食要温热适中，避免过热或过冷的刺激引起牙痛。宜多吃清胃火及清肝火的食物，如西瓜、南瓜、荸荠、芹菜、萝卜等。最好吃松软而易消化的食物，忌煎、炸、烤等坚硬、燥热的食品。少食含糖量高的食物。牙周炎牙痛多吃滋阴益肾的食物；风火牙痛少吃刺激性食物；胃火牙痛忌辛辣、坚硬、粗纤维食物。

菠萝苦瓜汤

材料： 菠萝、排骨各250克，苦瓜50克。

调料： 盐、料酒各适量。

做法：

1. 将菠萝去皮，洗净，去硬心，切块；排骨洗净，切块，入沸水中汆烫后捞出；苦瓜洗净，去籽，切块，备用。
2. 锅置火上，加入适量清水，放入排骨块、料酒，大火炖煮20分钟左右。
3. 放入菠萝块、苦瓜块，继续炖煮30分钟，最后加盐煮至入味即可食用。

缓解疼痛+清热消炎

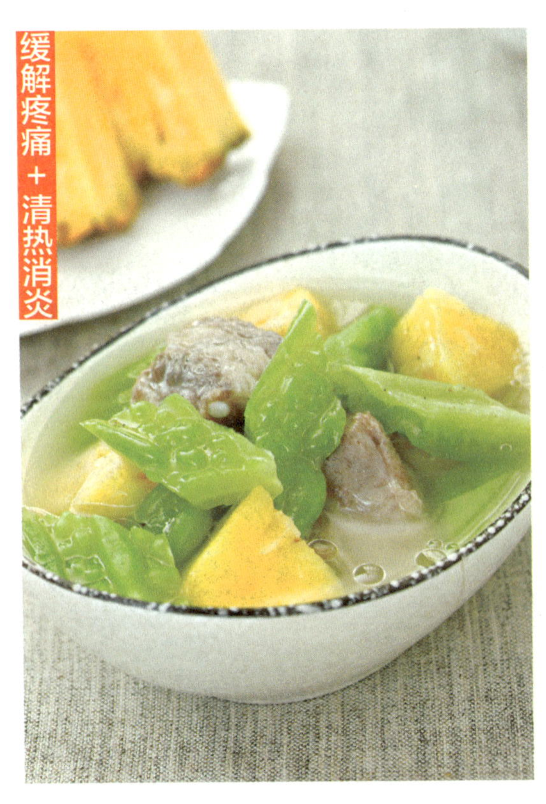

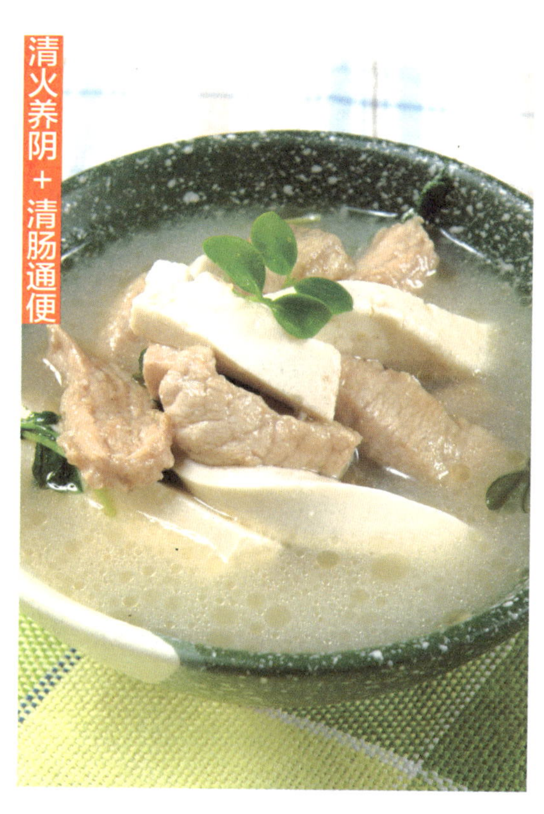

牛肉豆腐汤

材料： 牛里脊肉、豆腐各200克，豆苗适量。

调料： 淀粉、料酒、盐、味精各适量。

做法：

❶ 牛里脊肉洗净，切成薄片，加盐、料酒、淀粉和少许植物油拌匀，放入冰箱冷藏2小时，腌渍至入味；再入沸水锅中略汆烫后捞出，备用。

❷ 豆腐切成长6厘米、宽2厘米的条，入沸水中略汆烫后捞出；豆苗洗净，备用。

❸ 锅置火上，加适量水、盐、味精烧沸，下入豆腐条、牛里脊肉片烧至入味，再放入豆苗略煮后起锅盛入碗中即可。

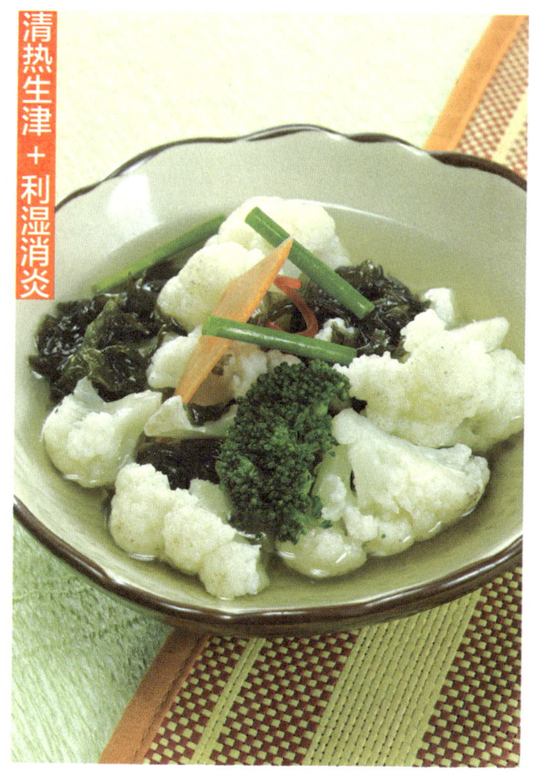

翡翠双星

材料： 西蓝花、菜花各100克，胡萝卜、蒜薹各少许，干紫菜50克。

调料： 盐少许，高汤500毫升。

做法：

❶ 将西蓝花、菜花均切除根部，切成小朵，入水中浸泡10分钟以去除污泥和残留农药；紫菜撕成片状，洗净；胡萝卜去皮后洗净，切薄片；蒜薹择洗干净，切段。

❷ 汤锅置火上，倒入高汤煮沸，放入西蓝花朵、菜花朵及胡萝卜片、蒜薹段，中小火煮至熟透，然后加盐调味，最后放入紫菜碎片，再次煮沸即可。

白内障

白内障是常见致盲眼病之一。眼中健康的晶状体如透明的凸透镜，假如其部分或全部变为混浊而影响到视力，就称为白内障。

食材及中药推荐

牡蛎
沙丁鱼
猪肝
瘦肉
西红柿
菠菜
枸杞子
决明子

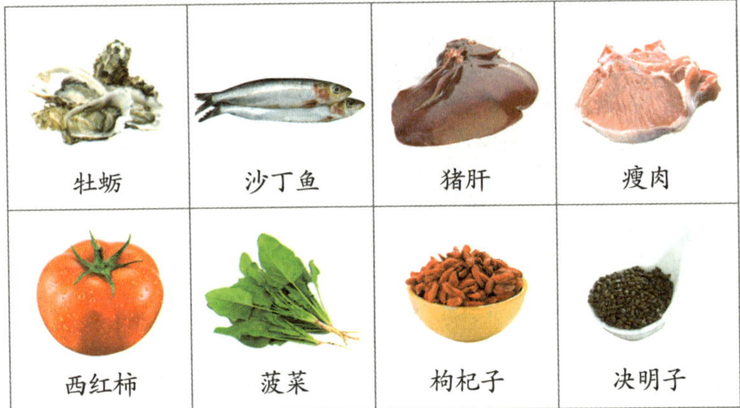

饮食护理

宜选择低盐饮食，炒菜不宜过咸。控制饮水量，尤其在冬季的夜晚不要多喝水。喝水或喝汤，一次不要超过500毫升。多吃富含维生素C的食物，研究发现，维生素C能减弱光线对晶状体的损害，从而可以减缓白内障的发生和发展。不吃或少吃刺激性食物。如辣椒、生葱、大蒜、胡椒、韭菜等。

蛤蜊海带肉汤

补气活血+清肝明目

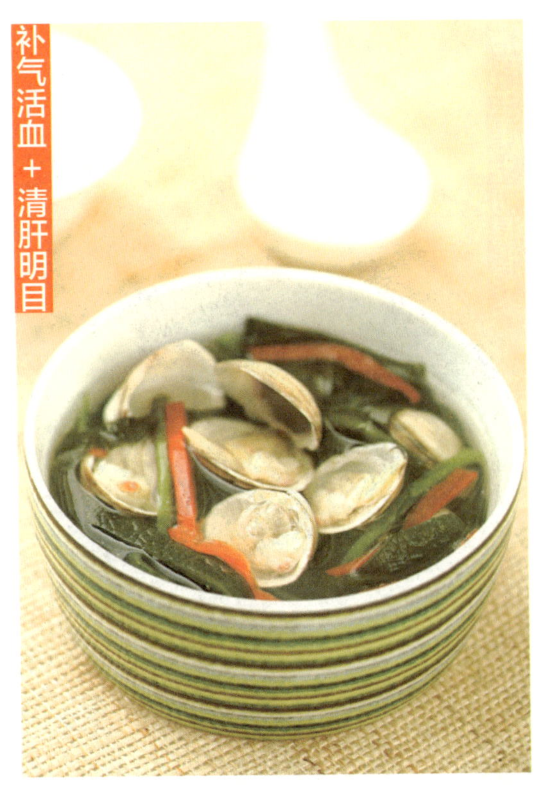

材料： 活蛤蜊500克，猪瘦肉200克，海带（泡发）、葱丝、姜末、蒜末、青椒丝、红椒丝各适量。

调料： 盐、鸡精、老抽、米醋、白砂糖、料酒、胡椒粉、香油、猪骨汤各适量。

做法：

1. 蛤蜊放入淡盐水中浸泡，洗净。
2. 油锅烧热，下入姜末、蒜末、葱丝爆香，倒入猪骨汤，大火烧沸后，放入海带丝、猪瘦肉片煮1小时。
3. 放蛤蜊、青椒丝、红椒丝，转小火煮约5分钟，加所有调料调味即可。

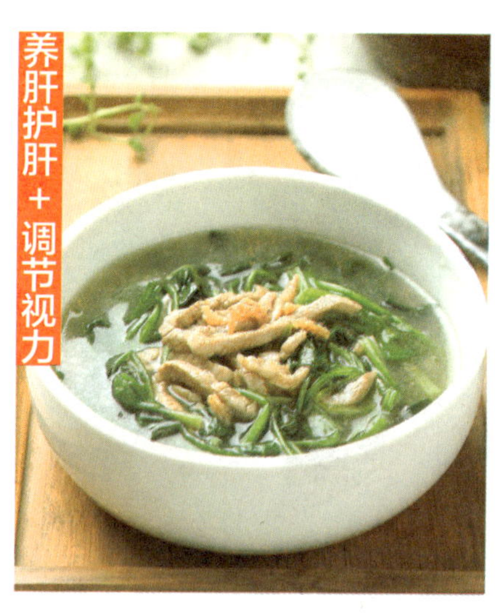

上汤菠菜

材料： 菠菜 300 克，鸡肉丝 150 克，虾米 30 克。

调料： 生抽、白砂糖、淀粉、胡椒粉、盐各适量。

做法：

❶ 菠菜洗净；虾米洗净后放入温水中浸泡（水不要倒掉）。

❷ 鸡肉丝用生抽、白砂糖、淀粉、胡椒粉腌渍片刻。

❸ 油锅烧热，放入鸡肉丝大火翻炒，炒到变色后加入虾米和泡虾米的温水，大火煮沸，加盐、胡椒粉，倒入菠菜略煮即可。

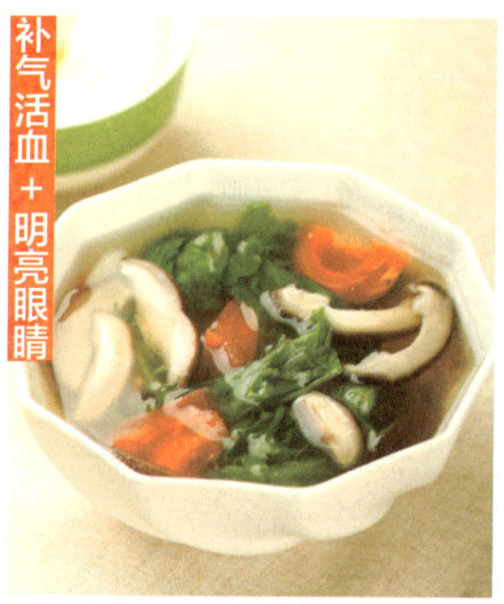

生菜西红柿汤

材料： 生菜 1 棵，西红柿 150 克，香菇、姜片各适量。

调料： 香油、盐、胡椒粉各适量。

做法：

❶ 生菜洗净；西红柿洗净，切块；香菇洗净，切条。

❷ 油锅烧热，下入姜片爆香，放入西红柿块快速翻炒，然后加入适量水煮沸，下香菇条煮片刻后，下生菜即可关火，最后加盐、胡椒粉调味，淋入香油即可。

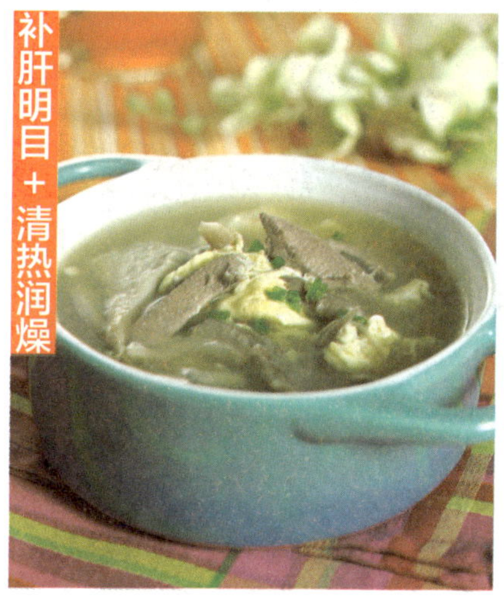

猪肝明目汤

材料： 平菇块 50 克，猪肝片 300 克，鸡蛋 2 个，葱末适量。

调料： 盐、水淀粉各适量。

做法：

❶ 平菇洗净，撕成小块；猪肝片用水淀粉抓匀，稍腌渍，冲洗干净，备用。

❷ 锅置火上，加水烧沸，放入平菇块煮片刻。

❸ 接着下入猪肝片，煮至变色，加适量盐调味。

❹ 鸡蛋打散，均匀地倒入锅中，撒入葱末即可。

中耳炎

中耳炎俗称『烂耳朵』，是鼓室黏膜的炎症，通常在耳的中部发生感染。病菌进入鼓室后，当机体的抵抗力减弱或细菌毒素增强时就会发生炎症。

食材及中药推荐

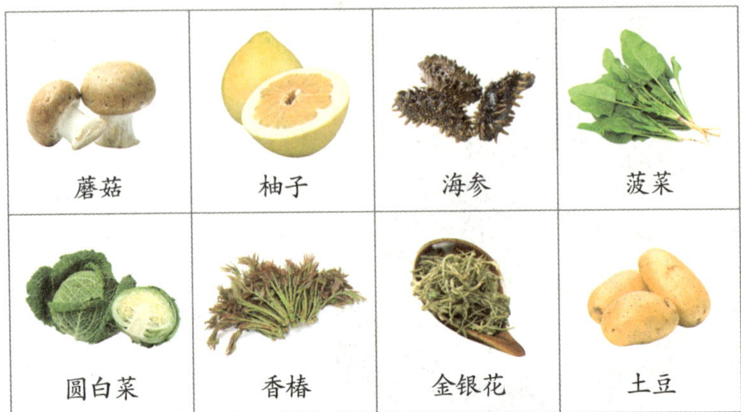

饮食护理

适当补充维生素 A，维生素 A 的缺乏，会使呼吸道、消化道、泌尿道等的抗病能力降低，从而使人易感染支气管炎、肺炎、中耳炎、膀胱炎及尿石症等。补充适量的胡萝卜素和维生素 C，可以帮助抵抗病毒感染，但注意不要过量。忌食肥腻厚味食物。因这些食物易聚湿生痰，助热化火，可使体内湿热内盛，症状加重。

海参鸡肉汤

调节听力＋清热解毒

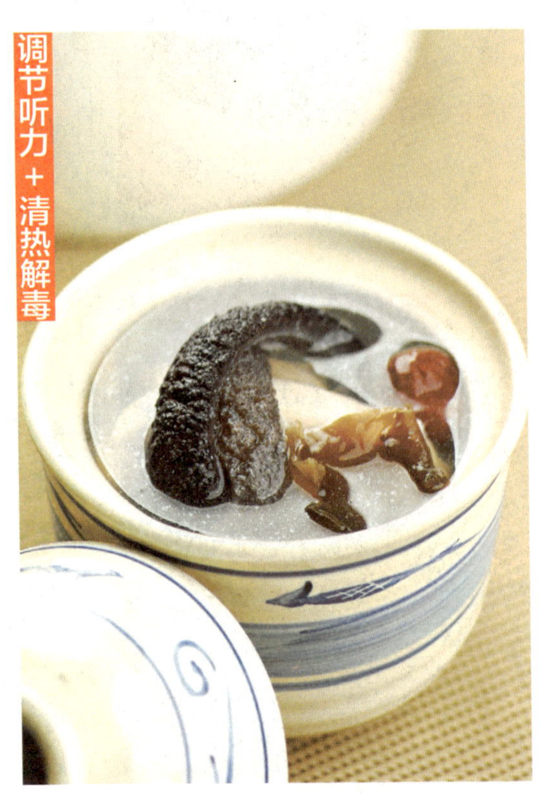

材料： 海参 1 条，鸡胸肉 250 克，香菇片、红枣、黑木耳、姜片各适量。

调料： 高汤、料酒、盐、鸡精各适量。

做法：

1. 海参放入水中浸泡，捞出，洗净，切丝；鸡胸肉洗净，切条；香菇去蒂，洗净，切片；黑木耳泡发，洗净，撕小块。
2. 煲盅内倒入足量高汤，放入海参丝、黑木耳块、香菇片、红枣、姜片，用大火煮沸，加入鸡胸肉条，煮熟后用盐、鸡精、料酒调味即可。

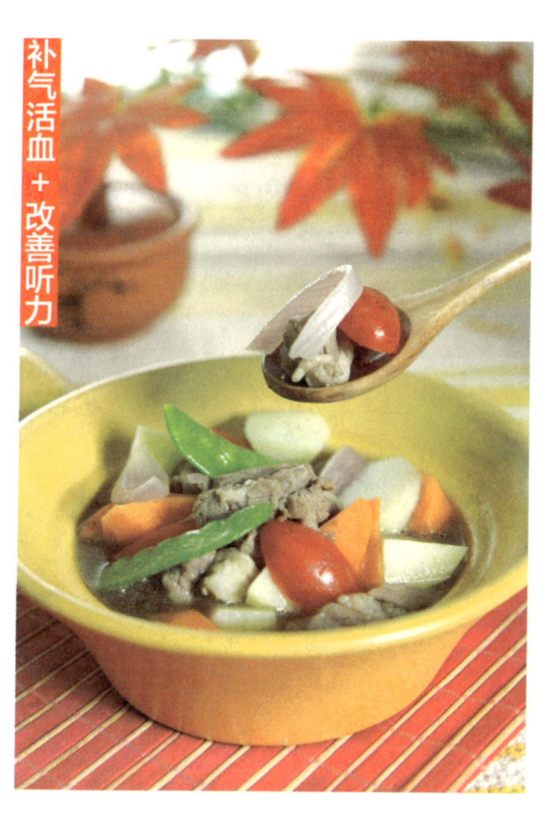

什锦蔬菜牛肉锅

材料： 牛肉块350克，小西红柿、荷兰豆、洋葱丝、胡萝卜块、土豆块各50克。

调料： 味醂（一种日式调料，类似调味醪糟）、生抽、盐、味精各适量。

做法：

1. 小西红柿洗净，对半切开。
2. 油锅烧热，下洋葱丝炒香，然后下牛肉块快速煸炒。
3. 待牛肉块颜色变白后，倒入清水没过牛肉块，大火煮沸，撇去浮沫，倒入味醂、盐、味精、生抽调匀，转中火煮20分钟。
4. 然后放入土豆块、胡萝卜块、一半小西红柿块，盖上盖继续煮至材料熟透，待汤汁收浓时，放入荷兰豆和剩余的小西红柿块，用大火稍煮即可。

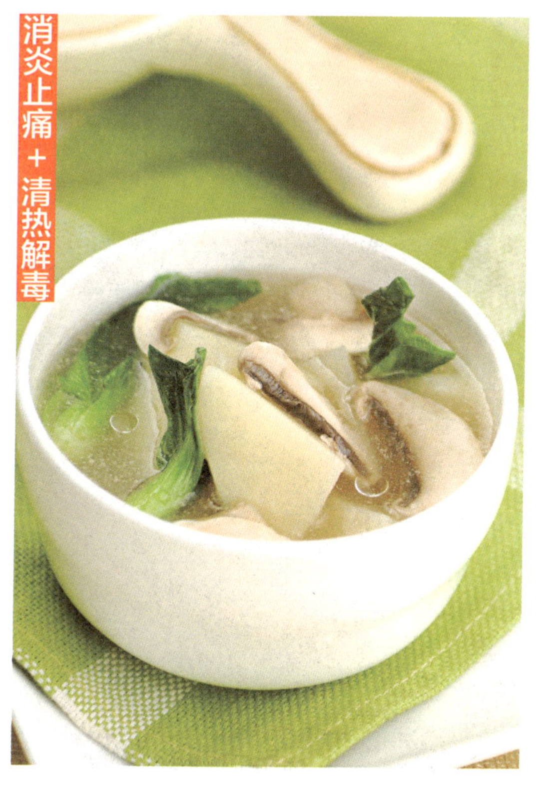

鲜菇土豆汤

材料： 土豆700克，鲜蘑菇500克，香菜末30克，油菜心4棵，葱末适量。

调料： 盐、胡椒粉、味精、鸡精各适量。

做法：

1. 将土豆去皮洗净，切成小块。
2. 鲜蘑菇去蒂，洗净，切片；油菜心洗净，在沸水中汆烫。
3. 油锅烧热，放入葱末、蘑菇和土豆块煸炒片刻，再注入足量清水，加盐、味精、胡椒粉调味，用小火煮至熟。
4. 起锅前，放入油菜心，加鸡精，撒上香菜末，焖2～3分钟即可出锅。

失眠

失眠又称睡眠障碍，是以经常不能获得正常睡眠为特征的一种病症，也是亚健康状态的表现之一。中医认为『心主神明』，也就是说，失眠与心脏关系最为密切。

食材及中药推荐

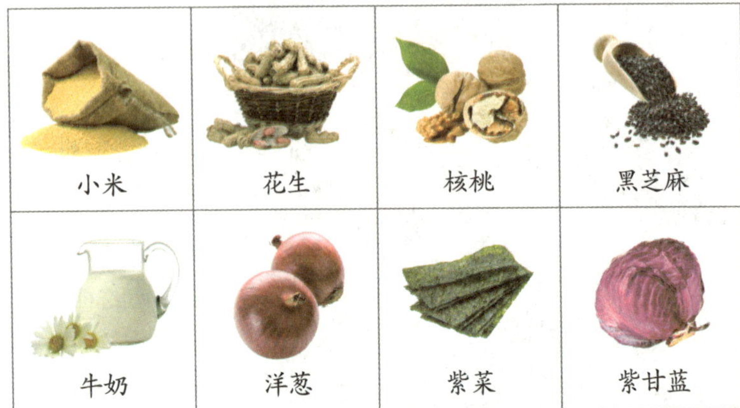

饮食护理

饮食宜清淡少辣。饮食规律，多吃蔬菜水果，多吃补脑安神的食品，如小米、红枣、核桃等。饮食宜清淡，戒辛辣刺激食物，睡前喝杯温牛奶，可以改善失眠。因为牛奶含有的色氨酸是一种有助于睡眠的氨基酸。失眠的人应该少喝茶、咖啡、可乐类饮料等，尤其不要在晚间饮用，以免加重失眠症状。

洋葱白菜土豆汤

养心安神＋清热除烦

材料： 白菜 150 克，洋葱、土豆、胡萝卜各 100 克。

调料： 盐适量。

做法：

1. 将洋葱除去薄膜，逐片剥下。
2. 土豆与胡萝卜均洗净，去皮，切片；白菜切大块。
3. 锅内加适量水，下入所有材料，大火烧沸后用小火煮 20 分钟，加盐调味即可。

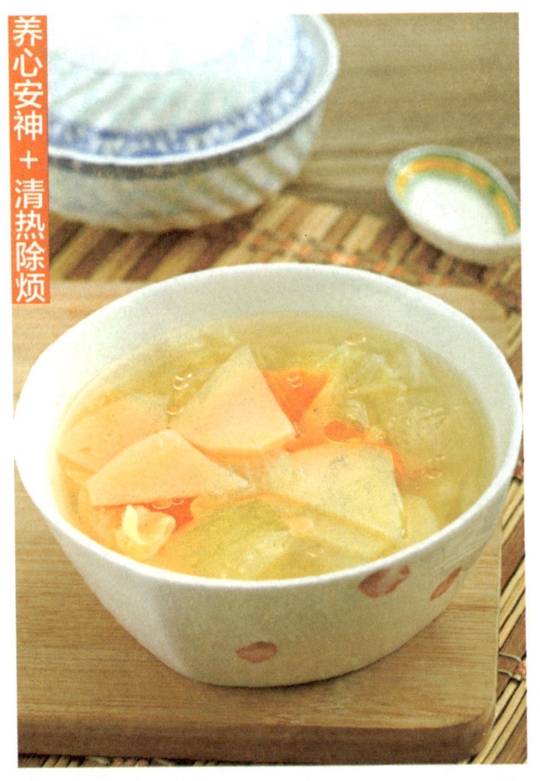

营养解读

此汤具有很好的催眠、镇静作用，可以调节中枢神经、消除烦躁，使心神得以安宁。对心烦不得眠有一定的调节作用。

有助睡眠+宁心安神

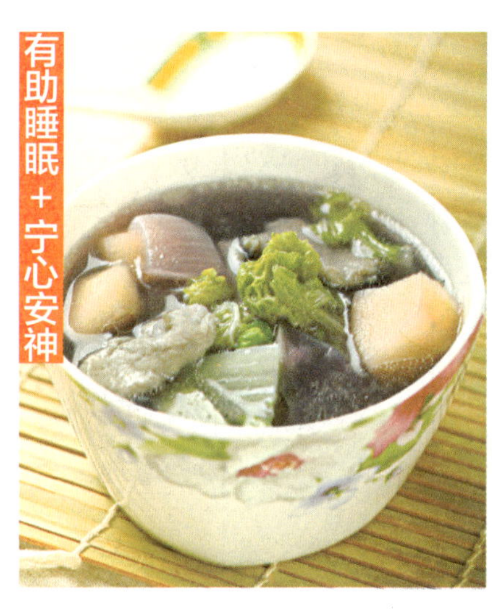

苹果甘蓝白菜汤

材料： 猪肉200克，紫甘蓝80克，白菜150克，苹果、洋葱各半个。

调料： 月桂叶、料酒、盐、鸡精、高汤各适量。

做法：

1. 将猪肉洗净，切成薄片；紫甘蓝、白菜、苹果、洋葱均洗净，切块。
2. 油锅烧热，下洋葱块炒软，再下猪肉片翻炒，烹入料酒，加白菜块、苹果块、紫甘蓝块炒匀，倒入适量高汤，加入月桂叶、盐、鸡精煮至入味即可。

补气活血+养心安神

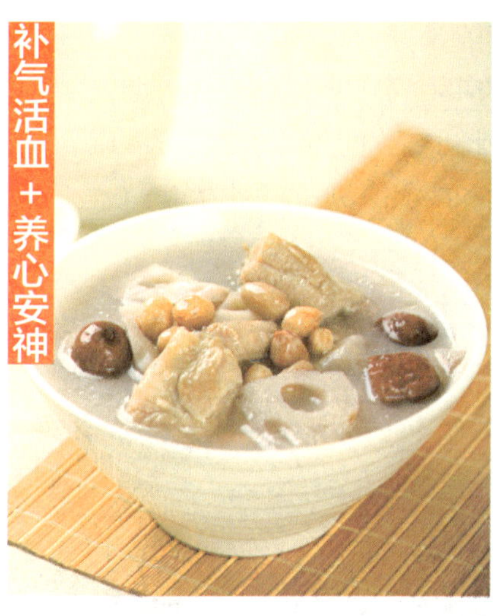

花生猪骨莲藕汤

材料： 猪骨300克，莲藕150克，花生米50克，红枣10颗，姜丝适量。

调料： 盐适量，鸡精、料酒各少许。

做法：

1. 猪骨剁成块；莲藕去皮切厚片。
2. 猪骨块入沸水中汆烫，沥干水分。
3. 将猪骨块、莲藕片、花生米、红枣、姜丝一起放入炖盅内，注入适量清水和料酒，炖约1.5小时，调入盐、鸡精即可。

缓解多梦+调理失眠

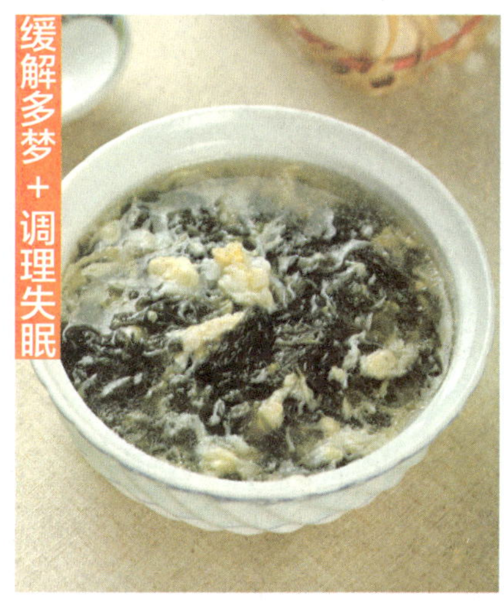

紫菜鸭蛋汤

材料： 紫菜30克，鸭蛋1个，姜丝适量。

调料： 盐、香油各适量。

做法：

1. 将紫菜放入温水中泡发，漂洗干净。
2. 在砂锅中加适量清水，把紫菜放进去，熬煮10分钟后放入姜丝，并用盐调味。
3. 将鸭蛋打入碗中，搅散后淋入锅中，用大火煮至沸腾，最后加适量香油即可。

健忘

健忘又称『善忘』，是指记忆力差、遇事易忘的一种病症。它与智力低下所致的易忘不同，亦与年老体衰之健忘有别。此病症同工作劳累、精神紧张等有关。

食材及中药推荐

胡萝卜	花生	豆制品	核桃
红枣	海带	玉米	黑木耳

饮食护理

清淡饮食。嗜食肥甘厚腻之品，易酿湿生痰，痰阻心窍则可致健忘，故平素饮食宜清淡，多食瓜果蔬菜，不可过食肥甘油腻。节制饮酒，饮酒过度可致健忘，平素应节制饮酒，以免损伤神明。少吃能造成记忆力减退的甜食和咸食；多吃富含维生素、矿物质、不饱和脂肪酸及蛋白质的食物。

莲子红枣小麦汤

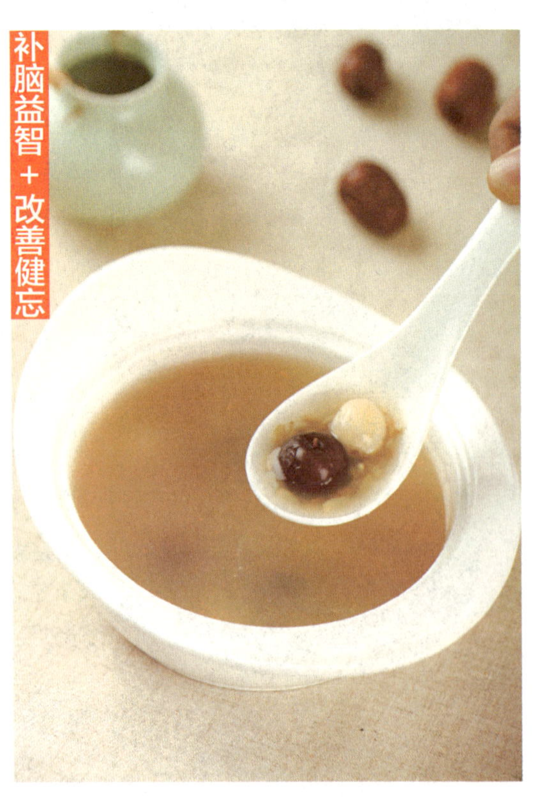

补脑益智＋改善健忘

材料： 新鲜莲子 30 克，小麦 50 克，红枣 10 颗。

调料： 冰糖适量。

做法：

1. 将小麦淘洗干净，放入盛有适量水的砂锅中煮半小时左右，滤去渣滓，留下汁液。
2. 将莲子、红枣分别洗干净，莲子去心，红枣去核。
3. 将红枣、莲子放入盛有小麦汁的锅中熬煮，直到食物熟烂为止，加适量冰糖调味即可。

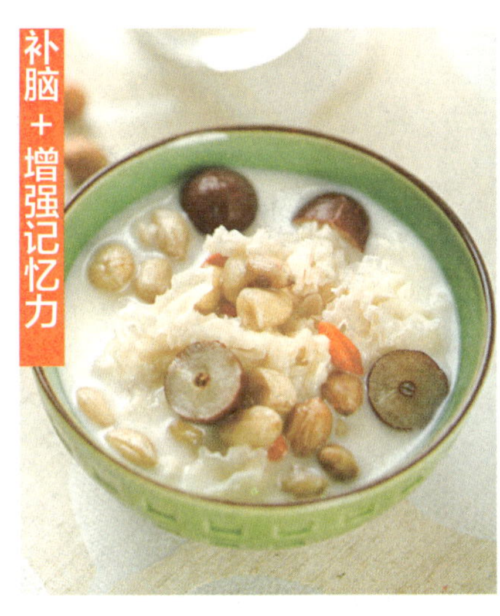

牛奶炖花生

材料： 花生米 100 克，枸杞子 20 克，银耳 10 克，红枣 2 颗。

调料： 牛奶 1500 毫升，冰糖适量。

做法：

❶ 将银耳、枸杞子、花生米分别洗净。

❷ 砂锅置火上，放入牛奶，加入银耳、枸杞子、红枣、花生米和冰糖同煮，花生煮烂时即成。

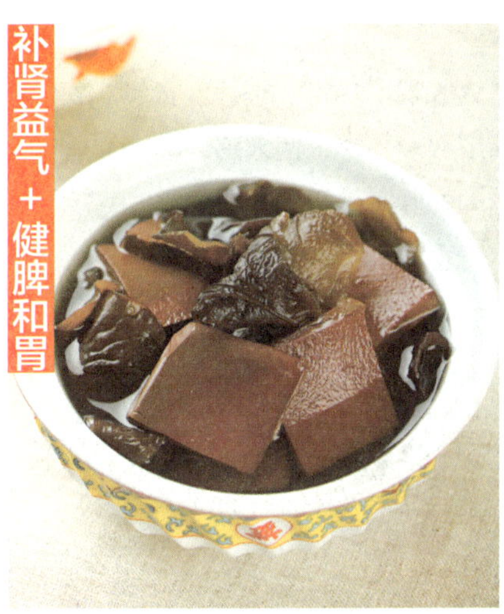

黑木耳猪血汤

材料： 猪血 300 克，黑木耳 100 克。

调料： 盐适量。

做法：

❶ 将黑木耳放入热水中泡软，清洗干净后撕成小朵。

❷ 把猪血清洗干净，切成块。

❸ 在砂锅中加适量清水，放入猪血和黑木耳朵，用大火煮至沸腾，然后改用小火慢炖，用盐调味即可出锅。

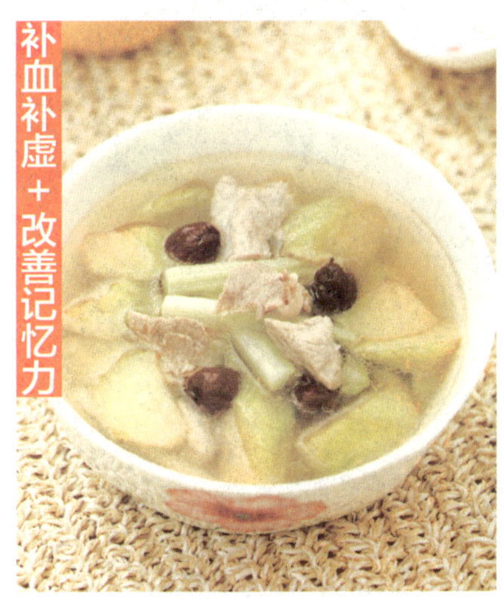

茄子西芹瘦肉汤

材料： 茄子、猪瘦肉、西芹各 150 克，红枣 4 颗，姜片适量。

调料： 盐适量。

做法：

❶ 将西芹择洗干净，切段；红枣去核，洗净；茄子洗净，去皮，切块；猪瘦肉洗净，切片。

❷ 锅置火上，加适量清水，放入茄子块、西芹段、红枣、姜片、瘦肉片，大火煮沸后转中火煮1小时。

❸ 锅内加盐调味，出锅即可。

精神抑郁

抑郁的主要症状是情绪异常低落、心境压抑，它是亚健康状态的典型表现。中医认为，精神抑郁的主要原因是由于内伤七情、所欲不达、脏腑阴阳气血失调所致。

食材及中药推荐

苹果
香蕉
豆类
鸡蛋
海参
牡蛎
菜花
燕麦

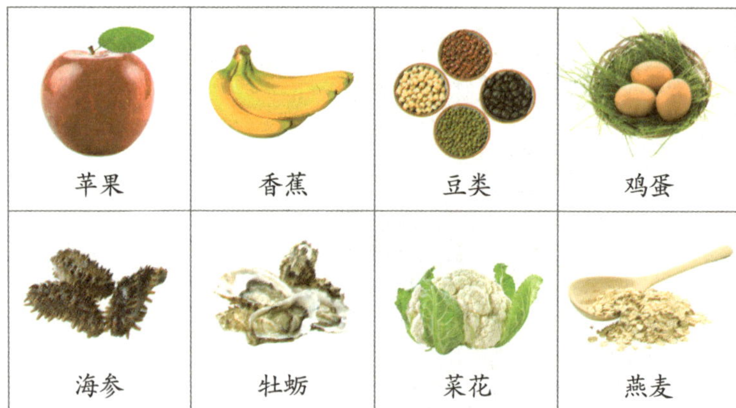

饮食护理

尽量摄取高能量的食物。摄入高能量的食物能使人表现出稳定、平静、宽恕、放松的状态，使人时刻维持在极高的能量阶梯和心灵的高层次境界中，使人感到非常舒适喜悦，并保持充沛活力、心情放松。绿叶蔬菜、菜花、动物肝脏等富含叶酸的食物，能有效抗击抑郁情绪。

无油绿豆鸡汤

材料： 三黄鸡 1 只，绿豆适量，葱、姜各少许。

调料： 盐、料酒各适量。

做法：

1. 绿豆洗净，用清水浸泡 1 ~ 2 小时；三黄鸡处理干净，入沸水中汆烫一下，去除血水，捞起，沥干；姜洗净，切片；葱洗净，切段。
2. 浸泡好的绿豆先放到电饭煲内，加半锅清水，煮沸后再续煮 5 分钟。
3. 放入整鸡，加入料酒、葱段、姜片续煮至绿豆开花，加入少许盐调味即可。

清心宁神+增强体质

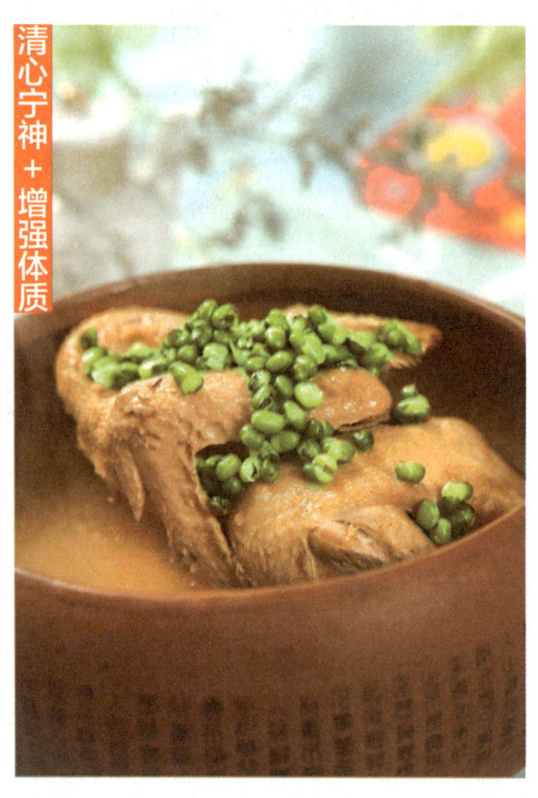

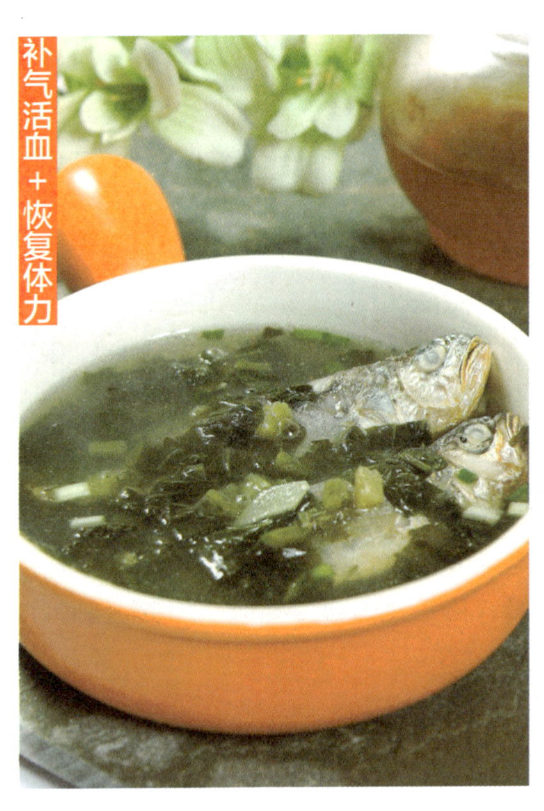

雪菜黄鱼汤

材料： 黄鱼 2 条，雪菜末、葱末、葱段、姜片各适量。

调料： 料酒、盐、胡椒粉、高汤各适量。

做法：

1. 将黄鱼宰杀洗净，改刀备用。
2. 油锅烧热，放入黄鱼煎至两面微黄，盛出沥油。
3. 锅留底油烧热，放雪菜末煸炒后盛出；黄鱼重入锅内，加入高汤和清水，放入姜片、葱段和料酒，以大火煮沸后续煮 5 ~ 6 分钟，至汤色变白。
4. 拣去姜片和葱段，加入煸炒好的雪菜末续煮 2 分钟，可依个人口味酌情加盐，最后加入胡椒粉调拌均匀，撒上葱末即可。

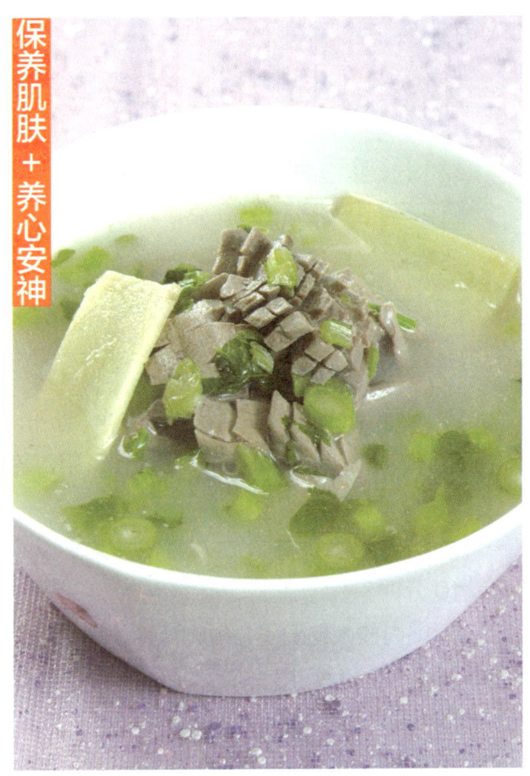

茼蒿腰花汤

材料： 筒蒿400克，猪腰300克，姜2片。

调料： 香油 1 大匙，盐 1 小匙，鲜高汤 900 毫升。

做法：

1. 筒蒿洗净，切段；猪腰对半剖开，在表面切十字花刀。
2. 高汤倒入煲锅内烧开，加入香油、盐调味，待汤沸后放入筒蒿段，再加入腰花及姜片，至汤再次煮沸时关火，盖上锅盖焖煮约 5 分钟，待腰花熟透后即可。

营养解读

茼蒿能散发出一种特殊的香气，具有养心、安神的作用。它还能刺激肠胃分泌消化液，促进消化。

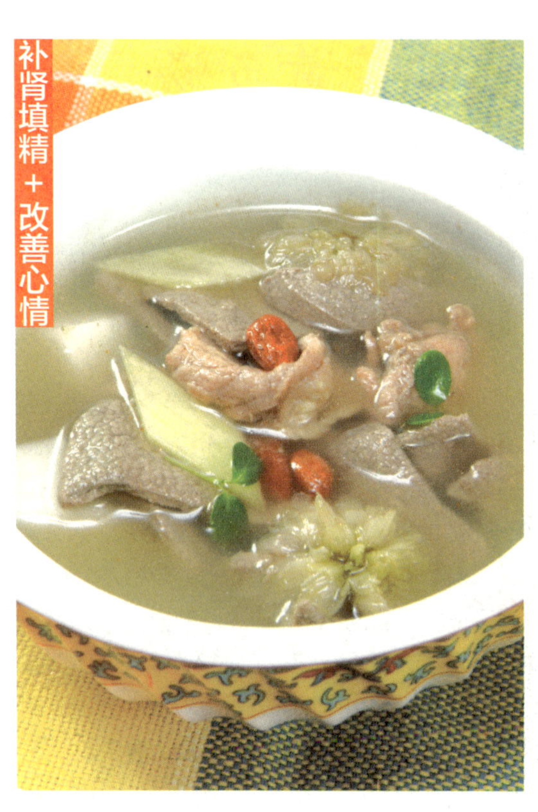

桃仁墨鱼汤

材料： 核桃仁 20 克，墨鱼 250 克，鸡蛋(取蛋清)1个，西蓝花50克，姜片少许。

调料： 盐、味精各适量。

做法：

1. 墨鱼剞花刀、切块，加盐、味精、蛋清拌匀；西蓝花切块；核桃仁泡透。
2. 锅中加入沸水，放入姜片、墨鱼块稍煮片刻，捞出，沥干，备用。
3. 取瓦煲，放入清水烧沸，加入姜片、核桃仁先煮 20 分钟，再放入墨鱼块、西蓝花块，加入盐、味精调味，稍沸片刻即可。

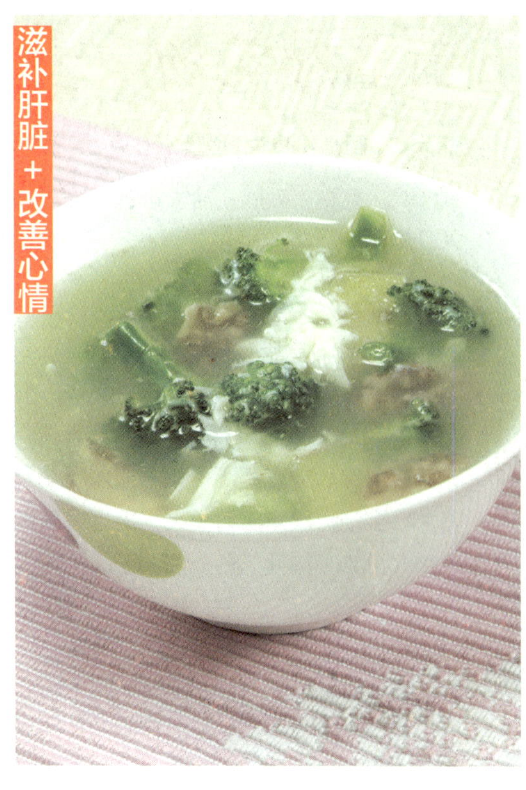

枸杞菊花猪肝汤

材料： 猪瘦肉 100 克，枸杞子 1 大匙，菊花 30 克，猪肝 200 克，豌豆苗、姜各适量。

调料： 盐少许。

做法：

1. 豌豆苗、枸杞子、菊花分别洗净，沥干；猪肝、猪瘦肉分别洗净，切片，备用；姜切片。
2. 锅内倒水煮沸，放入菊花，关火，闷 10 分钟。
3. 锅内放入枸杞子、瘦肉片和姜片，用大火烧沸，持续 10 分钟，放入豌豆苗和猪肝片煮 2 分钟，加盐调味即可。

第八章

面面俱到养生汤

由于每个人所从事的工作不同，因此工作环境和面临的压力也不尽相同，于是就有一些所谓的“职业病”也悄然而至。我们的身体便长期处于亚健康状态，受到困扰，而采用适宜的汤饮食疗不失为一种调养身体的好方法。

脑力劳动者

脑力劳动者的大脑时常处于高度紧张的状态，很少休息，很容易用脑过度。而这样就会导致食欲不振、头晕眼花、健忘失眠等症状。

食材及中药推荐

鸡蛋
黑芝麻
花生
核桃
黄豆
栗子
金针菇
白果

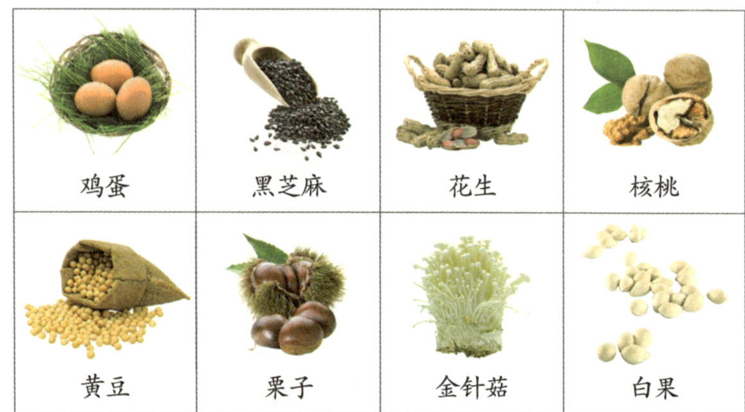

饮食护理

多补充健脑的食物。从事脑力劳动的人，大脑消耗的能量约占人体总消耗量的20%，因此，在滋补方面，首先需要为大脑补充营养物质。此外，还要多吃水果和蔬菜为大脑补充不可或缺的营养成分。研究证实，核桃、芝麻、蜂蜜、金针菇、豆制品、花生、松子、栗子等均有良好的补脑作用，

木耳香菜汤

健脑抗衰＋补脾益气

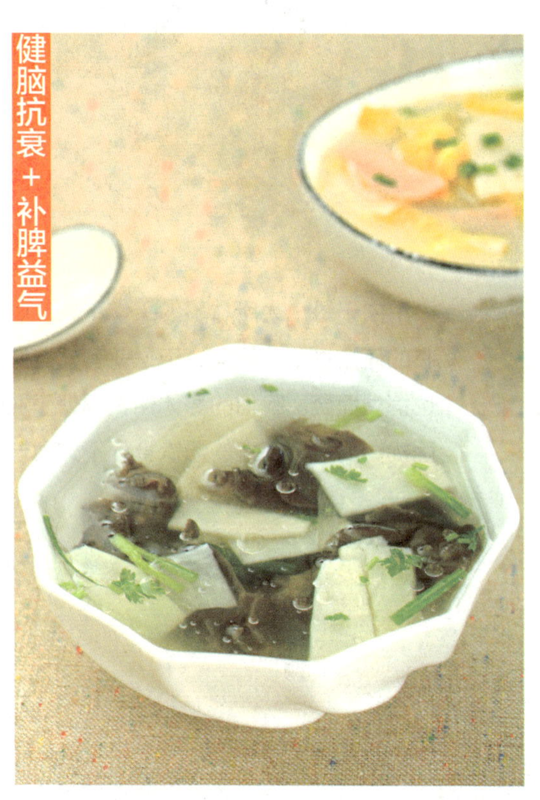

材料： 香菜、干黑木耳、姜片各30克，葱丝适量。

调料： 高汤700毫升，香油、盐、味精、料酒、胡椒粉各适量。

做法：

1. 香菜择洗干净，切段，放入碗中；干黑木耳洗净，入温水中泡发，去蒂，洗净，撕小朵。
2. 油锅烧热，爆香葱丝、姜片，然后放入黑木耳朵，倒入高汤烧沸。接着加盐、味精、胡椒粉、料酒调味，滴入香油搅拌均匀，最后倒入装有香菜段的碗中即可。

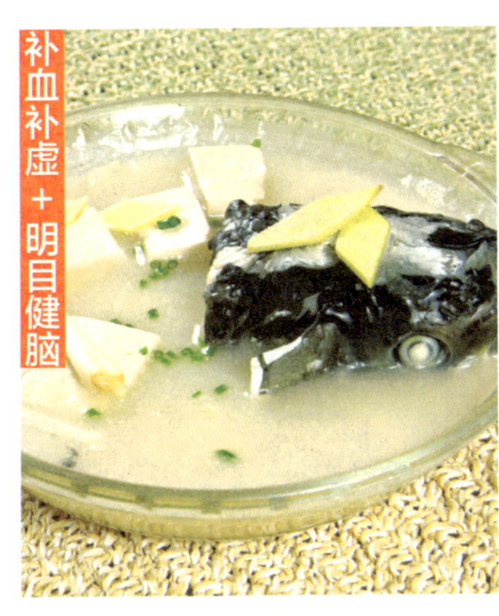

鱼头豆腐汤

材料： 豆腐1块，鱼头1个，姜片、葱段各适量。

调料： 盐、鲜汤各适量。

做法：

① 鱼头去鳃洗净，入油锅过一下油，捞起，备用；豆腐切块后备用。

② 另起油锅烧热，下姜片、葱段炒香，加进鲜汤，下鱼头熬至汤呈乳白色时，下豆腐块，加盐调味，煮至汤沸入味时起锅即可。

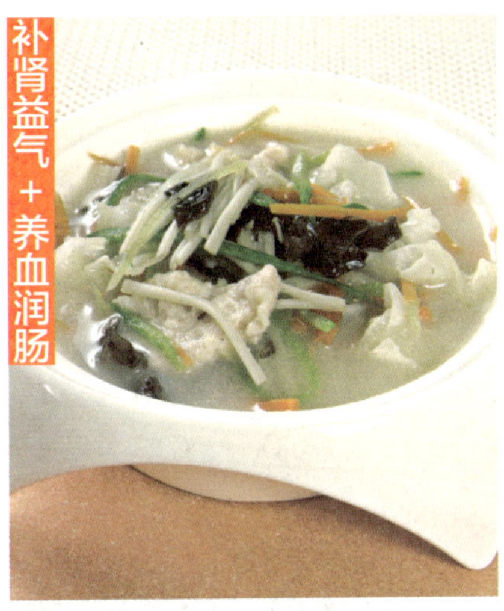

瘦肉煲银耳

材料： 猪瘦肉250克，银耳、杏仁、红枣、黑木耳、胡萝卜丝、葱丝、青椒丝各适量。

调料： 冰糖适量。

做法：

① 猪瘦肉洗净切成丁，入沸水中汆烫；红枣、银耳、黑木耳、杏仁分别浸透，洗干净。

② 将所有材料放入煲锅内煮熟后调入冰糖稍煮片刻即可。

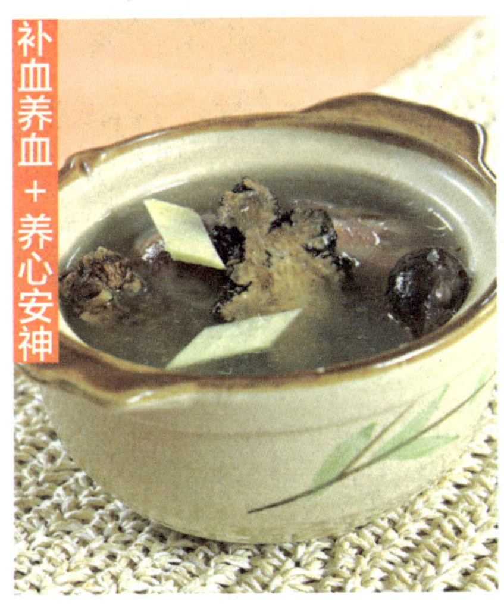

芎归鹌鹑煲

材料： 鹌鹑1只，川芎15克，当归、姜各少许。

调料： 盐少许。

做法：

① 将鹌鹑处理干净；川芎、当归洗净；姜洗净，切片。

② 锅内加水烧沸，加入姜片、鹌鹑汆烫片刻，捞起，沥干。

③ 将鹌鹑、川芎、当归、姜片放入瓦煲内，加入清水煲2小时，取出调入盐即可。

体力劳动者

体力劳动者是指以体力劳动为主的人群，他们劳动强度大、时间长，多半在高温或野外劳作，汗水流失严重，损失了体内大量的矿物质，需要补充水分和营养素。

食材及中药推荐

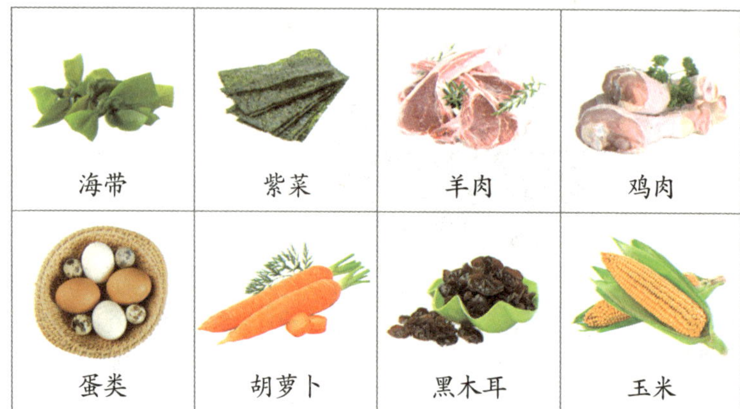

海带	紫菜	羊肉	鸡肉
蛋类	胡萝卜	黑木耳	玉米

饮食护理

多吃高能量、易消化的食品。体力劳动者多以肌肉、骨骼的活动为主，身体能量消耗多，需氧量高，物质代谢旺盛。在特殊环境中工作的体力劳动者，还要根据环境的变化，调理自己的养生膳食。适合于体力劳动者的养生饮食则应具有补充水分、益气补血、缓解疲劳、生津止渴、强筋健骨等作用。

山药玉米炖乳鸽

材料： 净乳鸽 1 只，山药、姜片各适量，玉米 1 根。

调料： 清汤、盐各适量，胡椒粉少许。

做法：

1. 玉米洗净，切成段；山药去皮，洗净，切条。
2. 锅内加水烧沸，下入乳鸽汆烫，去掉血水后捞起冲净。
3. 在炖盅内加入乳鸽、山药条、玉米段、姜片，注入清汤，调入盐、胡椒粉，炖 2 小时即可。

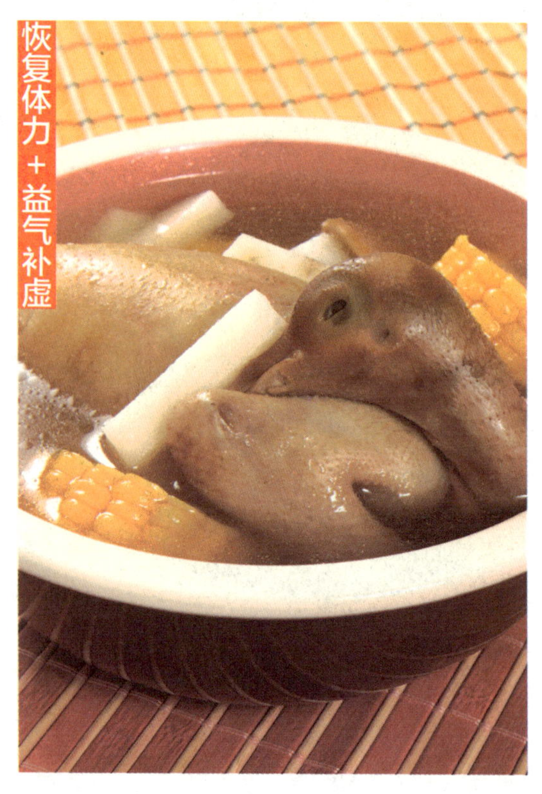

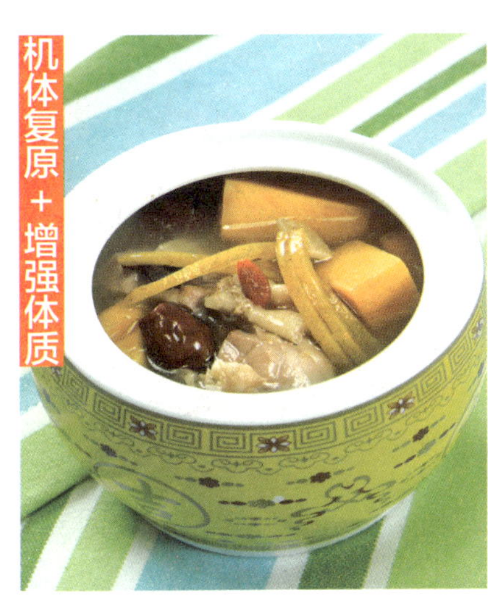

蜜枣南瓜煲鸡汤

材料： 土鸡半只，南瓜块200克，姜4片，红枣6颗，柠檬片、枸杞子各适量。

调料： 盐1小匙，白砂糖半小匙，醪糟2大匙，高汤2500毫升。

做法：

1. 土鸡切块，入沸水中汆烫，去除血水，捞出冲净。
2. 煲锅中加入高汤、姜片一起烧沸，再放入鸡块、南瓜块、红枣、柠檬片、枸杞子，大火烧沸后改用中火煲30分钟，最后加入剩余调料煮匀即可。

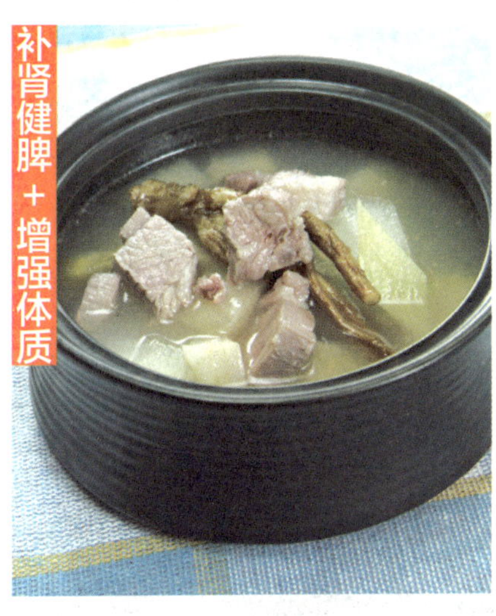

当归羊肉汤

材料： 羊肉180克，当归、姜片各少许，白萝卜100克。

调料： 盐、胡椒粉各少许，料酒适量。

做法：

1. 将羊肉剁成小块；白萝卜去皮，切块。
2. 锅中加适量清水烧沸，下入羊肉块，用大火煮沸，撇去血沫，倒出，洗净血水备用。
3. 炖锅中加入羊肉块、当归、姜片、白萝卜块，注入清水以大火炖约2小时，加入所有调料调味即可。

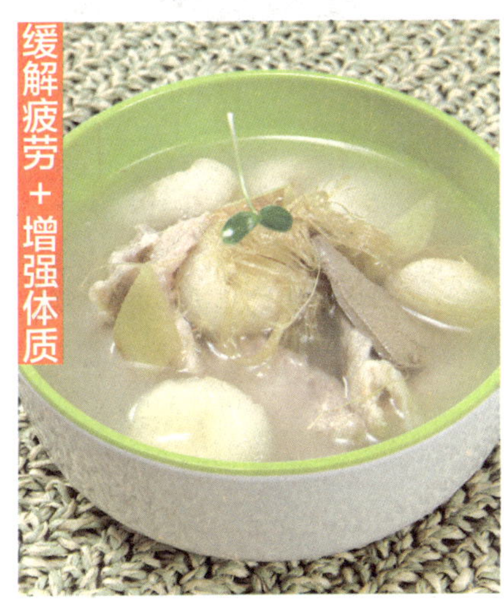

玉米须猪肝汤

材料： 玉米须200克，猪肝、猪瘦肉片共300克，荸荠8个，姜3片。

调料： 盐、味精各适量。

做法：

1. 玉米须洗净；荸荠洗净，去皮。
2. 猪肝切片，用盐水腌渍约15分钟，沥干。
3. 锅内加适量水煮沸，放玉米须、荸荠、猪瘦肉片、姜片，用大火煮30分钟，放入猪肝片煮5分钟，加盐、味精调味即可。

粉尘工作者

粉尘是我国目前最主要的职业病危害因素。接触煤尘、煤硅尘和硅尘的工人也有很多；用粉笔书写的教师，也经常接触粉尘，都会给健康带来危害。

食材及中药推荐

鸡肉
猪肚
胡萝卜
香菇
韭菜
海带
银耳
薏米

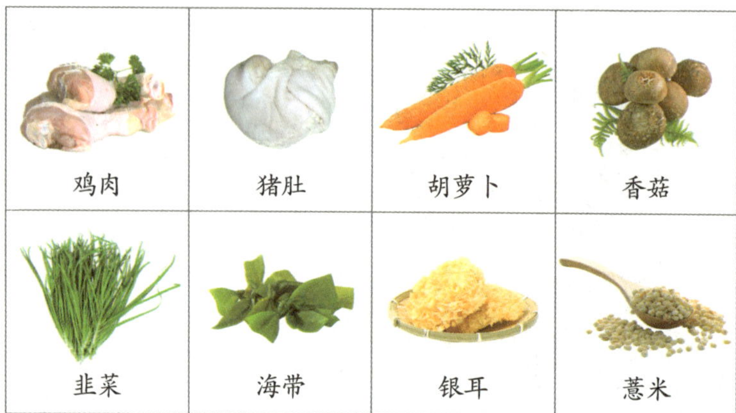

饮食护理

粉尘是我国目前最主要的职业病危害因素。职业的需要，使得这些人不得不终日混迹于粉尘之中。在正常情况下，人体对粉尘具有自动清除功能，但若长期或大量吸入粉尘，人体的防御功能就会被损害，从而诱发多种疾病。多吃些清肺的食物，如白萝卜、黑木耳、豆浆等。

清润木耳双菇汤

材料： 黑木耳20克，冬笋100克，杏鲍菇、金针菇各50克，胡萝卜半根。

调料： 盐1大匙，高汤800毫升。

做法：

1. 黑木耳泡发，然后撕成块状。
2. 胡萝卜、冬笋去皮，洗净，切片；杏鲍菇洗净后切片；金针菇洗净。
3. 汤锅加高汤，并倒入胡萝卜片和黑木耳烧沸，再放入杏鲍菇片、金针菇、冬笋片续煮。
4. 最后加盐调味即可。

滋阴润肺+增强体质

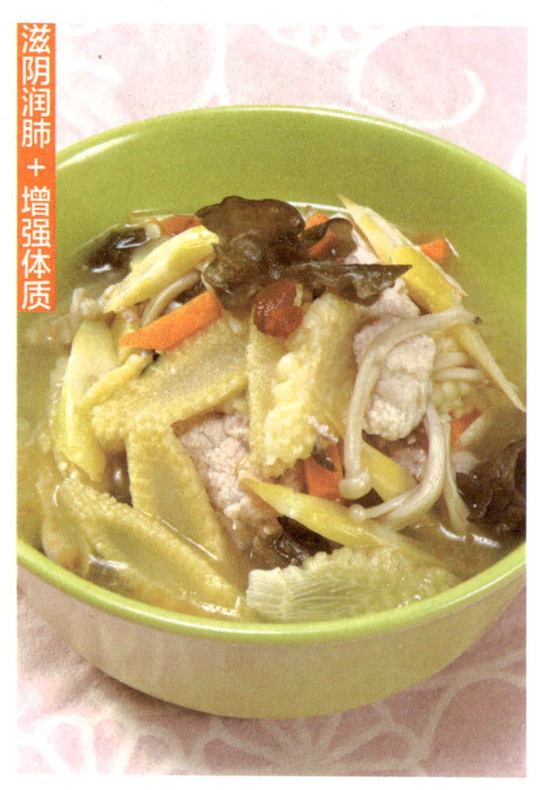

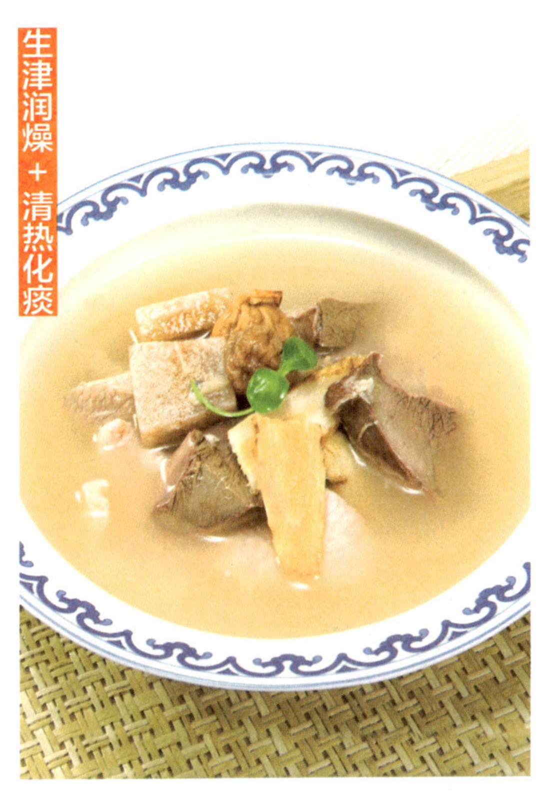

雪梨煲猪肺

材料： 猪瘦肉 200 克，猪肺 500 克，雪梨 250 克，南杏、北杏各少许，姜片、葱丝、豆苗各适量。

调料： 盐、鸡精各适量。

做法：

1. 将猪瘦肉洗净，切块；猪肺洗净，切块；雪梨去皮及核后切块；豆苗洗净。
2. 锅中加水煮沸，放入猪瘦肉块、猪肺块，煮去表面血渍，倒出洗净。
3. 油锅烧热，放入姜片、葱丝爆香，放猪肺块略炒，捞出。
4. 瓦煲装水，用大火煲滚后，放入猪瘦肉块、猪肺块、雪梨块、南杏、北杏、姜片煲 2 小时，放入豆苗，加盐、鸡精调味即可。

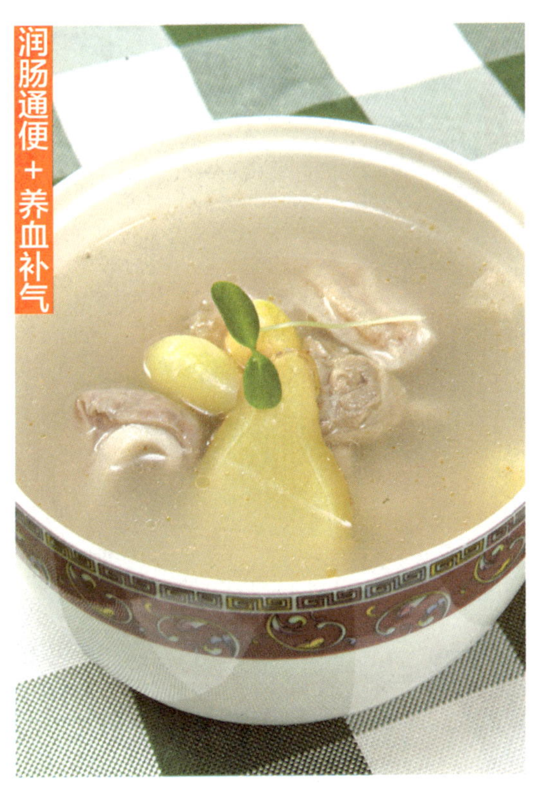

白果猪肚瘦肉汤

材料： 白果 20 克，猪瘦肉 250 克，脊骨 200 克，猪肚 300 克，姜 5 片。

调料： 盐 2 小匙，鸡精 1 小匙，淀粉适量。

做法：

1. 猪肚洗净切片，用盐、淀粉腌渍；猪瘦肉、脊骨切块，放入沸水中汆烫去血水；白果洗净。
2. 取汤煲，加入猪瘦肉块、猪肚片、脊骨块、白果、姜片，加入适量水，煲 2 小时后放入盐、鸡精调味后即可食用。

高温环境工作者

在高温环境工作，人体会大量出汗，使体内的水分和盐大量丢失，为了补充水分和盐的需要，应补充富含优质蛋白质的食物，也可多吃含钾丰富的食物。

食材及中药推荐

西瓜
苦瓜
羊肉
瘦肉
芦笋
鸡蛋
莲藕
白菜

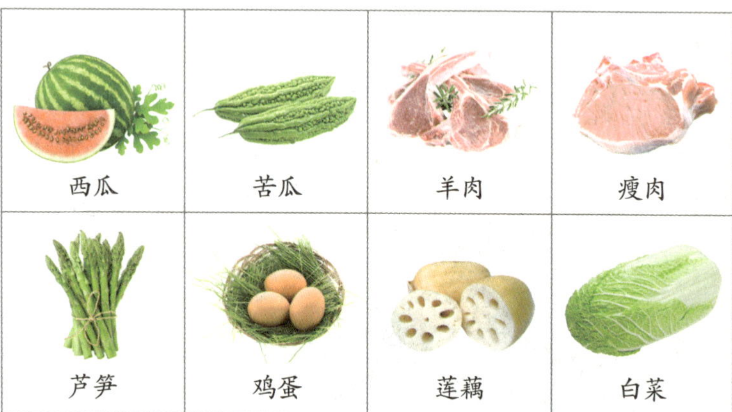

饮食护理

高温环境工作者需要参照其劳动强度及具体工作环境选择补充水量，还可以通过含盐饮料补充盐分。在气温及辐射特别高的环境下工作的人群，可补充含钠、钾、镁等多种营养成分的混合盐片。最简便的方法是食疗，工作一天后，吃些营养丰富的食品，喝碗味道鲜美的汤饮，都是为身体充电的好方法。

酸菜猪肉汤

补充营养+恢复体力

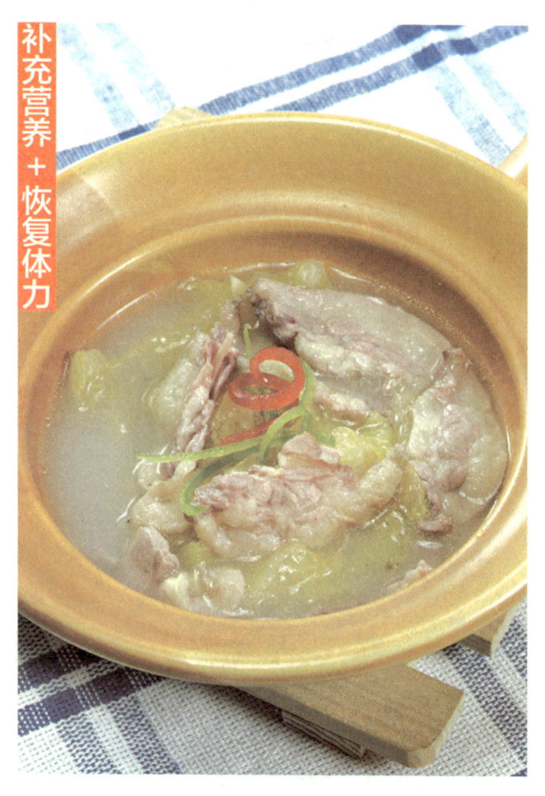

材料： 猪肉400克，酸菜、娃娃菜各100克，姜4片，青椒丝、红尖椒丝各适量。

调料： 盐1小匙，料酒1大匙，胡椒粉少许。

做法：

1. 酸菜切片；娃娃菜洗净，切长条；猪肉洗净，汆烫去除血水，再放入开水中，加姜片及料酒煮25分钟，捞出切片。
2. 先将酸菜片放入肉汤内，再加入猪肉片、娃娃菜条同煮。
3. 加盐调味，拣出姜片，撒上青椒丝、红尖椒丝后盛出，食用时可酌情加入少许胡椒粉。

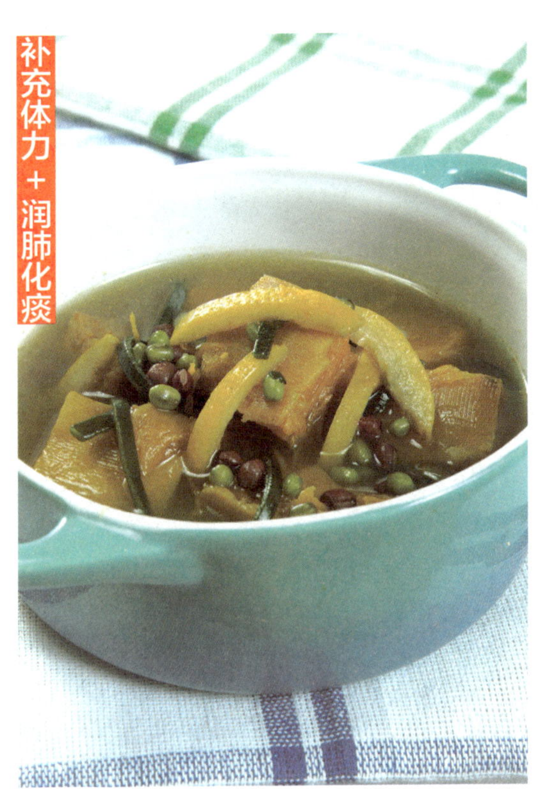

南瓜双豆海带汤

材料： 南瓜300克，红小豆60克，绿豆50克，海带40克，陈皮少许。

调料： 盐适量。

做法：

1. 海带浸透，洗净，切成丝；南瓜洗净，去瓤，切成大块。
2. 红小豆洗净，用清水浸泡2小时；绿豆洗净，用清水浸泡1小时；陈皮洗净，用清水泡软，去瓤。
3. 锅中加适量清水、陈皮煮沸，放入南瓜块、红小豆、绿豆、海带丝，以大火煮10分钟，改小火再煮30分钟，放入适量盐调味即可。

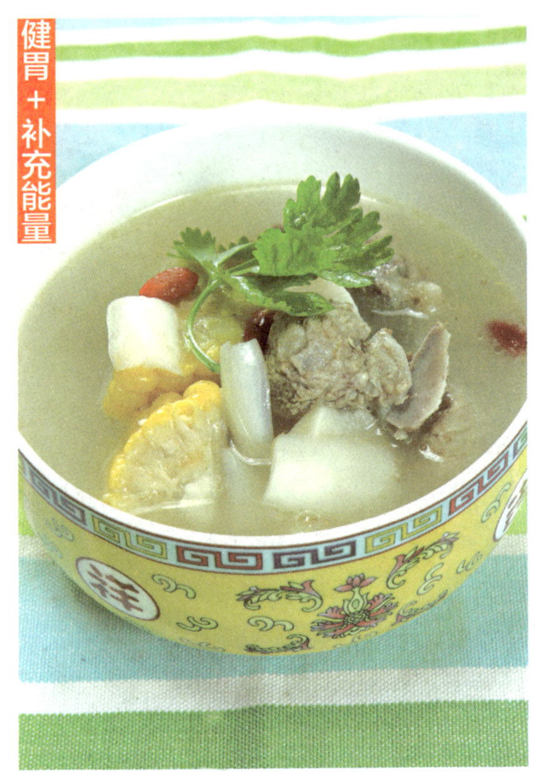

玉米排骨汤

材料： 猪排骨300克，玉米200克，冬笋、百合、香菜、枸杞子各适量。

调料： 鸡精适量，盐1小匙，大骨高汤800毫升。

做法：

1. 猪排骨切块，放入沸水中汆烫，捞出，用冷水洗净，备用。
2. 玉米洗净，切段。
3. 冬笋去皮，洗净，切块；香菜择洗干净，切段；百合剥开花瓣，泡水洗净，备用。
4. 锅中倒入大骨高汤煮沸，放入玉米段、猪排骨块、冬笋块，大火煮沸后改小火煮40分钟，加入百合、枸杞子和剩余调料煮沸，熄火盛出，撒上香菜段即可。

久站族

长时间站立对脚的影响很大，由于脚承受着身体的全部压力，若鞋子不合适，容易引起脚痛。不但如此，久站还容易诱发下肢血管疾病而影响身体健康。

食材及中药推荐

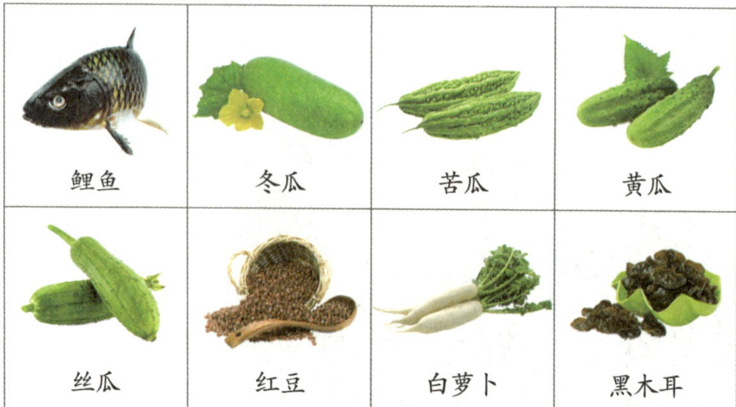

鲤鱼	冬瓜	苦瓜	黄瓜
丝瓜	红豆	白萝卜	黑木耳

饮食护理

多吃些温性食物。这样可促进下肢血液流动，防止下肢静脉曲张及皮肤色素沉积。长时间站立工作者还应该多吃些有清火利湿作用的食物，应少吃油炸辛辣的食物，否则很容易发生便秘，诱发痔疮。长时间站立工作者应多食具有抑制血管硬化作用的食物，促进血液循环。

原盅炖冬瓜

补气活血＋通经活络

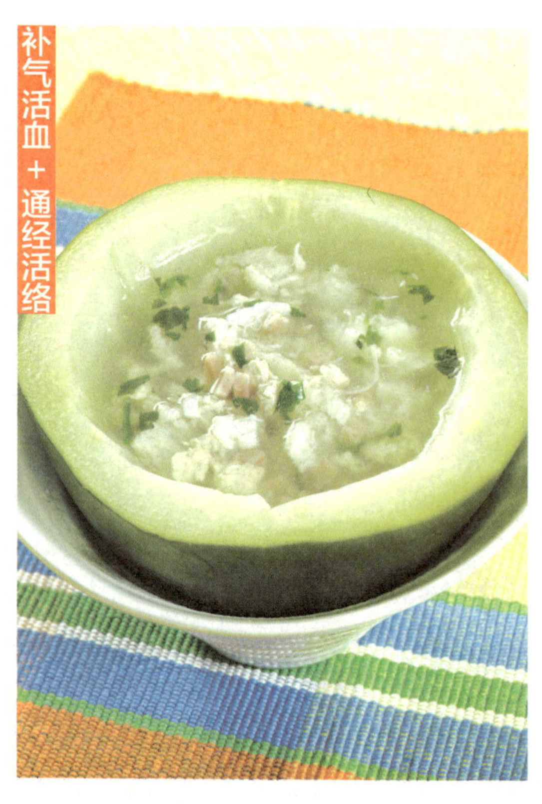

材料：冬瓜 1 个，净鸡腿肉 100 克，火腿、蟹肉各 80 克，姜 2 片，香菜末适量。

调料：盐 1 大匙。

做法：

1. 鸡腿肉、火腿均切末，与蟹肉分别入沸水中汆烫，捞出，用水冲净。
2. 冬瓜对半切，去籽及瓤成盅状并洗净，备用。
3. 将做法❶中的材料及姜片放入冬瓜盅里，加水入蒸锅隔水蒸熟，加盐调味，撒上香菜末即可盛出。

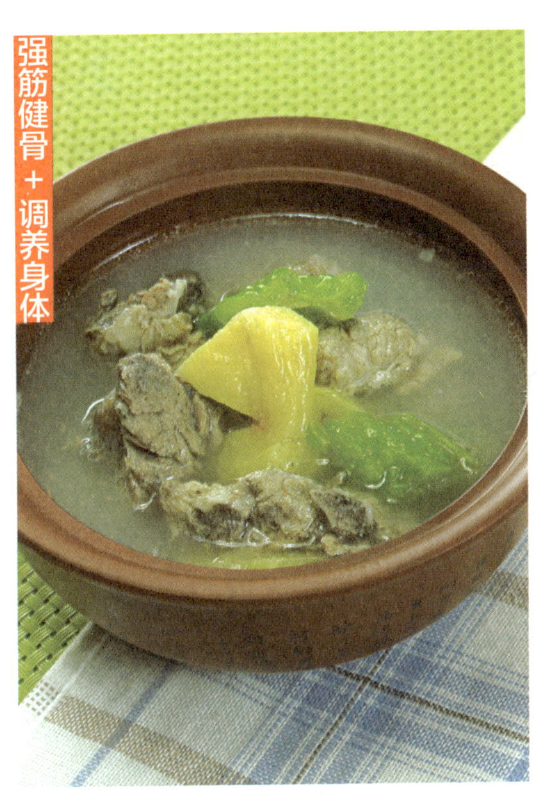

菠萝排骨汤

材料： 排骨300克，苦瓜150克，菠萝100克，姜5片。

调料： 鸡精、白砂糖各1小匙，黄豆酱1大匙，盐适量，香油少许，大骨高汤1000毫升。

做法：

1. 排骨洗净，剁成块，放入沸水锅中汆烫，捞出，用冷水洗净；苦瓜去瓤，洗净，切成块；姜洗净后去皮，切片；菠萝切成块后放入盐水中浸泡10分钟后捞出。
2. 锅中倒入大骨高汤煮沸，放入排骨块，以大火煮沸后改小火煮30分钟，再加入苦瓜块、菠萝块、黄豆酱和姜片，继续煮至排骨块熟烂，最后加盐、鸡精、白砂糖调味，淋入香油即可。

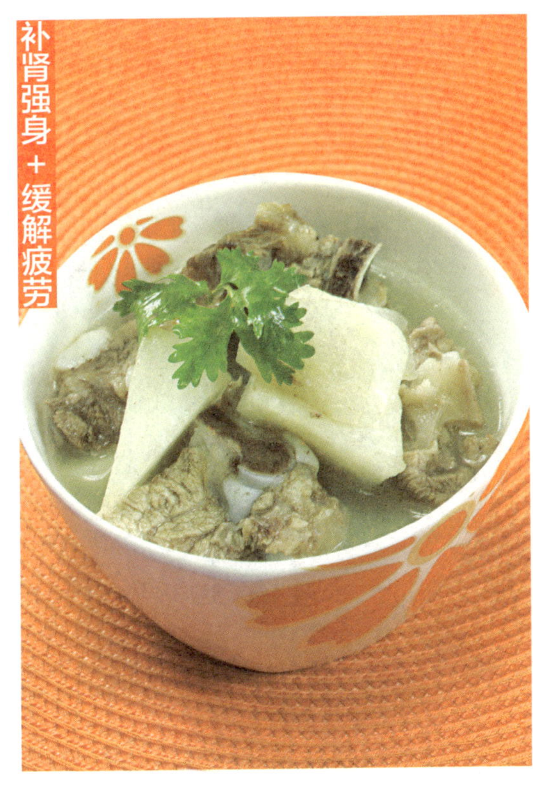

萝卜排骨汤

材料： 排骨段300克，白萝卜200克，大米少许，葱、姜各适量。

调料： 盐、味精各少许。

做法：

1. 白萝卜用清水洗净，削去皮，切成小块，备用。
2. 排骨段用清水冲洗干净，放入沸水中汆烫，取出，沥干水分，备用。
3. 葱用清水冲洗干净，切成段；姜洗净，去皮，切成片，备用。
4. 锅置火上，加适量水，待水沸后加入排骨段、白萝卜块、大米、葱段、姜片，用大火煮沸，再改为小火煮15～20分钟，加入盐、味精调味，捞出大米即可。

电脑族

很多电脑族都会因为长期使用电脑而出现眼睛发红、流泪、干涩，视物模糊等现象。长期使用电脑，很可能会引发白内障、青光眼、视网膜脱落等疾病。

食材及中药推荐

海带
玉米
油菜
西蓝花
芹菜
菠菜
猪血
绿豆

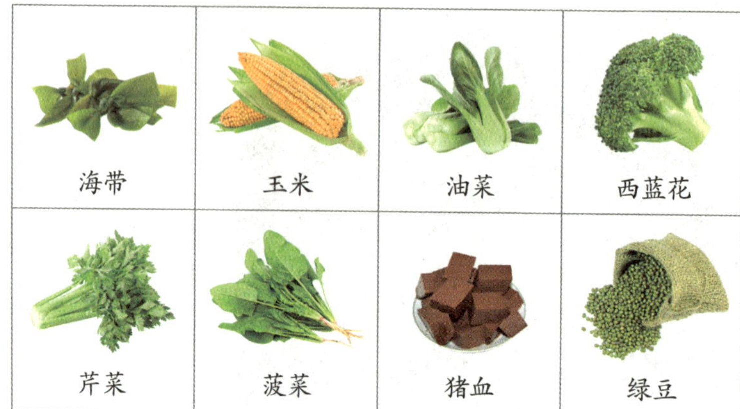

饮食护理

多吃富含维生素、胶原蛋白的食品。关节的软骨组织需要胶原蛋白，而维生素不足则会阻碍胶原蛋白的合成，进而影响到结缔组织的完整性。所以，电脑族不仅要补充蛋白质，还应该多摄入维生素。在日常饮食中，维生素 B_2 的含量并不高。因此，经常使用电脑的人可适当补充。

蔬菜馄饨汤

滋润皮肤+行气活血

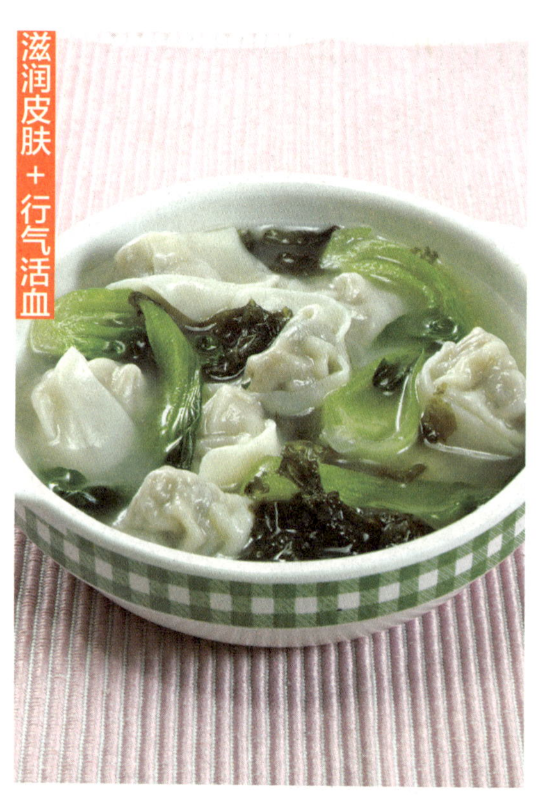

材料： 馄饨皮 10 张，素肉末 50 克，小油菜、紫菜各 30 克。

调料： 盐半小匙，素高汤、香油各适量。

做法：

1. 小油菜择净，取部分放入沸水中汆烫透，捞出后冲凉，挤干水分后剁碎，与素肉末拌匀成馅料。
2. 馄饨皮摊开，分别包入适量馅料，用力压紧、收口，做成素馄饨，放入沸水锅中煮熟，盛入碗中。
3. 净锅置火上，倒入素高汤烧沸，加入盐和剩余小油菜、紫菜略煮，起锅淋入馄饨碗中，再淋入香油即可。

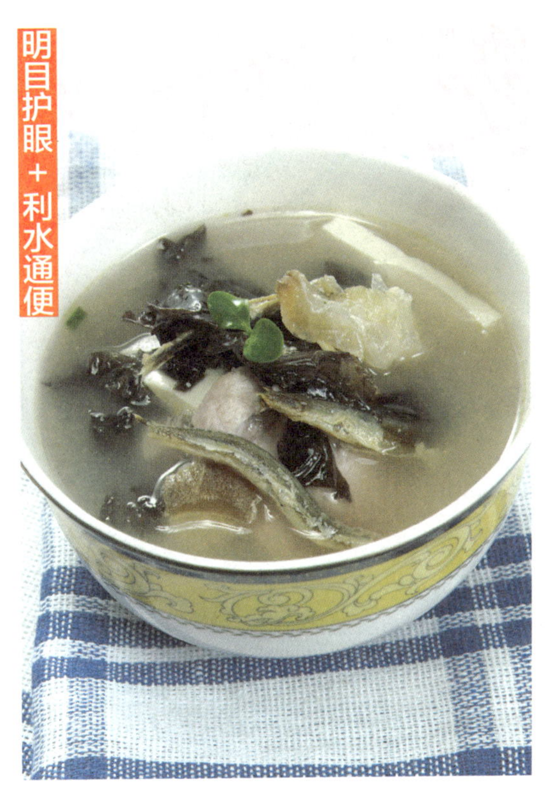

明目护眼＋利水通便

紫菜豆腐小鱼汤

材料： 嫩豆腐1盒，小鱼干30克，猪肉片80克，蹄筋50克，葱20克，紫菜、豆苗各少许。

调料： 鸡精1大匙，盐、白砂糖各1小匙，香油少许，蔬菜高汤1000毫升。

做法：

1. 将猪肉片洗净，放入沸水中汆烫，去除血水，捞出；蹄筋洗净，切段；嫩豆腐洗净，切块；葱洗净，切成葱花，备用。
2. 紫菜泡发，洗净，撕碎，备用。
3. 锅置火上，倒入蔬菜高汤煮沸，放入紫菜、小鱼干煮至香气散出，再加入豆腐块、猪肉片、蹄筋段、豆苗煮熟，加入剩余调料调匀，熄火盛出，撒上葱花即可。

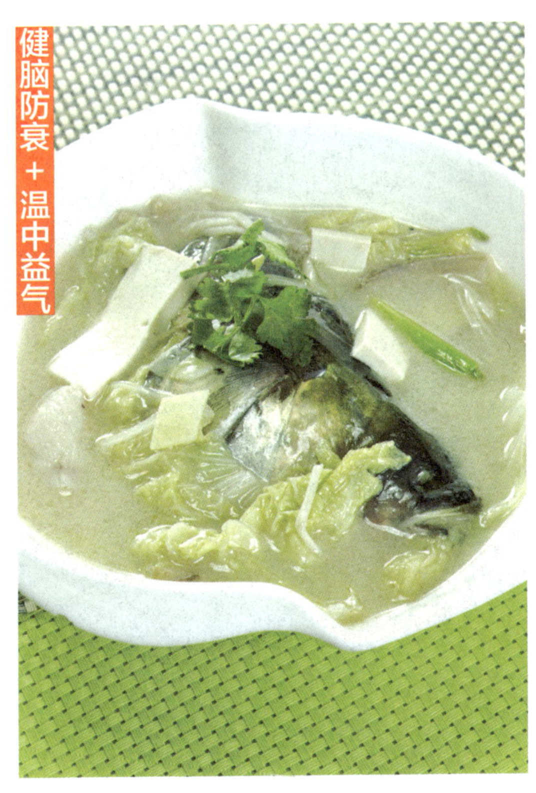

健脑防衰＋温中益气

鱼头煲

材料： 鲢鱼头1个，白菜块150克，冻豆腐块100克，金针菇50克，猪肥肉20克，姜片、蒜苗段、香菜、葱段、蒜片各适量。

调料： 高汤、醪糟、盐、胡椒粉各适量。

做法：

1. 油锅烧热，放入猪肥肉片、蒜片、葱段炸酥，盛出，再放入鲢鱼头煎5分钟，至两面呈金黄色时盛出，沥干油分，备用。
2. 锅留底油烧热，将炸过的蒜片、葱段和猪肥肉片入锅中炒香，再加入高汤和白菜块、金针菇、冻豆腐块、鲢鱼头，以大火煮沸，改小火煮10分钟，最后加入醪糟、盐、胡椒粉调味，再放入蒜苗段、香菜即可。

久坐族

随着知识经济的到来，坐着工作的人越来越多。虽然坐着工作比较舒适，但同时久坐也危害到了健康。特别是因繁忙的工作及生活琐事无暇运动的久坐工作者们。

食材及中药推荐

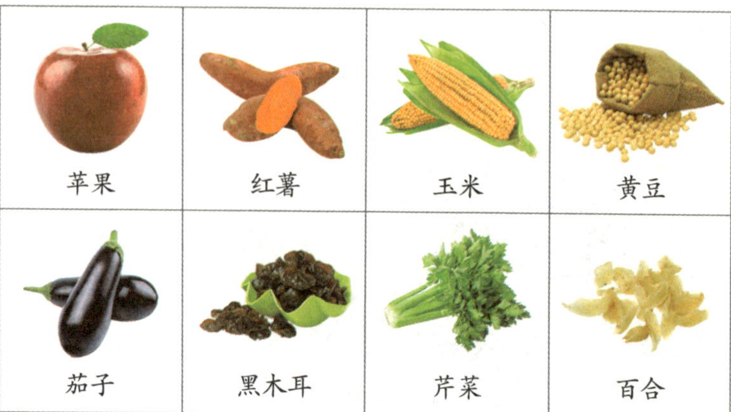

饮食护理

久坐工作者患便秘的比较多，因此宜多食用富含膳食纤维的食物，如玉米、芹菜等。膳食纤维可以吸收人体内的胆固醇，促进肠胃蠕动，强化人体肠胃的消化功能，对预防便秘有很好的效果。可以吃一些能滑润肠道的食品，可以有效地预防和缓解便秘，如黑木耳、香蕉等。

豆花芹菜羹

促进消化+降胆固醇

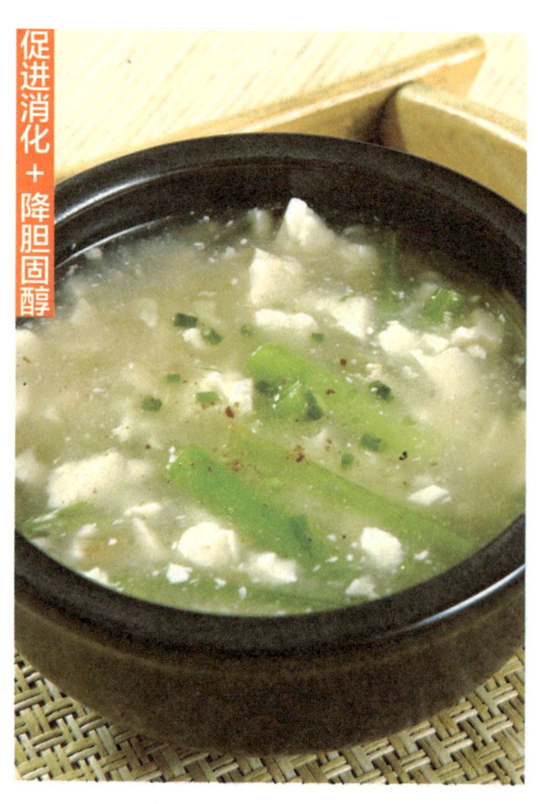

材料： 豆花300克，芹菜50克，葱花适量。

调料： 辣椒酱、老抽、盐、味精、花椒油、醋、高汤、水淀粉各适量。

做法：

1. 豆花切块；芹菜择洗干净，切成段。
2. 油锅烧热，下入芹菜段炒至断生，装碗垫底。
3. 油锅继续烧热，下入辣椒酱炒香，加高汤煮沸，加盐、老抽、醋、味精调味，再放入豆花块略烧至入味，用水淀粉勾芡，淋入花椒油调匀，起锅倒于碗中，再撒上葱花即可。

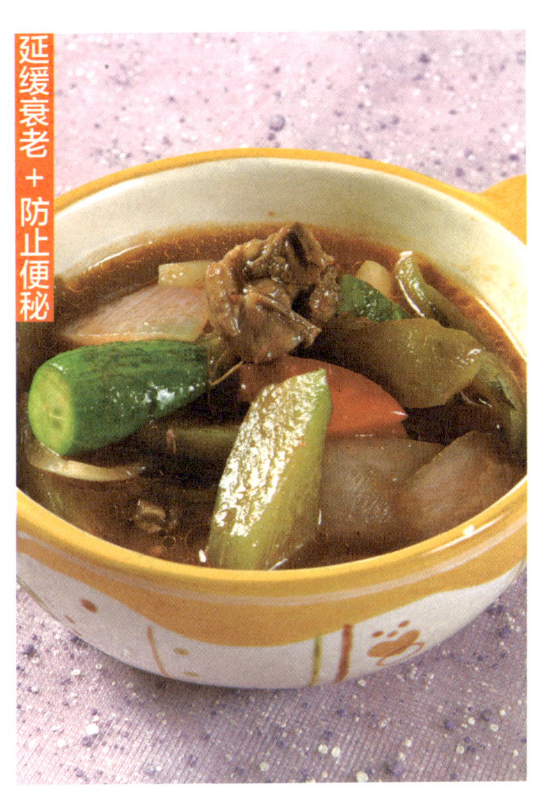

香茄蔬果鸡汤

材料： 茄子、洋葱各1个，小黄瓜1条，红甜椒1根，牛蒡30克，鸡肉100克。

调料： 盐1小匙，西红柿高汤350毫升。

做法：

1. 所有材料均洗净；茄子、牛蒡切块，分别放入盐水中浸泡；洋葱、鸡肉、小黄瓜、红甜椒去蒂和籽，切块。
2. 鸡肉块入沸水中略汆烫，捞出后洗净血水，备用。
3. 将西红柿高汤及全部材料放入电饭锅内，外锅加入适量水，按下开关；待开关跳起后焖3分钟，再在外锅中加入适量水，按下开关，开关再次跳起后加盐调味即可。

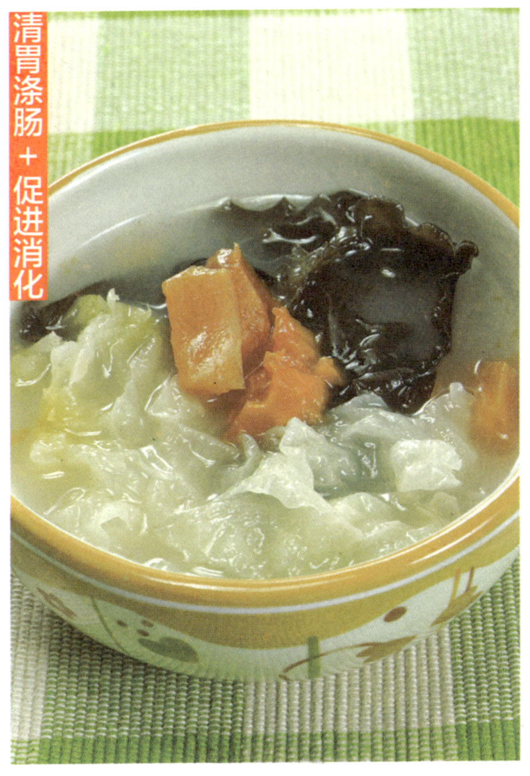

双耳木瓜汤

材料： 木瓜（半熟）300克，银耳20克，黑木耳10克。

调料： 盐适量。

做法：

1. 黑木耳洗净，入温水中浸泡2小时至完全泡发，去蒂后洗净；银耳洗净，浸泡1小时，待其泡发后撕小朵。
2. 木瓜去皮、籽和瓤，洗净后切片。
3. 锅置火上，倒入适量清水煮沸，放入黑木耳、银耳朵、木瓜片同煮，至再沸腾后改小火炖15分钟，最后加盐调味即可。

应酬族

应酬者经常出入各种餐馆，吃过于精细肥厚的食物，长此以往，不仅体重增加，还容易患消化道疾病，甚至引发高血压、心血管疾病等。所以，要注意饮食调理。

食材及中药推荐

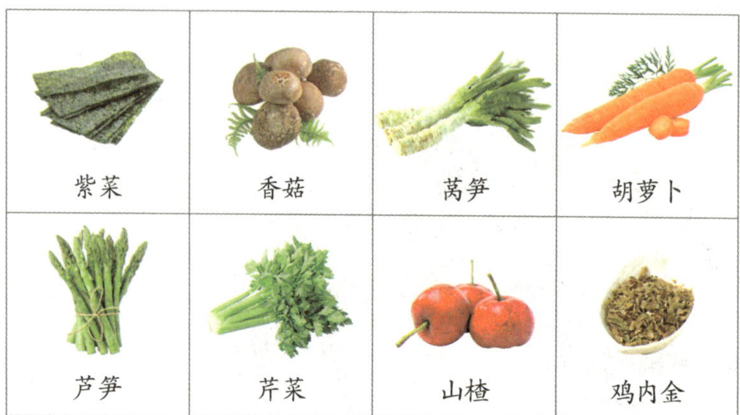

紫菜	香菇	莴笋	胡萝卜
芦笋	芹菜	山楂	鸡内金

饮食护理

经常性的过量饮酒会对身体产生很大危害，特别是对消化道、肝脏损伤尤为严重。长期如此会大大增加患上肝硬化和脂肪肝的可能。因此，日常饮食要清淡，多食含有维生素 C 的食物可以保护肠胃，促进肠胃蠕动。补充维生素可有效地抵抗射线对体内酶系统的破坏，稳定酶系统的功能。

酸白菜素丸汤

保护肠道＋解腻清脂

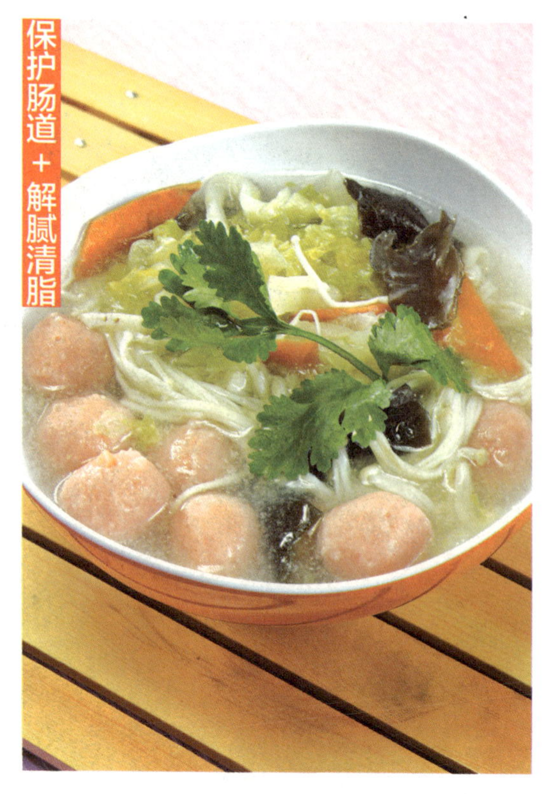

材料： 酸白菜 50 克，香菇素丸 150 克，水发黑木耳、干香菇、胡萝卜、冬粉、芹菜、姜、香菜各适量。

调料： 盐、味精各适量。

做法：

1. 胡萝卜洗净，切片；芹菜择洗干净，切末；干香菇泡软，去蒂后洗净，切块；水发黑木耳洗净，切片；酸白菜洗净，切丝，入沸水中略汆烫，捞出，备用。
2. 油锅烧热，爆香姜片，再加入胡萝卜片、黑木耳片炒软，然后加适量水煮沸；放入酸白菜丝、香菇素丸、香菇块和冬粉继续炖煮 30 分钟至材料熟透。
3. 加入芹菜末、香菜、盐、味精拌匀即可。

益气养血+柔筋利骨

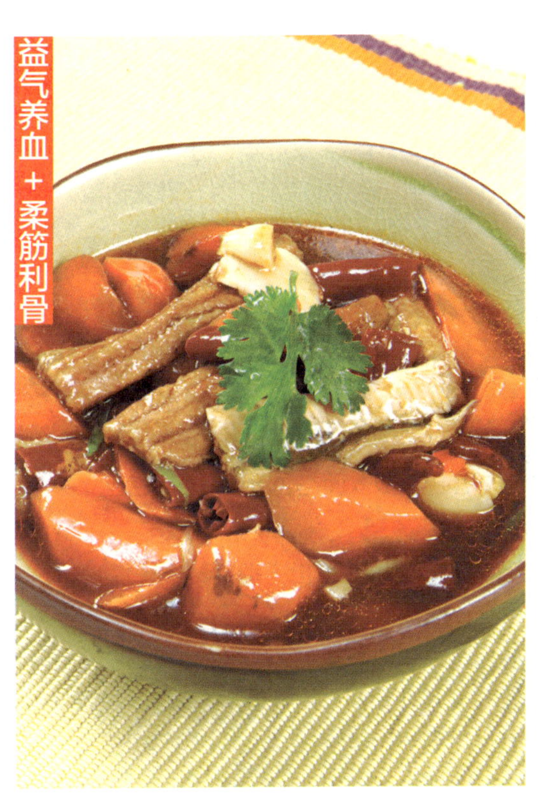

川椒鳗鱼煲

材料： 鳗鱼300克，胡萝卜块200克，蒜、蒜苗段、干辣椒、香菜叶各适量。

调料： 料酒、花椒、胡椒粉、香油、酱油、盐、醋、冰糖各适量。

做法：

1. 蒜去皮后拍扁；干辣椒洗净，切成段。
2. 鳗鱼处理干净后洗净，切除头和尾，再切成长段，加入料酒拌匀后腌渍20分钟。
3. 油锅烧热，爆香蒜瓣，加入鳗鱼块、干辣椒段、花椒和蒜苗段略炒，再加入胡萝卜块、料酒、酱油、醋、冰糖翻炒均匀，倒适量水淹过食材，加盖焖煮40分钟，至汤汁剩下一半时，加盐和胡椒粉调味，淋入香油拌匀后盛出，撒上香菜叶即可。

润肠通便+补肝明目

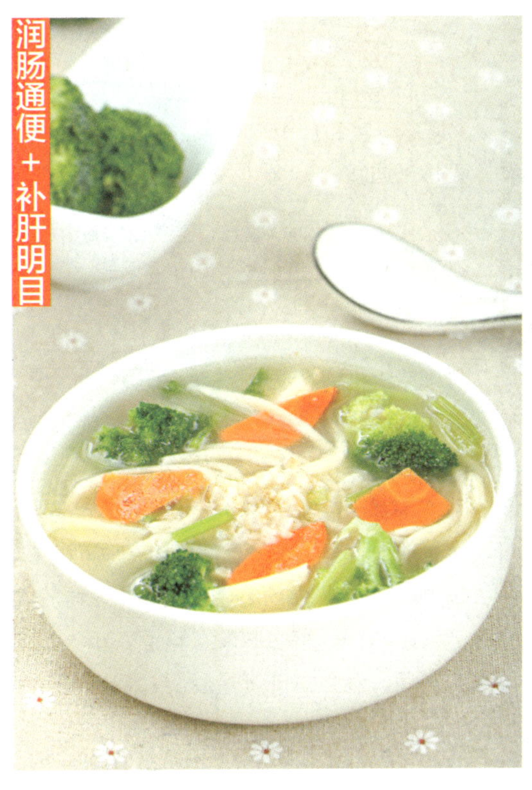

蔬菜杂汤

材料： 西蓝花、芹菜、土豆、胡萝卜、意粉各100克，糙米50克。

调料： 高汤2000毫升，胡椒粉、盐各适量。

做法：

1. 西蓝花洗净，切块；芹菜择洗干净，切段；土豆、胡萝卜分别洗净，去皮，切块；糙米淘洗干净，入清水中浸泡2小时，备用。
2. 意粉入锅中煮至熟透，捞出，备用。
3. 锅置火上，倒入高汤，大火煮沸后转小火煮35分钟，再转大火，放入西蓝花块、芹菜段、土豆块、胡萝卜块，再次煮沸，然后转小火煮15分钟，再放入意粉，煮沸，最后加胡椒粉、盐调味即可。

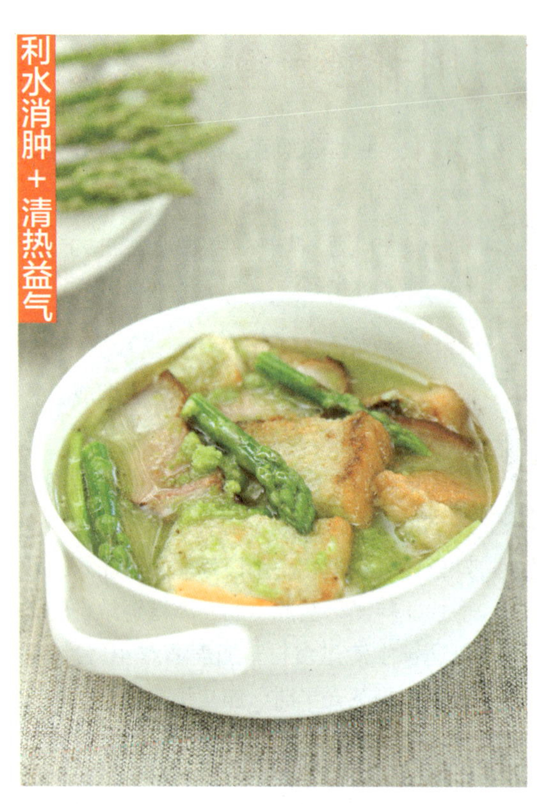

花式芦笋汤

材料： 芦笋 350 克，豌豆 100 克，熏猪肉片 50 克，面包 2 片，葱末适量。

调料： 高汤、盐、猪油、黑胡椒粉各适量。

做法：

❶ 芦笋洗净，芦笋尖、芦笋茎分开，芦笋茎切段；豌豆洗净；面包切块，备用。

❷ 油锅烧热，放入熏猪肉片煎至表面金黄，盛出，放入面包块煎至金黄后捞出。

❸ 芦笋茎段、豌豆入沸水中汆烫至熟，捞出，入搅拌机中搅拌成糊，备用。

❹ 锅置火上，加入高汤，煮沸后放入笋尖、豌豆、芦笋糊、熏猪肉片、面包块、葱末，调入除黑胡椒粉外的所有调料，煮至熟，然后盛入碗中，最后撒上黑胡椒粉即可。

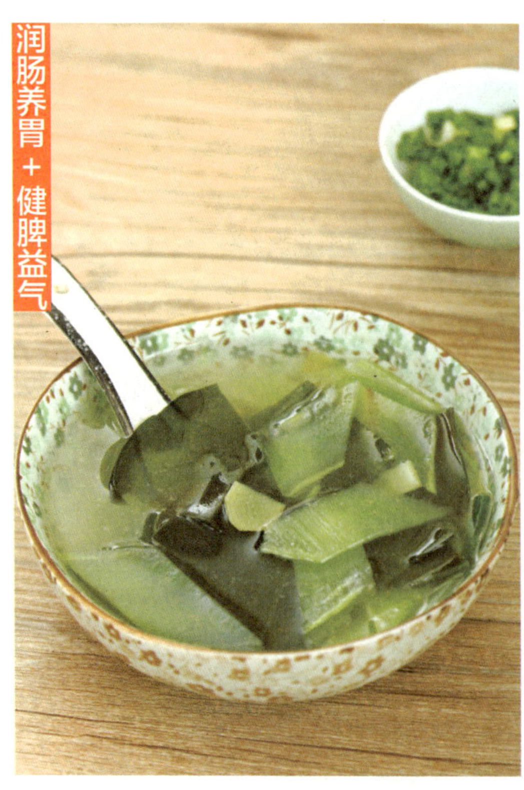

莴笋汤

材料： 莴笋片 150 克，海带 50 克，葱段、姜片各适量。

调料： 高汤 750 毫升，盐、料酒、胡椒粉、香油、味精、醋各适量。

做法：

❶ 海带用温水泡发，洗净，切块。

❷ 莴笋片放入碗中，加盐抓匀，腌渍 25 分钟后洗净，沥干，备用。

❸ 油锅烧热，爆香葱段、姜片，再倒入高汤，接着放入莴笋片略汆烫后捞出，放入碗中。

❹ 海带块放入做法❸中的汤锅中，再放入盐、胡椒粉、醋、味精、料酒，小火煮 8 分钟后，滴入香油，最后倒入装有莴笋片的碗中即可。